「山西省中医药传统知识保护数据库」项目

「中医名家临证实录」丛书

蒋玲 郭蒋玥 赵勤萍 编著

医林求旨

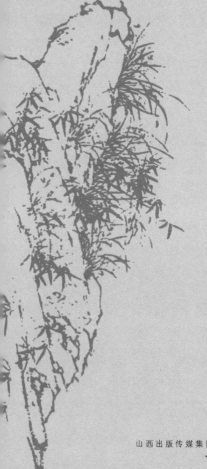

U0130044

山西出版传媒集团 山西科学技术出版社

· 太原 ·

出版者的话

1.本书用药配伍和药物剂量为作者个人的临床经验，读者一定要在专业医生的指导下辨证应用，不可盲目照搬书中内容。

2.本书中涉及的贵重药或野生动物类药，请注意使用替代品。

3.本书"诊余医论"部分为蒋天佑教授生前所撰，原文均以第一人称，如"笔者""我""余"进行论述。为保留原貌，故未予替换。

4.书中论述为作者个人观点，不代表出版社观点。

山西科学技术出版社

医家小传

　　蒋天佑教授（1933—2020），湖南省石门县人。先生幼承家学，以立身处世当有救人之术、济人之心，矢志不为良相而为良医，15岁遍读医宗经典并随外祖父应诊，20岁入石门县白洋中医联合诊所悬壶桑梓，为人疗疾，医名日增。1956年以"三甲优等生"毕业于湖南省中医进修学校。1957年考入中国首批建立的四所中医药高等院校之一的广州中医学院（现广州中医药大学），5年的寒窗苦读打下了坚实的中医理论功底。

　　1962年，先生以优异成绩毕业后进入山西省中医院工作。几十年来，坚守在临床、教学、科研第一线，一步一个脚印地辛勤耕耘，直至晋升为主任医师、教授，并走上领导岗位，担任山西省卫生厅副厅长。1988年，先生卸去行政职务，专心从事心爱的中医事业，每日临证，并继续担任博士研究生导师。

　　先生认为，中医的生命力在于临床疗效。故特别重视在临床实践中培养中医人才。先生每天门诊时亲自指导学生，只有星期天才能休息。为使广大患者得到就医机会，不顾年事已高和寒冬酷暑，常年坚持在省中医院带领研究生们出诊。每遇省内外患者慕名而至，迫切要求额外加号，先生不顾辛劳也要尽量满足患者要求，往往从上午8点一直工作到下午2点许，先生望闻问切，细致入微，标本兼治，因证处方，疗效显著，深受患者及家属的信赖。先生妙手回春的病例不胜枚举。其学识、经验两臻丰富，尤其对疑难急症的诊治有深厚造诣和独到之处，使许多疑难杂症和危重患者康复，闻名遐迩。先生的高尚医德和高超医术，不仅及时地挽救了无数患者的生命，而且也为他的学生们树立了良医的楷模。

先生一生著作丰富，由他编著、合著、参编、审定、校点的著作近百部，正式出版65部作品600多万字：包括《蒋天佑中医学著文集》《防治呼吸四病研究专辑》《慢性肺源性心脏病研究综汇》《百病名方名药》《辨证论治十讲》《脏腑病的辨证论治》《中医内科病症学》《中医虚劳病学》《临床中医内科学》《中医杂病集成》《中医补肾法》《傅山全书》等，其中不乏获各种奖项的著作。先生还在国家级、部级、省级专业刊物上发表学术论文200余篇，其中192篇被评为优秀科技论文。这些学术著作和科研成果，不仅有效地指导着临床诊疗，而且被多部学术专著所引用，影响颇大。

先生不仅悉心地进行诊疗和教学，而且科研也同步进行。先生在科研中坚持以中医理论为指导，以临床实践为基础，在大量临床经验中找出病证的病理特点、诊治规律，进行辨证立法、制方选药，以之作为课题研究设计的基础。先生曾主持国家重点级科研项目"呼吸四病"的研究。研究的慢性支气管炎中西医结合诊断分型获全国医药卫生科学大会奖，慢性支气管炎康复液对慢支炎康复效果的研究获山西省科技成果进步奖并已经由药厂批量生产。

先生也是一位优秀的中医教育家。他创办或参与创办山西中医学院（现"山西中医药大学"）、山西中医业余大学、光明中医药函授学院山西省分院、康华医学院、寿阳卫校，担任筹备领导组组长、院（校）长，除了筹备组织工作，还亲编八种教材百万余字，亲自授课1200余学时，临床带教实习生、进修生逾千人，培养出各层次中医人才近万名，他们均已成为有关医院、科研、院校的骨干。

先生长期以来呕心沥血，孜孜不倦地为中医医学做了大量开拓性的奠基工作，成就卓著，先生还担负着繁重的社会工作。曾任山西省政协第六届委员、第七届常委，山西省科协委员，中华中医药学会山西省分会理事长兼秘书长，中华中医药学会内科学会肺系病专业委员，中华中医药学会内科分会委员，中华中医药学会外治专业委员会主任委员，山西省中医高评委副主任，山西中医药管理局高级顾问。曾多次获得国家级、省级荣誉，获"德艺双馨"奖章，以及山西省政府"卫生战线优秀工作者"、首批"山西省名老中医"等荣誉称号。

在70余年的医学生涯中，先生始终坚持"临证不忘读书"，对书本上的理论与临床上的一方一药反复斟酌，从中探求真知。早在20世纪50年代，他深窥阴阳五行，见解独到。60年代深究藏象，建树颇多；快速四诊参合辨证论治；潜心研究伤寒与温病。70年代注重病因、病位、病势、病性及标本逆从；对补中治法匠心独运；率先提出以肺、脾、肾为慢性支气管炎诊断分型。80年代细品600味中药临证使用；探傅山医学之秘；论中医正确科研之路。90年代发挥中医外治法的运用；老年病临证的虚实夹杂；独辟疑难杂病诊疗新途径。即使年逾古稀，仍坚持鸡鸣即起，挑灯夜读，不敢松懈半分。先生认为脑勤才能出智慧，耳濡目染才能及时获得新知，常以"读书百遍，其义自见"自勉。这是先生一生执着地在祖国医药学领域内，夜以继日地忘我工作的切身心得，也是他长期临床的心血结晶。

作为蒋老先生的长女，多年来幸得学习和继承他的学术思想和临床经验，此次认真全面整理先生的遗著文稿、诊疗病案，以利后人参阅、学习，使更多的患者受益，这也是对父亲的一份永久的纪念。

蒋玲　敬撰于
2021年夏

目　录

临证心悟

/ 危急重症辨证论治精华辑要 /

中医学的危急重症，皆属邪气极盛，或正气甚虚，既有外感热病，又有内伤杂病，前者如伤寒病的部分少阴病、厥阴病，以及温病的逆传心包、热入营血等；后者如内科病的中风闭脱、肺痨的大咯血、单臌胀的大吐血、噎膈证的水饮难下，外科病的"七恶"，妇科病的崩证，产科病的逆证、大失血，儿科病的慢惊风、脐风，喉科病的白喉、喉痈等，以及现代医学的心衰、呼衰、肝衰、肾衰等多脏器衰竭，休克、大失血、大脱水、猝死、中毒等。

中医抢救危急重症，急症急治，抑邪扶正。同时蒋老强调的辨证救治，证辨不明，救治就无从谈起，反之，证虽辨明，但救治措施不力或不及时，仍无济于事。两者与辨证密切相关。以下是蒋老的临证体会。

一、临证体会

1. 大失血者止之

"夫载气者，血也，而运血者，气也，人之生也，全赖乎气。血脱而气不脱，虽危犹生，一线之气不绝，则血可徐生，复还其故，血未伤而气先脱，虽安必死。"（唐容川《血证论》）益气固脱、保住生命为临证治疗的第一要则。若血大量耗失而未能及时控制，则脱难固，务必同时施以止血治疗，以制其源。如外伤大出血，应及时清创包扎，压迫止血，并干掺花蕊石散；肺痨大咯血，要用百合固金汤加童便为引，送服田三七粉；单臌胀（食管静脉曲张破裂）大吐血，双气囊压迫止血，或煎服泻心汤，釜底抽薪，效果良好；鼻衄严重者，急按上星穴或服宣白承气汤；大便出血过多者急服黄土汤，有痔疮者加服地榆散；尿血过多者急以小蓟饮子送服十灰散；妇科崩证大失血急服归脾汤加棕榈炭、侧柏叶炭；还有血脱益气者，大剂独参汤主之。

2. 大失津液者补之

津液的大量流失可由大汗伤津、暴烈性吐泻、过量使用利尿药等导致，也可因大面积烧伤后体表肌肤蒸发大量津液，或高热伤津，或烈日中暑灼伤津液而发为津液脱，甚至出现厥脱。津液大量丢失外泄，可造成气失去依附而随之大量外泄，导致"气随液脱"的现象。故《金匮要略心典·痰饮》："吐下之余，定无完气。"《伤寒论·辨阳明病脉证并治》云："发汗多，若重发汗者，亡其阳。"此即汗出过多，津液外泄，阳气随之亡失的病理变化。津液是血液的重要组成部分，大失津液可导致血燥生风，或虚热内生，或血行瘀滞不畅。对大失津液者需养阴生津，复脉固脱，可服大补元煎。烧伤者首先用大剂量生脉注射液急救，继而内服清营汤加减。高热伤津者用挽脱汤，大汗津亏者用固阴煎或收汗丹，液脱虚喘者用加减四斤丸，还可针灸涌泉、关元、百会、人中。

3. 大失精者涩之

《素问·金匮真言论》曰："夫精者，身之本也。"精是构成人体和维持人体生命活动的精微物质，具有繁衍生命、促进发育、生髓化血、濡养脏腑、生气化神等作用。精之藏在于肾，主宰在于心，疏泄在于肝，统摄在于脾，故应加强肾中精气的固摄，勿使妄泄，以护正气之本。若大量失精，急服金锁固精丸。若精脱致厥，急煎大剂独参汤救脱。阳脱服回阳救阴丹（人参、黄芪、当归、茯神、酸枣仁、五味子），阴脱服续阴救绝汤（人参、白术、附子、巴戟天）。

4. 血菀于上者降之

《素问·调经论》曰："血之与气，并走于上，则为大厥，厥则暴死，气复反则生，不反则死。"《素问·生气通天论》云："阳气者，大怒则形气绝，而血菀于上，使人薄厥。"人体在阴阳亏损且失去平衡的情况下，加之大怒，致阴虚阳亢，血气并走于上，夹痰夹火，形成煎迫之势，必然导致血溢。所以对于血菀于上者，必须降气、降火、降痰。痰、火、气之逆升，多由阴虚阳亢，因此要着重滋阴潜阳，才是根本之治，同时益气活血药的使用可使瘀血去之以生新血。要尽量避免加剧出血的诸因素，如减少搬动、就地抢救、取头高脚低位、适当降低过高的血压。还可急针刺涌泉穴以降压，缓解脑血管痉挛。

5. 癃闭者导之

"膀胱不利为癃"（《素问·宣明五气篇》）。小便癃闭，点滴难下，古时用葱管导尿术通之，还可取盐填敷脐中，大艾炷灸，令热为度治之。癃闭实证者宜清邪热，利气机，散瘀结，虚证者宜补脾肾，助气化。尿液为津、血所化，当气、血、津液急骤耗损时，尿量亦相应减少，但经及时使用养阴、增液、补血的方法治疗后，尿量可随之增加，若仍不见效，依然尿少甚或无尿，乃不良之兆。有因阳气衰微，肾之真阳受损，无以化水者，当用"益火之源，以消阴翳"，拟附桂八味汤加减；甚则浊阴上泛，关格不通，上引下竭者，拟真武汤合黄连橘皮竹茹汤温肾利尿，和胃降浊；若因肾之真阴受损，津液、血耗竭，肾之元阳，失其所养，源泉枯绝者，当"壮水之主，以制阳光"，以知柏地黄丸滋阴、利尿，务使小便畅通，以利浊邪排出。叶天士对温病厥脱的救治，注重小便之通与不通。"救津不在血而在汗""通阳不在温而在利小便"，蒋老诚以为真谛，小便一通，可望脉复厥回。对水蓄膀胱之急症，除药物外，可配合针灸、取嚏、探吐、导尿等法急通小便。现代用导尿管导之，产生尿潴留者，可用手指慢慢加压，按脐下三寸处。

6. 厥闭者开之，厥脱者固之

"血之与气并走于上，则为大厥，厥则暴死，气复反则生，不反则死。"（《素问·调经论》）此病多见于脑卒中，金元时期医家认为心火、气逆、湿痰为病之本，明清医者认为肝风内动为病之本。对火、气、痰所表现的厥证，必开泄、导下、引吐治其标，肝风内动，又必潜镇纳摄、和阳息风治其本。若逆传心包而邪闭，昏迷不省人事者，治宜开之，要辨寒热，寒者温开，苏合香丸主之；热者凉开，安宫牛黄丸或牛黄清心丸主之。阳脱亡阳者予四逆加人参汤急服，阴脱亡阴者以固阴煎合生脉散化裁，阴阳两脱两亡者，急灌生脉散。

7. 猝死者急救之

猝死又称"突然死亡"，属于临床急症。多数人"猝死"前无明显预兆，或发生在正常活动中，或在安静睡眠中。有些患者以前有过心绞痛发作史，心绞痛又突然加剧，表现为面色灰白，大汗淋漓，血压下降，特别是出现频繁的室性早搏，这一切都是"猝死"的先兆。此外，有时还会出现原来没有的症状，如有明显的疲乏感、心悸、呼吸困难、精神状态突变等，随后，由于心脏骤停，又表现为神志不清、重度发绀、痉挛、瞳孔固定而散大，或出现几次喘息样呼吸而进入临床死亡状态。以上症状如不能被及时发现、不及时进行心肺复苏抢救，患者将很快（4~6分钟）进入不可逆的生物学死亡。由于"猝死"的高峰多发生在发病后1小时内，因此心脏病专家将发病后1小时内死亡定为"猝死"的标准，一般不超过6小时。发生了猝死之后，急救中最为关键的是初级心肺复苏，救援者在确定环境安全之后，应当立刻检查患者的反应，并且拍打和呼叫，如果患者能够应答，但是受伤需要医疗救助，应当马上拨打救助电话。如果一名救援者发现一个无反应的成人，应当首先启动EMS系统（紧急医疗服务系统），取AED，返回患者身旁，先将患者仰卧放到硬质的平面上，开放气道和检查呼吸，再进行CPR和除颤。检查脉搏和行胸外心脏按压，这也是抢救的关键环节。急救见效后送或留医院实施救生技术，并配合以下辨证论治：气虚阳脱者用四逆加人参肉桂汤；阴血脱者用固阴煎加黄芪、黄精，去远志、山茱萸、菟丝子；阴阳俱脱者用四逆汤合生脉散化裁。

8. 衰者振之

衰，虚弱。《素问·通评虚实论》："精气夺则虚。"虚必有正气虚损，脏腑机能衰弱，气血津液亏乏，正气无力与邪抗争，则出现一系列虚弱、衰退、不足的证候。正盛则邪退，因此衰则振之。如肺心病心衰用真武汤加减；冠心病心衰用速效救心丸；风心病心衰在相应辨证方中重选用制附子或蟾蜍、葶苈子或夹竹桃叶等；心动过缓用麻黄附子细辛汤加味；肺（呼吸）衰者用补肾定喘方化裁，或选用黑锡丹或苏子降气汤或参赭镇气汤；肝衰者用柴胡、当归、白芍、西洋参煎汤送服鳖甲煎丸；肾衰者用大黄、生牡蛎煎汤灌肠，或五味消毒饮加人参煎汤送服桂附八味丸（阳虚）或知柏地黄丸（阴虚）；若多脏器衰竭者，应辨其主次而救之。上述诸药方，可互参用之。

9. 少阴急下者存阴救逆

少阴病因心肾虚衰而出现以脉微细、但欲寐为主要特征的症状。病至少阴，不但阳气虚损，营阴亦不足。少阴三急下证有"得之二三日，口燥咽干者""自利清水，色纯青，心下必痛，口干燥者""六七日，腹胀，不大便者"。此少阴病三急下证，乃燥屎内结，胆腑实热，真阴欲竭，故急下之以存阴。如急性胰腺炎用承气汤急下之，急性化脓性胆管炎用大柴胡汤下之，急性阑尾炎用大黄牡丹皮汤下之等均属此例。

10. 取嚏开关

《证治准绳·卒中暴厥》："得嚏则苏。"使用本法以得嚏为验，得嚏后再行他法治疗。如中恶、痰厥等不省人事，痰声辘辘，牙关紧闭者，用急救稀涎散（猪牙、皂角、白矾），或煎三圣散（防风、瓜蒂、藜芦）渗入鼻内，吐出涎，口自开。上法中病即止。也可以针刺（或指针）水沟穴。

11. 服毒者吐下解之

中毒指有毒之物经食管、气管、皮肤、脉管等进入人体，造成脏腑气血功能紊乱，甚至阴阳离决者。《景岳全书·诸毒》："毒在上焦，宜吐之……腹痛胀为毒在下焦，宜泻之。"自服或误服毒物，刚服则急用吐、下之三圣散；毒已入肠用中和解毒之甘豆汤（生绿豆、生甘草）；毒入肠时间稍长者用泻下排毒之大黄朴硝汤；毒已入血者，用利尿解毒之猪苓汤。

12. 产科急救

难产，古称"产难"。《妇人大全良方·产难门》曰："凡妇人以血为主，惟气顺则血和，胎气安而后生理和。"难产治法，虚者补而调之，使气血得复，产力正常，以利顺产；实者行而调之，使气机通畅，宫缩协调，自然分娩。交骨不开者阴血虚，可用佛手散加龟甲；产门不闭者气血虚，可用十全大补汤加五味子收之；子宫不收者，补中益气汤加醋白芍、五味子；倒产者，接生员扶正之（产前艾灸三阴交，可使胎儿头朝下）；宫缩无力者，大剂降气汤饮之。产后大失血而晕厥者，用铁器烧红，投醋罐中，用醋酸蒸汽熏鼻即苏，再灌独参汤。

13. 小儿急救

《幼科释谜》："小儿之病，最重惟惊。"惊风又名"惊厥"，古代医家认为惊风是一种恶候。急惊风病位在心、肝，慢惊风病位在脾、胃。小儿急惊风多由高热引起，凡表证高热，属风热者用银翘散，属风寒者用三拗汤；若为里证，高热腑实者用承气类，温热入营血者选清营汤、犀角地黄汤。慢惊风多由脾虚泄泻引起，选用理中汤、附子理中汤。脐风可用五虎追风散取汗。

二、危急重症验案举例

【案1】贺某，男，5岁。1968年1月2日初诊。

高热、抽风1天。病起于伤食外感。现症：高热40℃，无汗，抽风，呕吐，泄泻。脉数。辨证：痉证（风热）。治法：辛凉解表、平肝息风。方药银翘散（《温病条辨》方）加减：先针水沟、大椎、合谷（双）以解表，更针太冲（双）以平肝息风，针后出汗，热降至38.6℃，抽搐止。继服汤剂：金银花6克，连翘6克，竹叶3克，荆芥（后下）3克，薄荷（后下）3克，甘草1克，芦根3克，钩藤6克，生石膏6克，焦三仙各3克。2剂。

1月15日随访，药后即痊愈。

按：该患儿内伤饮食，中气受伤则招引外邪，卫表不固，外感风热则高热由起。小儿乃稚阴稚阳之体，怎耐内伤、外感交侵，故抽风不止。蒋老先针刺退热平肝以济急，继用汤剂辛凉解表息风消食，针药配合，奏效自速。

【案2】刘某，女，12岁。1962年3月3日初诊。

高热、抽搐1~2天。3月2日下午，突然发热，伴头痛、呕吐，3月3日头痛增剧，不断呕吐，吐出黄苦水及蛔虫，至中午即不省人事，轻度抽风。现症：神昏不语，躁扰不宁，间断抽风，颈项强而双足曲，发热（38.2℃）无汗，口渴引饮，尿黄便闭，颧赤。舌质红，苔黄白略腻，脉洪数，尺肤热。经抽脑脊液检查，确诊为化脓性脑膜炎。辨证：春温刚痉（化脓性脑膜炎）。治法：急当清心开窍、凉肝息风。方药：至宝丹《太平惠民和剂局方》）成药0.6克，紫雪丹（《太平惠民和剂局方》）成药0.3克。分三次鼻饲灌服。

3月4日二诊：昨夜仍神志不清，烦躁发热，有汗出，今晨虽仍有发热，但神志已清，能正确回答问题，前额痛，口渴，尿黄，大便仍未解。舌苔黄白，脉滑数。宜清热凉营、清心开窍、平肝息风。清营汤（《温病条辨》方）加减：生地黄15克，金银花12克，连翘12克，竹叶9克，麦冬12克，钩藤12克，生石膏30克，羚羊角（先煎）1.5克，黄连6克，蝉蜕4.5克，至宝丹两瓶分3次冲服。1剂。并针刺大椎、大杼（双）、风池（双），均用泻法。

3月5日三诊：神志完全清醒，精神疲倦有低热，其面红头痛、口渴、脉滑数等均改善，大便未行，腹无所苦，小便每天两次，黄色。舌苔黄白。继予清热解毒、平肝解痉。方药：生石膏60克，竹叶9克，连翘12克，葛根12克，芦根30克，钩藤

12克，蝉蜕6克，黄芩9克，甘草3克。1剂。针刺方同二诊。

3月6日四诊：诸症悉减。照三诊方服1剂。

3月7日五诊：低热，微渴。舌苔黄，脉略数。予清热解毒，养阴生津。方药：生石膏30克，连翘9克，金银花10克，黄连9克，黄芩9克，栀子9克，知母10克，甘草3克，芦根9克，糯稻根15克。2剂。

3月9日六诊：症平，照五诊方2剂。3月11日痊愈出院。

按：本病起病急骤，旋即神昏发痉，《金匮要略·痉湿暍病脉证治》虽分有汗为柔痉，主用瓜蒌桂枝汤，无汗为刚痉，选用葛根汤，但皆从伤寒而言，此属温病逆传，蒋老认为，断不可用桂枝、麻黄辈，因其辛燥劫液，助纣为虐，当遵叶天士"卫气营血"的证治规律，"入营犹可透热转气"之旨，首用紫雪丹、至宝丹清心开窍以济急，复以针刺大椎、风池等泄热开闭，用重剂清营汤加减以凉营息风。如此来势凶猛之疾，一周而复，谁说中医不能治急性病？

【案3】程某，男，76岁。1998年12月7日初诊。

患肺积2年。1971年以来，有慢性支气管炎病史，原有吸烟史，患支气管炎后已戒。两年前体检发现左肺肺积，定期放疗，初有效，以后效差，且引起放射性肺炎，干咳难受，多次抽胸水，遂求中医诊治。现症：干咳，痰少不利，咳痰灰白或带血，咳则左胸痛，痛引左肩背，胸憋，气紧，精神困惫，面黄消瘦，体重显减，四肢乏力，头晕，心慌，纳、眠差，无食欲，噫气方舒，口干、苦，思饮，大便稀，每天2~3次；夜尿3次。舌质暗红，有瘀点、瘀斑，苔黄白厚腻，脉右弦大涩，左弦细涩，两尺弱。查体：血压正常，左胸叩诊浊音，左肺可闻及湿啰音。近期查胸部彩超：左肺胸水深8.4cm。胸片及CT报告：左肺占位性病变为3.4cm×3.2cm。诊为肺积后期（肺癌晚期），邪盛正衰、气虚血瘀证。治宜扶正祛邪、活血化瘀、软坚散结法。选肺积消（经验方）化裁：炙黄芪30克，生地黄15克，沙参20克，麦冬20克，枸杞子30克，葶苈子（布包）20克，大枣4个，三棱30克，莪术30克，白花蛇舌草30克，瓜蒌皮15克，丹参30克，丝瓜络10克，川贝母15克，炙款冬花60克，炙紫菀60克，鸡内金20克，焦三仙各30克。早、中、晚分三次温服。

12月14日二诊：服上方7剂，诸症均减轻，仅咯血一次，量很少，照一诊方加玄参15克，生地黄改生地黄炭15克。

12月21日三诊：服二诊方7剂，诸症又进一步改善，照二诊方再进。

至1999年3月31日六诊，复查彩超，胸水从8.4cm下降至6.6cm。至5月20日九诊，复查彩超胸水为5.8cm，病情基本得到控制。至6月15日十诊时，共服药89剂，复查彩超，胸水仅1.3cm（共减少7.1cm）。胸部X线片：左肺占位性病变消失。至7月23日十一诊时，共服药96剂，症脉平稳。从二至十一诊间，药物随症加减：或加半枝莲、半边莲、山慈菇、露蜂房以增强抗癌力度，或加煨甘遂除胸水，或加炙麻黄、炒地龙平喘。

患者开始服中药一年中，基本上每天或隔1天服1剂，从2000年起，逐年递减，至2005年1年仅服56剂。患者存活17年，2015年因其他病去世。

按：本病是一种严重威胁人类生命与健康的大病，发病率、死亡率较高，存活率较低。现代医学对此种病有许多疗法，如放疗、化疗、手术治疗等，但对晚期患者，治疗颇感棘手，不良反应多且重，患者难以接受，本例即因放射性肺炎和病情日益加重才终止西医治疗，转求治于蒋老。蒋老认为，此案治疗既要积极扶正，又应努力祛邪，扶正与祛邪并举，两者相得益彰；既治原发病，又治医源性继发病，虽分主次，但两者兼顾，这是显而易见的；在原发病的治疗中除扶正祛邪外，还配合了润肺止咳、化痰涤饮、养心安神、健脾助消化诸品。用药面面俱到，主次分明，重点突出，真可谓"韩信点兵，多多益善"，但法度严谨。

【案4】徐某，女，38岁。2010年6月3日初诊。

患者6月3日下午在医院做人流术回家后，阴道出血不止，至下午6时，卫生巾20分钟左右即满换新，如厕阴道血流如注。晚上7时急去蒋老家中求治。刻下：面色苍白，口唇色淡，走路头蒙脚轻，下血鲜红、量如注，心慌，眩晕，语声低微。舌淡，苔薄白，脉芤。诊断：血崩。治法：益气固脱。选独参汤加减：红参60克，仙鹤草120克，三七粉（冲服）10克。1剂。急煎红参和仙鹤草，煎成后冲入三七粉频频服之。

6月4日二诊：一剂服完，至早上8点，血已止半，起床时眩晕、腿软无力而跌倒，碰伤额头及右颊，心慌，气短，语声不继。方药：红参30克，黄芪30克，白术30克，茯神30克，炒酸枣仁30克，炙远志20克，仙鹤草90克，龙眼肉20克，麦冬20克，五味子20克，炙甘草6克。2剂。

6月7日三诊：血已不多，头痛发热，体温37.7℃，心慌，气短懒言。二诊方加生龙牡各30克，白芍20克，连翘12克，金银花12克。2剂。

6月9日四诊：热退，头痛减轻80%，心慌减轻80%，血仍有点滴，腰困痛。三诊方去连翘、金银花，加枸杞子20克、川续断20克。7剂。

6月16日五诊：药进7剂，血止，元气渐复，食欲增加，唯觉劳累后神疲力乏。方药：黄芪30克，党参20克，熟地黄15克，白术15克，茯苓9克，炙甘草6克，当归12克，白芍12克，阿胶9克。

7月12日随访，五诊方药服10剂痊愈。

按：血崩不止，暴下如注，神气不续，气随之而脱，此至危之证。蒋老说："留得一分气，便留得一分血，便留得一分生机。"暴崩之际，急当止血防脱，治血先治气，独参汤"救护其气，使气不脱，则血不奔矣"，以红参大补元气、摄血固脱，仙鹤草收敛止血，血势渐缓，脾肾双补以固本善后。独参汤方专力宏，配合摄血药，救人于垂危。

【案5】郭某，女，13岁。2014年6月6日初诊。

右下腹痛半日。初始脐周持续性疼痛，后右下腹阵发性疼痛，右下肢伸直时右下腹疼痛加剧，口略干，大便干，小便略黄。查体：右腹部有压痛，体温38.1℃。舌质红，苔白厚，脉滑数。中医辨证：肠痈（湿热内蕴、气血瘀滞）。治宜通腑泄热、活血利湿。方药：大黄9克，牡丹皮9克，冬瓜仁20克，桃仁12克，败酱草15克，蒲公英15克，薏苡仁12克，木香12克，连翘12克，金银花12克，炒黄芩9克，川楝子9克，延胡索15克，甘草6克。

6月8日二诊：服上药2剂，体温正常，右腹部疼痛明显减轻，大便稀，纳食差。方药：大黄6克，牡丹皮9克，冬瓜仁20克，桃仁12克，败酱草15克，蒲公英15克，薏苡仁12克，木香12克，连翘6克，金银花6克，炒黄芩9克，川楝子9克，延胡索15克，鸡内金9克，焦三仙各9克，藿香9克，陈皮9克，甘草6克。3剂药后，症状完全消失，病愈。

按：本案患者因饮食不节，导致饮食滞留肠腑，酿成湿滞，气血凝滞不畅，郁而化热，致血败肉腐而为痈肿。蒋老选用《金匮要略》大黄牡丹汤加减，以大黄涤荡肠中热积湿滞，牡丹皮清散血中郁热，桃仁散瘀通下，冬瓜仁、薏苡仁、败酱草清肠中湿热，消脓排痈，连翘、金银花、炒黄芩、蒲公英清热解毒，川楝子、延胡索、木香行气活血止痛，诸药合用，湿热、瘀滞皆因泻下而解，壅滞肿痛由活血散结而消。

/ 疑难杂病辨证论治经验总要 /

所谓"疑难杂病"者，病之病机隐晦，病之证候奇特，临床表现病情复杂，涉及脏腑众多，变化多端，诊断疑似难明，多方治疗无效，病期较长，十分少见或罕见的若干种病证的总称，其概念及内容随历史的进程而在不断变化。今所说的疑难杂病，与历史上的比较，有异有同，虽然如此，历来诊治疑难杂病的事例、医案、文献资料，可资借鉴、启迪。兹就蒋老多年的辨证论治经验总结如下。

一、疑难杂病辨证论治要点

1. 准确诊断为首务

正确的治疗源于正确的诊断。一般辨证，要辨阴与阳、虚与实、表与里、寒与热、并病与合病、新病与旧病、兼病与夹病等于几微之间。虽然疑难杂病表现奇特、古怪，甚至根本不符合一般疾病的发展逻辑，但它总有蛛丝马迹可寻，总有破绽可识，随着事物的发展，其矛盾暴露日益充分，要见微知著，力辨真伪。疑难杂病临证时，要特别提倡"逆向思维"，要打破惯性思维的定势。要有打破砂锅问到底的精神，凡症状、体征要多问几个为什么。要特别认真地注意病史资料的全面收集，深入分析，从诊疗史中可捕捉到许多有益的信息，吸取有益的经验和教训。要善于从纷繁复杂，甚至许多互相矛盾的疾病现象中，抓住疾病的根本矛盾及方面。要发挥联想的威力，举一反三，触类旁通，要从平平常常中，悟出不平常的疾病症结来。蒋老曾治疗一例多年怕门窗风的女性患者，经治的医院、大夫不计其数，均无寸效。患者痛苦得几至"闭门塞牖"的地步。蒋老接诊后，细询病史，无任何有价值的线索，初认为营卫不和，用桂枝汤调和营卫无效，改用玉屏风散固闭肺脾肌表仍不应，换用补中益气汤升清法还无效，改换九味羌活汤发汗调表也无果，最后改用滋阴泻火的当归六黄汤而取捷效。此患者虽无汗证（自汗、盗汗），但阴虚有火，致腠理不固而畏门窗隙风，滋其阴，泻其火，故一剂知，数剂已。从常理看，当归六黄汤应有盗汗、口干、苦、五心烦热、便干、尿黄、舌质偏红、脉细数等阴虚有火的症、脉、舌，而患者却没有，故造成诊疗上的种种困难，走了一段弯路。患者惧怕门窗隙风，是腠理不密闭使然，腠理不闭为阴虚有火而致。由本例患者，蒋老认为：要运用中医学理论联想的翅膀，反复思考，并从试验性的治疗中（如《伤寒论》中，为判断腹中是否有燥屎而用小承气汤试治例）得到信息，顿悟出真谛，才有可能克敌（病）制胜。

此外，医患相得，医生精心诊治，患者密切配合、坚持，蒋老认为这也是治好疑难杂病必不可少的条件。

2. 从肝论治

肝胆属木，风气通于肝，乃风木之脏，风性"善行而数变"（包括内风、外风），往往病证多变，多疑难杂病，所以疑难杂病从肝论治，是一条重要的途径。

3. 从病因论治

要耐心细询致病之原因而治之，往往才能收奇效。《黄帝内经》有"必伏其所主，而先其所因"之训，清代王汉皋在《王氏医存》中提到"久病治因"。蒋老曾遇到一例久咳的患者，百治阁效。细问致咳的原因，得知她与丈夫长期不和，吵嘴打架是家常便饭，故用逍遥散原方数剂而愈。古人有"见咳勿治咳"的诚语，此例是长期生气，肝性横逆，肝木侮肺的"肝咳证"，故疏肝治法，宜乎有效。可见疑难久病治因不失为良法之一。

4. 从痰论治

"人自初生，以至临死，皆有痰……而其为物，则流动不测，故其为害，上至巅顶，下至涌泉，随气升降，周身内外皆到，五脏六腑俱有……来去无端，聚散靡定。火动则生，气滞则盛，风鼓则涌，变怪百端，故痰为诸病之源，怪病皆由痰成也。"（《杂病源流犀烛·痰饮源流》因为痰源于水津运化失常，盖脾为胃行其津液，以敷布全身，命门之火，蒸腾水津，上济心、脑，肺相传水津，清肃下润，这样便形成水津循环不已，如环无端的代谢系统，如果其中某一环节出现功能障碍，使水津失去正常的运行状态，导致水湿潴留，从阴化而为饮，从阳化而成痰。蒋老认为许多疑难杂病的临床症状怪异奇特，可因痰，或窜入脑海，或入血室，或流经络，或停脏腑……便引发种种怪病，如癫狂、痫证、抽搐、瘰疬、中风、中痰、惊悸、失眠、多寐、健忘、烦躁、呕恶、胃呆、胸闷、脘痞、胃痛、泄泻、尿浊、阴疽、流注、带下、惊风……"怪病多由痰作祟""怪病治痰"自在理中。王珪的《泰定养生主论·痰证》罗列痰的病症有数十种之多，滚痰丸治由痰引起的种种怪病，施之身体强壮之，其效响应如斯，为疑难杂病的诊疗开辟了另一新途径，为后世所宗。但礞石虽经炮制，其性仍剽悍不驯，虚弱者勿施，尤其不能用于襁褓中的婴儿。蒋老对痰的治疗首分脏腑虚实，其次审标本缓急，凡因病生痰者，不能见痰治痰，应先治其病，病去则痰自清；若因痰而续发某些病症时，则应以治痰为先，痰去则诸症自愈。其次，脾为生痰之源，化湿健脾为治痰之要。且治痰必兼理气，气顺则一身之津液亦随气而顺，自无积痰之患。治痰应兼治火，火偏盛，灼津成痰治宜清降；火偏虚，津凝为痰又当温补。治痰必须以化痰、祛痰为法。化痰能使痰归正化，消散于无形，或使其稀释排出体外，此法适用于实证病势不甚，或脏气不足因虚生痰者。祛痰能荡涤内壅的积痰，包括涤痰、豁痰、吐利等法，适用于邪实而正不虚，病势骤急，或病延日久，顽痰、老痰胶固不去者。

5. 从脏论治

"久病入脏（腑）"，久病多疑难杂病故也。五脏六腑之为病繁多且杂，或独病，或合病、并病，病之因势，或从内至外，或从外至内，均有盛于外或内者。治有直治、兼治（应分主次），或治内，或治外，或先后治内、外或外、内，或"虚则补其母，实则泻其子"的隔一、隔二治法等，其要领在于辨证论治。蒋老在治疗中，根据脏（腑）性质之喜恶苦欲而组方遣药，可收事半功倍之效。蒋老特别指出的是"肾为先天之本""脾为后天之本"，久病、疑难病，屡屡"穷必及肾""穷必及脾"，所以疑难杂病从脾、肾论治，常可收到意想不到的效果。

6. 从气血论治

《证治准绳》言："人知百病生于气，而不知血为百病之胎也。"因疑难杂病一般病程较长，迁延不愈，往往引起人体脏腑、经络、气血的瘀滞，也就是古代医家所说的"久病入络"。《素问·痹证》曰："病久入深，荣卫之行涩，经络时疏，故不痛。"叶天士在《临证指南医案》中说："初为气结在经，久则血伤入络。"皆因病久气血阴阳亏虚，无力鼓动血运，血滞于经；或久病气机逆乱，"气有一息之不运，则血有一息之不行"，气滞则瘀血易生。现代血流变学的研究也证实：久病患者血流变缓，新陈代谢减慢，血液黏稠度增高，血循环减慢。血瘀是导致许多病症的病理因素，在临床上不论何种疾病，或是在疾病的某一阶段，凡是反映血瘀的病理特征，如瘀斑、瘀点、癥积、肿块、脉涩及结代等，都可按异病同治的原则治疗，采用活血祛瘀法。气无形而血有质，对"有形"的瘀血研究者颇多，但对"无形"的气重视者较少，然而中医的核心理论是"气"。张景岳言："凡有余之病，由气之实；不足之病，因气之虚……气不行则邪不除，此气之实也……气不固则元不复，此气之虚也……气聚则生，气散则死。"由此，蒋老诊治疑难杂病必从气血论治。治气要调，视气所在脏腑的寒热虚实而调之，令其和平；疗血要养，据气的常异、火的有无而或补或泻，或寒或热而养之，务使柔运。况"气为血之帅，血为气之母"，气血互依为正常，乖戾为疾病，气病及血，血病及气，又要辨孰主孰次而调养之。诊治气血病的专著很多，如张从正的《儒门事亲》、李东垣的《脾胃论》、朱丹溪的《丹溪心法》、王清任的《医林改错》、唐容川的《血证论》等，均可参考之。

7. 从"三因"致病频次及心（脑）神论治

统计《黄帝内经》的"百病始生"及"病机十九条"的内容，蒋老认为，从病因及发病率看，外感六淫居第一位，内伤七情次之，不内外因的饮食居处又次之。"心为君主之官，神明出焉", 多用多损劳, 故"心"(含脑)最易遭受疾病的侵犯, 因此在日常生活保健及疾病预防上, 蒋老特别重视"心(脑)神"。"三因"之间是互为因果的, "外六淫"与"内六淫"之间, 也是密切相关的, 因此要正确认识并处理好外感病与内伤病的关系, 正确对待"六经""营卫气血""三焦"等外感热病学与内伤杂病学的密切关系, 虽然从理论阐述上可有侧重之分, 在临床应用时却毫无二致。因此外感病与内伤病两者均含疑难杂病的专著可一炉而治, 两者的辨证体系可以互相为用, 甚至各科(本乃人为划分)的鸿沟不复存在, 理法方药自然也可彼此为用。有此思路, 医者的视野才会更开阔, 可应用的理法方药也更丰富, 就可进入"天高任鸟飞, 海阔凭鱼跃"的至高境界了。

二、疑难杂病验案举例

【案1】王某, 男, 23岁。1989年10月5日初诊。

脑外伤昏迷8天。患者8天前从二楼摔下, 头撞在木方桌的角上, 当场昏迷, 不省人事, 住某县医院, 西医常规治疗7天, 仍不苏醒, 其父来蒋老处求治。现症: 昏睡不省, 呼之不应, 手指循衣摸床, 仅有呼吸、心跳而已, 脉来弦细涩数, 诊为脑外伤昏迷(重度脑挫裂伤)、瘀血冲脑、神明闭塞证。治宜活血化痰、开窍醒脑。选桃红四物汤(《医宗金鉴》)出入化裁: 炙黄芪15克, 生地黄12克, 当归12克, 川芎12克, 赤、白芍各9克, 石菖蒲15克, 丹参30克, 桃仁10克, 红花10克, 骨碎补15克。水煎两次, 得药液180毫升, 鼻饲。

10月8日二诊：服药2剂即苏醒，能言语，但表达欠准确，纳差，便秘，照一诊方加炙远志、鸡内金、郁李仁再进。

10月16日三诊：头脑清醒，精神明显好转，纳食增加，大便通畅，改用《医林改错》通窍活血汤加减，携方出院回家服用。16年后随访，经上述治疗，患者一切恢复正常，未留任何后遗症。

按："脑为神明之府"，与心互为体用，共裹神明，主宰一身。患者由于不慎从丈余高之二楼跌下，撞伤大脑顶叶，瘀血留内，神机运行被阻，致昏迷不省人事。虽经某县医院常规抢救治疗，仍无寸效，蒋老接诊后用桃红四物汤加味活血化瘀，气为血之帅，黄芪帅之，气行则血行，气足则能帅血，何瘀血之有？又加石菖蒲开窍醒脑，骨碎补补肾固脑，而祛瘀生新，使离经之血尽去而不遗留后患，以竟全功。蒋老处理这等危急重症，有胆有识，论治精当，才收到立竿见影的效果。自古以来，但凡罹危急重证、疑难杂病、老年慢性病、常见多发病等，都是由传承几千年的中医学救治的，明乎此，自当信心十足，没有妄自菲薄的理由。

【案2】张某，女，23岁。1972年4月15日初诊。

精神错乱、瘫痪两年半。1970年患脑脊髓蛛网膜炎，高热56天，不省人事，经多个大医院抢救后方好转，但不久相继出现四肢瘫痪，精神错乱，多方求治无效，遂来蒋老处诊治。患者从8岁起，因癫痫发作频繁，每天服苯妥英钠0.35克及其他镇静剂。现症：神志不清，脑中烦乱，打骂不知，生活不能自理，语言不利，耳鸣，四肢不能动弹，上肢发胀，下肢发凉无知觉，口干，口苦，喜凉饮食，便干，尿黄，月经提前。舌质红，苔白，脉细数。查体：慢性病容，表情淡漠，沉默寡言，言语不清。心肺（−），肝脾未触及，克氏征（＋），巴宾斯基征（＋）。辨证：痰热蒙窍、脉络痹阻（西医诊断：脑脊髓蛛网膜炎后遗症）。治法：先涤痰宁心，后兼以通络。方用温胆汤合栀豉汤加味：制南星、陈皮、茯苓、甘草、竹茹、枳实、焦栀子、淡豆豉、远志、石菖蒲、生铁落、柏子仁、炒酸枣仁、生龙牡。水煎服。每日1剂。

5月30日二诊：服上方10剂，神志已清，饮食、二便能自理，手能梳头洗脸，腿能扶东西走动几步，二便正常。舌质红、苔白，脉沉弦细数。照一诊方再进。

6月13日三诊：服上方8剂，脚已有知觉，发麻，能言语表达，食、睡、二便如常人。照一诊方加黄芪、地龙、赤芍、当归尾。

7月20日四诊：进上方10剂，上肢胀减少，下肢在别人协助下行动又有进步，言语较前吐字清晰，口干渴，纳少。照三诊方加麦冬、神曲。

10月28日五诊：服上方15剂，能扶墙走出院关大门，神志清楚，说话利些。治前每天服苯妥英钠6~7片（0.3克~0.35克）、奋乃静3片（6毫克）、氯丙嗪2片（75毫克），现减为苯妥英钠、奋乃静各半片。照四诊方减生铁落、焦栀子、淡豆豉。

12月16日六诊：服五诊方16剂，腿能扶东西较灵便地走路，能蹬缝纫机，手能干些简单的家务活，可打毛衣等，能管理全家财务收支账目，癫痫未发。照五诊方减竹茹、地龙，加虎骨、千年健、怀牛膝。

按：脑脊髓蛛网膜炎后遗症乃西医病名，中医虽无此名称，但此例辨证属于痰热蒙窍一类的疾患，因此，蒋老入手时用清涤热痰、开窍宁心，因而应手取效，后见病久入络，脉络痹阻，仿补阳还五汤意，兼以益气活血通络，四肢遂用，痿废得起。从这里看出，中西医结合，既要诊断清楚西医为何病，又要辨证明白中医属何证，辨病与辨证相结合，全面考虑，总体判断，才会高屋建瓴，势如破竹而收奇效。

【案3】兰某，男，66岁。2000年7月28日初诊。

患消渴病3年，眼障2年。经某医院眼科多方检查，视力眼前指数，双眼底视网膜严重病变，双眼白内障（中度）。查空腹血糖10mmol/L左右。曾服格列本脲、二甲双胍等，效果不佳。现症：近两年来，视力急骤减退，视物模糊，不能看书写字，眼畏强光或迎风流泪，或眼眵多，或干涩不适，看报大标题稍多则眼胀头闷，疲乏无力，纳食一般，或口干舌燥，小便或黄，大便干秘，腰酸膝软，体重日减。舌质暗红，苔薄白，脉弦细，两尺无力。诊为消渴病性白内障（糖尿病，并双眼视网膜病变、双眼白内障），肝肾阴虚，眼络痹阻。治宜补益肝肾、活血通络、明目退翳。选杞菊地黄丸加味：熟地黄30克，生地黄20克，玄参60克，麦冬15克，枸杞子15克，菟丝子10克，山茱萸15克，当归12克，白芍12克，女贞子12克，桑叶3克，郁金6克，生黄芪30克，党参6克，生山药15克，制苍术10克，茯苓10克，鸡内金3克，杭菊30克，密蒙花15克，青葙子15克，楮实子12克，茺蔚子15克，木贼草15克，决明子15克，夜明砂

15克，蛇蜕15克，蝉蜕15克，炒知母15克，天花粉15克，泽泻10克，丹参30克，炒水蛭12克，炒槐花9克，炒牡丹皮15克，地骨皮25克。共研细粉，装胶囊中，每天早、中、晚餐前20分钟各服9克，开水送下。

患者坚持服用上药近6年，共服药9料共152剂，视力提高到0.3～0.4，基本能看书写字，查眼底及白内障亦有较好的改善，空腹血糖基本得到控制，临床其他症状亦有不同程度的好转。

按：该病例治疗成功之要点在于患者信任医生，密切配合治疗，坚持服药。蒋老认为对某些疑难杂病，应用大方大剂，在所必需，但法度要严谨；慢性病须坚持治疗，但选择好剂型也很重要。

【案4】王某，男，37岁。1971年12月16日初诊。

患皮脂腺囊肿7年。1965年两前臂内侧发现有豆大皮下结节，无红肿疼痛，推之移动，指压之较硬，结节高出皮肤，逐渐增多。病理活检确诊皮脂腺囊肿。曾用中、西药治疗无效。现症：结节以前臂为多，大腿内侧、背部、腹部、脐周围亦散在分布，一般如豆大，但腹壁一个较大，全身共39个，平时不痛不痒，口苦，二便平。舌质红，苔薄白，脉弦缓。辨证：痰核（皮脂腺囊肿）。治法：化痰活血散结。方药（经验方）：薏苡仁15克，皂荚9克，白芥子9克，生牡蛎30克，海藻12克，昆布12克，猫爪草30克，赤芍9克，当归尾9克，蜈蚣5条，大腹皮9克，甘草6克。2剂。

12月20日二诊：腹壁处较大的结节有些痛，照上方加鸡内金9克，2剂。

1972年1月5日三诊：症如上述。守二诊方2剂。

2月5日四诊：腹壁处结节较大者已消失，饮食乏味，或口苦，其他症平。照三诊方加薏苡仁15克、鸦胆子4.5克（桂圆肉包、吞），皂荚改皂角刺9g。2剂。

3月21日五诊：症如上述。薏苡仁30克，白芥子12克，皂角刺12克，生南星6克，马蔺子12克，当归尾9克，赤芍9克，川芎9克，炮山甲（临床请注意使用替代品）12克，黄芪15克。2剂。

按：外感、内伤均可导致肺、脾、肾的功能减弱，出现水液的停聚，蒋老常说"得阳煎熬则为痰"，痰产生之后，它又可作为一个致病因子，令人发生多种病证，甚至产生许多"怪证"，本案即是一例。治中曾用健脾利湿、软坚散结、理气活血之剂，初见疗效，此等顽难杂证，非百剂不能竟功。

【案5】陈某，男，30岁。1969年6月12日初诊。

患银屑病7年。历经多个医院治疗无效。现症：遍身皆有皮损，以上半身为多，绝大部分有银屑及多形态皮损，表面干燥、粗糙，覆盖多层，刮除癣屑，有光亮薄膜，再刮即有点状出血。健康皮肤甚少，痒甚，抓破后流水，脱屑如雪片，冬重夏轻，口舌干苦，食欲尚好，大小便平，腰部发困。舌质红，苔黄白腻厚，脉细数。予燥湿清热、祛风止痒之药12剂无效，又予温经散寒之品6剂仍无变化，深入辨证为风毒侵皮日久、阻塞经络证，后改用祛风活血之剂：大风子、蝉蜕、蛇蜕、蜈蚣、防风、桃仁、红花、炮山甲（临床请注意使用替代品）、赤芍、白芥子、地肤子、苦参、怀牛膝。2剂症减，再进24剂，痊愈。

【案6】李某，女，46岁。1969年3月6日初诊。

患银屑病半年。身上皮肤遍布银白色鳞屑样皮损，下半身为多，瘙痒以晚上为重，抓破后流少许白津水，脱屑如雪片，饮食欠佳，恶心，口干、苦，便干，尿黄，头晕，失眠。舌质略红，苔淡黄白，脉弦缓。中医辨证为湿热痹皮日久、血虚生风证。予养血息风、清利湿热之剂：当归、何首乌、黑芝麻、炒酸枣仁、玄参、赤芍、当归尾、刺蒺藜、蛇蜕、地肤子、苦参、赤小豆、竹茹、大黄。30剂，明显好转。4年后随访，患者基本痊愈。

按：上两案均为银屑病，此病俗称"白疕""松癣""干癣""银钱风"，多系体虚受风引起，初起随体质之不同，或为湿热，或为寒湿。风邪客于肌腠，湿热相蒸，寒湿痹塞，日久必致玄府失用，脉络痹阻。年老患者，气血更不禁其销铄，每每缠绵不愈，深感痛苦。此病之治，蒋老认为属湿热者，当利湿清热；属寒湿者，宜祛湿散寒；属络痹者，应活血通络；属血虚者，宜养血息风，然皆宜酌加祛风之品。

【案7】杨某，男，46岁。1966年8月6日初诊。

视物模糊、头痛两年。经某医院眼科检查：视力左0.6、右0.5，双眼晶体混浊。被诊断为老年性白内障，建议手术治疗。现症：两眼热痛干涩，眼矇如雾，视灯光有丈余高，鼻鞍发酸，左右窜走性头痛，性情急躁，胃肠不好，口干，眠差，便干，尿黄，肛门口流水（瘘？）。舌质红有瘀斑，苔淡黄白腻，脉弦细尺弱。中医辨证为肾虚肝失濡养、肝热目生云翳证，拟方：（1）草决明、石决明、白芍、菊花、枸杞子、熟地黄、密蒙花、羌活、石斛、牡丹皮、刺蒺藜、山药、黄柏、甘草。水煎服。（2）桃树枝（东引者，一寸长七节，切片，纱布包），同浸1千克好醋中，10~15天后，每天早、晚各饮醋一小杯。

共计服方60剂，间断服杞菊地黄丸5盒、六味地黄丸4盒、明目地黄丸1盒、磁朱丸10小袋，诊治24次，至1968年8月6日，诸症基本消失，眼科复查：视力左1.5、右1.2，双眼晶体混浊如前，右>左。3年后追访，视力仍保持上述治后水平。

按：老年性白内障属祖国医学的"圆翳内障"范畴，多因肝肾两亏，精血不足，以致阴虚阳亢，神气耗损，精气不能上注于目而成，故蒋老以补肾养肝、滋水泄火为主的中药治之，终使其视力得复。

【案8】张某，男，11岁。1970年12月24日初诊。

视力模糊7天。患者3个多月前，左眼有外伤，某医院眼科检查，确诊为外伤性白内障。现症：视物模糊不清，眼眵多，查左眼视力为二尺半指数，右眼1.5。舌质红，苔薄白，脉沉弦。中医辨证为外伤眼络、肝热生翳证，拟方：（1）金石斛、蝉蜕、谷精草、菊花、望月砂、夜明砂、桃仁、羌活、草决明、密蒙花、赤芍。（2）桃树枝（东引者，一寸长七节，切片，纱布包），同浸1千克好醋中，10~15天后，每天早、晚各饮醋一小杯。

计服（1）方44剂，眼科复查，视力改善，左0.2，右1.5，仪器检查患眼，白内障见退。桃枝有活血之能，加醋浸，而能增其疗效。

按：外伤性白内障，多系外伤之后，致气滞血瘀，瘀久化热，热伤肝阴，故以活血化瘀，清肝养阴为治。

【案9】李某，女，20岁。1985年7月23日初诊。

左耳聋。既往曾耳聋过两次，每次3天左右。现症：新近外感咳嗽，痰白，无寒热，小便黄，大便正常，胃纳好。舌尖红，苔薄黄，脉弦滑。

桑菊饮加减如故，又予青蒿、竹茹、枇杷叶、木通、淡竹叶、甘草、桑叶、薄荷之类，咳嗽得痊，但耳聋同前。仿小柴胡、龙胆泻肝法依旧。

蒋老仔细询问，患者曾有倒经史，月经每20多天一行，色紫黑，成块，有腹痛，常有头晕、头痛，表面无情志郁结之征，体质壮实，自谓每早耳聋程度减轻，下午加重，测定血压偏高，两颧红。拟进：连翘、金银花、杏仁、桔梗、蝉蜕、僵蚕、石菖蒲、夏枯草、牡丹皮、淡竹叶、通草，以轻宣肺气、平肝祛风、清心凉血，若无效，再以下热息风法，风引汤主之，而后痊愈。

老年病辨证论治心法举隅

我国现已步入老龄化社会，人口老龄化带来的社会与医学等多方面的问题日益突出，成为众多学科竞相研究的大课题。

在"回归自然"的世界大潮中，历史悠久、博大精深的中医学对老年病的防治有丰富的理论与经验，以卓越的临床疗效备受青睐。蒋老对中医诊治老年病有独到的认识和丰富的诊疗经验，现将蒋老诊疗老年病的心法、验案举隅如下。

一、虚实夹杂，是老年病的核心环节

人到老年，脏腑经络的功能衰退，营卫气血运行迟涩，许多器官、组织遭劳损，加之摄生不力，起居不常，志高过劳，烟酒过度，加剧（速）了这种衰退与劳损的程度与进程，这样互为因果，形成了以"虚"为核心的病因病机和病证。老年病虽有实证，但虚证居多，虚实夹杂尤多。而且"虚与实邻"（《灵枢·官能》），"虚"一旦形成，脏腑就会进一步演化产生出各种各样的虚实夹杂证来。

从生理看，人体由于不可抗拒的自然规律进入老年，必然"阳明脉衰""肾气衰""肝气衰"……"五脏皆衰"（《素问·上古天真论》），整个有机体的各个组织、器官处于一种退行性衰弱状态，调节适应内、外环境的功能极大地减退，正气抗御病邪的能力大幅度地减弱，在这种情况下，极易罹病，所谓"邪之所凑，其气必虚"（《素问·评热病论》）。

从病理上说，在正虚的情况下，不仅容易招引外因"六淫"（风、寒、暑、湿、燥、火）的侵犯，而且内因"七情"（喜、怒、忧、思、悲、恐、惊）也极易发生致病作用。同时，老年人反应较迟钝，"不内外因"的跌扑损伤等也常常发生。三者均可病虚、病实或病虚实夹杂证，但更多的是病虚实夹杂证。因为老年人的脏腑功能衰退，很容易导致气机升降出入变化之痞塞，精神、气血、津液之化生、循环、敷布的代谢障碍，从而引起阴阳失衡、精神内伤、气血紊乱、津液蓄结，甚至阴竭阳脱、神机化灭而危及生命。处于这种高敏、高危状态的有机体，不论内外何邪，均易诱发致病，而且临床多出现虚实夹杂的证候，盖"最虚之处，便是容邪之处"（清·曹仁伯《继志堂医案·痃癖门》）是也。

造成老年病中虚实夹杂证居多的成因，除上述生理病理的因素外，还有治疗失误、调摄不当、气候乖戾、人为灾殃等，也是重要的致病因素，不可忽视。

《素问·通评虚实论》曰："邪气盛则实，精气夺则虚。"实，是邪气亢盛，或邪气虽盛而机体的正气未衰，能积极与邪抗争，正邪相搏，斗争剧烈，临床呈现一系列反应比较剧烈的有余证候，谓之实证；虚，是正气不足，机体的气血津液和脏腑经络等生理功能较弱，抗病力低下，有机体的正气无力与致病邪气斗争，难以出现剧烈的病理反应，临床上多见一系列虚弱、衰退和不足的证候，谓之虚证。虚实夹杂证即既有虚证，又有实证，虚与实同存。心（含脑）主血脉，为有机体的神明主宰，过用多虚损是其必然，心的阴阳气血虚损，就会导致心、脑的脉络失柔及顺应性差而硬化、狭窄甚至梗死，心梗、脑梗等诸病证由之而作。肺主诸气，为相傅之官而司治节，是吐故纳新、气体交换的总司，如老年受风、霜、雨、雪等六淫的侵袭，烟草尼古丁等毒烟的熏灼，年久老化磨伤在所难免，老年慢性支气管炎（痰饮）、支气管哮喘、肺结核、间质性肺炎、肺纤维化、肺硬化、肺气肿、肺心病、肺癌等疾病蜂起。脾（胃）主运化统血，主纳谷腐熟，是人体营养来源的总补给站，乃后天之本，由于岁月的飞逝，牙齿、胃肠等功能退化，而致消化、吸收功能大衰，继之而来的器质性疾病如胃炎、消化道溃疡、结肠炎、消化道肿瘤等不期而至。肝（胆）主疏泄、藏血，雷火寄居，体阴用阳，性喜条达而恶抑郁，经年深月久的郁怒伤肝、酗酒的毒害，内外邪气的交侵，其功能衰减、器质磨损亦在意料之中，肝硬化、肝肿瘤、胆囊炎、胆结石、慢性肝炎、乙肝带毒等多种肝胆疾病为患也很自然。肾主水及二便，又主藏精与生殖，乃龙火蛰居之所，为先天之本，经数十年的过度作强，房事不节，生殖频繁，其功能虚衰，是不言而喻了。肾衰、肾纤维化、腰酸膝软、阳痿、早泄等疾病也接踵而至……总之，脏腑功能上的虚弱，久之会导致器质上磨损，器质的磨损又会造成功能上的紊乱，如此互为因果、虚实互生、恶性循环，无有已时。

老年病虚中夹实证的特点：病程长、病种多、病情杂、久延多、治疗难、效果差等。虚实夹杂证的基本内容："虚"有五脏六腑虚（以肝、脾、肾为主）、精神气血津液虚、经络营卫虚等，或单见或复见不等。"实"有风、寒、湿、热、火、痰、饮、水、浊、燥屎、气滞、血瘀等，而以血瘀、气滞、痰湿等为多，诸实证或单见，或同时出现，但总伴随"湿"证出现。临证时要详细四诊合参，精细辨证：辨虚实夹杂证所关联的脏腑、经络、气血、津液、精神及痰饮、瘀血等病理产物的病位所在；辨阴阳寒热等病性所属；辨虚与实证的互相转化及上、下、内、外等的病势所向；辨虚与实证的孰多孰少，何主何次；辨虚与实证的虚实真假（大实有羸状，至虚有盛候）；辨虚与实证的标本缓急。

虚实夹杂证的老年病在治疗上一般当补泻兼施，治一遗一，非其治也。要根据临床上虚实多寡的实际，或补多泻少，或泻多补少。如果其虚急重，其实缓轻者，可先补虚扶正，扶正即可祛邪也；反之又当先攻邪，祛邪即可扶正耳。应遵标本缓急原则，切勿虚虚实实。治疗中要针对病因、病性、病位、病势论治，对症下药，疗效才好。如果辨证论治不确不精，应用"广络原野"术，幸中鲜矣！凡病到极点，多出现假象，如"大实有羸状，至虚有盛候""寒极似热，热极似寒"，医生要透过假象，看到本质，秉犀烛，具法眼，识得"巧处藏奸"，施以从治大法，方能立起沉疴。良工治老年病，既要"胸有成竹"，又要"目无丝翳"，总以辨证论治为准绳，治疗中不论经方、时方、单方、验方、秘方、偏方，都可辨证使用，不管膏、丹、丸、散、汤剂，抑或内治、外治、推拿、按摩、针刺、艾灸、导引、吐纳等，都可因证而施。此外，老年病的诊治，还要注意因人、因地、因时制宜，才会收全功。

二、老年呼吸病辨证运用及验案举例

肺为多气少血之脏，多气而病气壅，少血则常罹血瘀，故调理气血之治，在治疗老年呼吸病中，显得十分重要。肺与心、脾、肾之间，关系十分密切，它们互为母子之脏，临床上子病及母、母病及子、母子同病者，屡见不鲜，治当求诸于本。同时，肺、脾、肾是人体水津代谢的枢纽；肺与心气血交流关系紧密，故治疗老年呼吸病的咳嗽、喘咳、喘肿、痰饮、气滞、血瘀等诸病证时，要深究这些脏器之间生理、病理的关系，才能提纲挈领，切中肯綮。

老年呼吸病常见症状为咳、痰、喘，遵循"急则治其标，缓则治其本；标本俱急，标本同治；标急于本，当先治标；本急于标，当先图本"的治疗原则。

临证时切忌见咳治咳、见痰治痰、见喘治喘，要找出引起咳、痰、喘的疾病本质而治之，才会收立竿见影之效，所谓"治病必求于本"也。要注意标本缓急。

【案1】史某，女，64岁。1989年11月12日初诊。

感冒后引起咳嗽、气喘，加重两个月。经常咳喘3年余。现症：咳嗽喉中有痰鸣声，喘而气粗，痰白黏不利，口干、苦，纳欠佳，大便干，全身不适。舌质红，苔黄，脉滑。胸透：两肺纹理增重。中医辨证为：痰热壅肺、肺失清肃。治宜清化痰热、宣肃肺气。选清热宣肺方（经验方）加味：连翘9克，黄芩9克，瓜蒌仁15克，前胡12克，炙款冬花30克，炙紫菀30克，杏仁10克，贯众10克，旋覆花（布包煎）9克，葶苈子（布包煎）10克，炮鸡内金10克。水煎，每日1剂，早、晚分服。6剂。

11月19日二诊：咳、痰、喘减轻40%~50%，再进12剂，诸症消失。

1990年8月随访，病情稳定，未再患。

【案2】苗某，女，60岁。1989年10月5日初诊。

咳嗽、咳痰8个多月，病起于3月份胃痛后。刻下：咳嗽，咳痰白黏，痰量30毫升/天，口干且苦，后背怕冷，恶冷饮食，余正常。舌质红，苔薄白，脉左沉细，右弦滑。胸透：肺纹理增重。中药辨证为：肺脾虚寒、痰壅于肺。治宜温肺健脾、化痰止咳。选经验方加减：炙黄芪12克，炒山药15克，桃仁9克，红花6克，炙款冬花30克，炙紫菀30克，炒白芍6克，干姜3克，白芥子15克，炒黄芩10克。水煎，每日1剂，早、晚分服。4剂。

10月19日二诊：药后基本不咳嗽，痰量减半。上方加胆南星15克，再进6剂，诸症平。

【案3】肖某，男，68岁。1990年4月1日初诊。

患慢性支气管炎20多年，慢性阻塞性肺气肿10多年，肺心病1年多。现症：喘咳气短，动则甚，吸气性困难，痰白黏不利，痰量20毫升/天，有咸味，口干，纳欠，便干，尿畅，或腰酸困，下肢不肿。舌质暗红，苔淡黄白，脉沉弦。有慢性胃炎史。中医辨证为：肾虚不纳、痰饮喘咳。治宜补肾纳气、化痰平喘、止咳活血。选补肾定喘方（经验方）加味：熟地黄12克，炒山药10克，补骨脂10克，丝瓜络9克，五味子9克，炙黄芪15克，葶苈子12克，炙麻黄9克，炒地龙10克，代赭石15克，露蜂房9克，炙款冬花30克，炙紫菀30克，金银花12克，麦冬9克。水煎，每日1剂，早、晚分服。4诊共服药24剂，症状基本得到控制，改丸药调理。

【案4】石某，女，64岁。1989年10月22日初诊。

患慢性支气管炎13年，慢性阻塞性肺气肿5年。现症：喘咳、胸闷，痰白量多，每天咳痰120毫升，痰味发咸，纳食差，尿量少且大便干，腰困神倦。下肢见凹性浮肿。舌质紫暗，苔白，脉滑数无力。心电图：窦性心律，肺型P波。中医辨证为肾阳虚衰、痰饮泛滥、心虚脉瘀。治宜温阳化水、益气活血。选真武汤合生脉散加：茯苓皮30克，生姜皮30克，五加皮30克，焦白术30克，制附子（先煎）30克，赤芍15克，丹参15克，太子参15克，五味子10克，麦冬9克，炙款冬花30克，炙紫菀30克，炮鸡内金10克。水煎，每日1剂，早、晚分服。

前后共10诊，服药65剂，临床症状得到控制，心电图改善。

按：上4案中，案1为实中夹虚，实为痰热，虚为肺虚，案2、案3、案4均为虚中夹实，案2虚是肺、脾，实是痰，案3虚是肺、肾，实是痰饮、瘀血，案4虚是心、肾，实为痰、水饮。案1、案2同为咳，前者病时虽长，辨证为痰热，后者病程较短，辨证为肺脾虚寒，治疗自然有异，即"同病异治"。

三、老年心血管病辨证运用及验案举例

老年心血管病有"三高"的特点，即发病率高、病死率高、致残率高。心主血脉，主神志，若年高脏器衰弱，则心气阳虚，或心血阴虚，或心血瘀阻，或心火亢盛，或痰迷心窍、痰火扰心。治疗上要抓住病变的本质采取相应的措施扶正祛邪，调整阴阳气血。

【案1】王某，女，71岁。1980年3月7日初诊。

左胸心前区痛半个月。刻诊：心前区刺痛，痛连左肩，逢劳则剧，咳嗽，痰白量少，睡眠不好，口不干、苦，二便如常。舌质暗红，舌尖有瘀点，苔白，脉紧而数。有高血压病史20年，血压180/100mmHg，胸透（－），心电图为室性心律，心电轴左偏，左束支传导阻滞。中医辨证为胸痹（痰浊痹阻胸

阳，气虚而致血瘀）（西医诊断：冠心病）。治宜通胸阳、散痰结、益气活血。选《金匮要略》瓜蒌薤白白酒汤加减：瓜蒌15克，薤白15克，炒酸枣仁15克，制附子10克，桂枝9克，制乳香9克，制没药9克，炙黄芪30克，丹参30克。水煎服，每日1剂，早、晚空腹分服。

3月25日二诊：上方服15剂，左胸心前区痛止，诸症平复，血压正常，复查心电图改善。继服药7剂巩固。

8月中旬随访仍平稳无恙。

【案2】张某，女，61岁。1989年11月12日初诊。

浮肿、心悸3年，高血压病10年。现全身浮肿，下午加重，心悸、头晕，腰部酸困，咳嗽痰白，口干不欲饮，小便量少，大便每日两次，纳食一般。舌质淡红，苔白厚，脉沉弦。血压160/100mmHg。下肢凹陷性浮肿Ⅱ度。心电图：左心室肥厚改变。中医辨证为水肿（脾肾阳衰、水湿泛滥）（西医诊断：高血压性心脏病、心力衰竭）。治宜温肾健脾、化湿利水。选《伤寒论》真武汤合《三因极一病证方论》五皮饮化裁：茯苓皮30克，制附子（先煎）30克，炒白术30克，生姜皮30克，陈皮10克，桑白皮10克，大腹皮10克。水煎，每日1剂，早、晚空腹温服。

11月19日二诊：上方服6剂，浮肿明显减轻，小便量明显增多，再进12剂症平，测血压正常，复查心电图改善。

1990年12月16日随访仍平稳无恙。

【案3】刘某，男，82岁。1991年9月19日初诊。

眩晕半年。刻诊：头目眩晕，伴有耳鸣，口干、不苦，纳食欠佳，二便正常，小腹发凉。舌质暗红，有瘀点，苔黄厚腻，脉弦，两尺无力。有高血压病、慢性支气管炎、肺气肿病史多年。血压170/120mmHg。中医辨证为眩晕（肝阳上亢、肾虚下寒）（西医诊断：高血压病）。治宜平肝潜阳、温肾蛰阳。选《杂病证治新义》天麻钩藤饮加减：天麻15克，煅磁石（先煎）15克，丹参15克，炙黄芪15克，钩藤（后下）30克，生石决明（先煎）20克，怀牛膝9克，麦冬9克，当归9克，菊花（后下）10克，炒牡丹皮10克，肉桂6克。水煎，2次，得药液200毫升，早、晚空腹分服，每日1剂。

10月12日二诊：服上方11剂，眩晕明显减轻，耳鸣、口干消失，纳食转佳，小腹凉亦可，血压150/100mmHg。效不更方，继续治疗观察。

按：此3案均为虚中夹实证。案1胸痹，病名首见于《灵枢·本藏》，其云："肺大则多饮，善病胸痹。"张仲景有专篇讨论此病的辨证论治，该病临床常见证候有血瘀气滞、痰浊阻闭、沉寒痼冷、心肾阳虚等，往往数证兼见。本案虚为心阳，实为瘀血。

案2水肿，病名首见《素问·水热穴论》，其云："肾为水肿。"《金匮要略》有水气病专篇讨论此病，分风水、皮水、正水、石水、黄汗及肝水、肺水、脾水、心水、肾水等，并出方治。其常见证候：风水泛滥、水湿浸渍、湿热壅盛、气滞水停、心血瘀阻、阴浊上逆、脾胃气虚、脾阳不运、心肾阳虚等。本案虚是脾、肾，实是水湿。案2水肿与老年呼吸病中的案4喘肿，病虽不同，但辨证都有肾阳虚水不化，均宜真武汤温阳利水，是为"异病同治"之例。

案3病《黄帝内经》称"眩晕""眩"。《金匮要略》中有专篇论述其证治,其常见证候有肝阳上亢、气血亏虚、肾精不足、痰浊内蕴、瘀血阻络等。本案虚为肾阳,实为肝阳。

四、老年中风病辨证运用及验案举例

老年中风病的病因,主要在于平素气血亏虚,脏腑阴阳失调,加之忧思恼怒,或纵酒饱食,或外邪侵袭等诱因导致气血运行受阻,肌肤、筋脉失养;或阴亏于下,肝阳鸱张,阳化风动,血随气逆,夹痰夹火,横窜经络而为㖞僻不遂,蒙蔽清窍则突然昏仆,不省人事,形成上实下虚,阴阳互不维系的危急证候。中风病理性质多属本虚标实,上盛下虚。肝肾阴虚,气血衰少为病之本,风火相煽、痰湿壅盛、气血逆乱为病之标。

【案1】张某,男,76 岁。1991 年 5 月 19 日初诊。

患糖尿病27年,冠心病、脑动脉硬化17年,白内障10年,眼底出血5年,1988年7月、1990年7月,曾两度中风(脑血栓形成)。目前:右半身不遂,麻、僵、痛、软,卧床不起,头脑迷糊且头痛,语言不清,心前区胸痛,咳嗽痰多,涎长,睡眠差,夜多旋溺,两腿浮肿,视物不清。舌质暗红,苔白腻,脉沉细而弱。查尿糖(+++),空腹血糖20mmol/L。中医辨证为中风后遗症(脾肾两亏、血瘀痰凝)。治宜补脾益肾、活血涤痰法。选《医林改错》补阳还五汤加减:黄芪30克,丹参30克,川芎30克,款冬花30克,紫菀30克,党参15克,枸杞子20克,炒地龙12克,葶苈子12克,皂荚10克。水煎,每日1剂,早、晚空腹分服。

6月2日二诊：上方服9剂，咳嗽、咳痰明显减轻，头痛亦可，左心前区胸痛及右臂痛著，上方加全瓜蒌30克、片姜黄20克，煎服如上法。

6月9日三诊：进上方6剂，咳嗽、咳痰及左心前区胸痛消失，头与臂痛减轻，唯头脑迷糊，眠差腿软，取首诊方加炙远志、石菖蒲、怀牛膝各10克，葛根15克，黄芪改60克，照前法煎服。

6月16日四诊：服上方6剂，头脑迷糊及头痛减轻，睡眠改善，右半身麻、僵、痛、软明显减轻，自己还能下地扶杖在室内走动几分钟，复查血糖7.5mmol/L，尿糖（－），照上方再进。

【案2】郝某，女，66岁。1990年12月2日初诊。

患高血压病4年，脑血栓形成后遗症两年。当前：右侧上、下肢困麻无力，神乏怕冷，耳聋，但无头晕、耳鸣，或口中苦，心烦失眠，清晨必如厕。舌质红，有裂纹，苔黄，脉两寸两尺无力，余部弦。血压190/90mmHg。中医辨证为中风后遗症，证属脾肾两虚、气血不调。予补中益气、固肾涩肠法治之。选补中益气汤合四神丸、栀豉汤增损：炙黄芪15克，煨肉蔻15克，补骨脂15克，炒山药20克，炒酸枣仁20克，升麻9克，柴胡9克，五味子9克，焦栀子9克，淡豆豉9克，当归9克，桂枝9克，党参10克，炙甘草6克。每日1剂，水煎，每日1剂，早、晚空腹温服。服上方12剂后，上述诸症即明显改善，血压130/85mmHg，按上方做成蜜丸继续服用，以巩固疗效，争取痊愈。

按：案1和案2均为虚中夹实证，案1虚是脾、肾虚，实为瘀血与痰，案2虚为脾、肾虚，实是气滞血瘀。两案相较，同中有异，异中有同。病同为脾、肾，案1则为脾肾两亏，案2则为脾肾两虚，以脉为凭，虽程度有异，但均有脾肾亏虚见证。且案1患者年高病重，案2患者相对年少病轻；案1脾、肾真元之气大亏，故重剂芪、参、枸杞子，益真气而填肾精，案2脾气虚陷、肾虚不固，因以补中升陷、四神固涩。从以上不难看出，中医学的辨证论治既有高度的原则性，又有高度的灵活性，两者相统一，就显现出中医学辨证论治的科学性、实用性，也是衡量医者学术水平高低的重要标尺之一。

五、老年胃肠病辨证运用及验案举例

随着我国老龄化社会的加剧，老年病尤其是老年胃肠病日益增多，老年胃肠病多虚，甚至数虚并见，虽然老年胃肠病虚多，然亦有实证，临证上虚中夹实者尤多。治疗上根据病情的标本缓急，治当或先补后攻，或先攻后补，或补泻同施（或补多泻少，或泻多补少），并注意"毋虚虚，毋实实"为要。

【案1】石某，男，66岁。1989年11月12日初诊。

胃胀3年。多次行上消化道造影、心电图、腹部彩超、肝功能等检查，无阳性发现，胃镜结果：慢性浅表性胃炎。胃部憋胀作痛引右肩，下午重，积气上顶，或吐酸，口干、苦，纳可便干。舌质红，苔薄白，脉沉弦紧。中医辨证为胃胀（寒邪客胃、腑失通降）。治宜逐寒温胃、和腑降浊。仿《金匮要略》赤丸、大建中汤、大黄甘草汤意：茯苓15克，制附子（先

煎）9克，川椒20克，桂枝15克，大黄9克，炒白芍12克，川芎15克，炙甘草6克。水煎，早、晚分服。6剂。

11月19日二诊：胃胀、胃痛减轻，大便干缓解。守方6剂。

11月26日三诊：胃胀痛减70%，纳佳，大便通畅，一诊方加细辛6克、延胡索12克。6剂。症平脉缓。

【案2】张某，男，66岁。1991年5月12日初诊。

胃痛33年。1991年3月2日，因晚期胃癌穿孔引起弥漫性腹膜炎，在某医院行手术治疗。刻下：胃剧痛，多日来靠盐酸哌替啶维持，且痛喜热喜按，噫气泛恶，口干，纳差，肠鸣，大便或干或稀，或为柏油样便，眠差消瘦，神疲乏力。舌质暗红，苔白厚，脉沉细涩。上腹部可扪及6cm×5cm大小之坚硬积块。中医辨证为胃积（中虚里急、血瘀气滞）。治宜温中缓急、补虚活血。黄芪建中汤加减：炙黄芪30克，桂枝9克，炒白芍18克，白及20克，大枣6枚，生姜9克，饴糖30克（冲化服），炙甘草6克。水煎，每日1剂，早、晚分服。6剂。

5月19日二诊：胃痛减轻三分之一，始服中药，即停用盐酸哌替啶。照上方加炒白芍12克、三棱20克、莪术20克、延胡索15克。6剂。

5月26日三诊：胃痛减轻三分之二，脉缓涩，守5月19日方再进6剂，胃痛止，余症平。

至10月26日共16诊，累计服药96剂，迄今已存活8个多月。

【案3】张某，女，81岁。1989年9月28日初诊。

便秘3个月。服泻剂后，大便可下，但排出无力，自感怕冷、发热，以腹腰背腿发热为著，且上午重，但量体温正常，头晕、耳鸣，纳差，口干、苦。舌质淡红，苔白，脉弦大，上盛下虚。曾服大剂当归补血汤加牡丹皮、地骨皮、鳖甲、枳实等无寸效。中医辨证为便秘（阴血气匮乏、肠燥屎内结）。治宜增水行舟、滋阴养血益气、畅腑通便为法。增液汤加：玄参60克，生地黄20克，麦冬15克，当归30克，大黄12克，西洋参6克。水煎，每日1剂，早、晚分服。2剂。

10月12日二诊：便畅，余症可。予调理方。

【案4】王某，女，74岁。1991年4月2日初诊。

右侧腹痛1年。经全消化道造影诊断为升结肠癌。有嗜烟酒、腌菜及便秘史。现症：右侧腹痛，口干、苦，恶心食少，大便或干或稀，脸色晦暗不泽，神疲消瘦。舌质暗红，有裂纹，苔白，脉弦涩数。脐右腹可触及5cm×5cm大小坚硬包块。辨证为：肠积（血瘀气滞、腑失和降）。治宜活血理气、益气和腑。经验方：三棱20克，莪术20克，丹参30克，延胡索20克，炮山甲（临床请注意使用替代品）10克，猫爪草20克，半枝莲20克，鸡内金10克，焦三仙各10克，砂仁10克，广木香9克，炙黄芪30克，白芍12克，炙甘草6克。水煎，早、晚分服。服13剂右腹痛减半，脸色、精神、纳食好转。至7月14日共5诊服药32剂，右腹包块缩小三分之一，症平脉弦缓，携方回原籍继服。

按：案1胃胀为实中夹虚证，实是寒邪，虚在胃脘。此证多缘于劳作地头时冲风冒寒，寒气客于中焦，致卫逆行，正邪相攻，两气相搏，发为胃胀。治之以逐寒温胃以顺卫气，和腑降浊以调营气，营卫调和，胃腑通降，胃胀自然康复。从本案看，老年胃病，临床中亦不废用攻逐法。

案2胃积属虚中夹实证，虚是中焦，实是气滞血瘀。胃积缘由胃脘痛旷日持久，久病入络，痰瘀结痼乃成，因循失治，终至穿孔。胃脘剧痛必络阻不通，嗳气泛恶乃腑失通降，柏油样便是络损血溢，消瘦、神疲呈恶液质态，脉沉细涩为精气血亏竭，病势至此，已入虚损危笃之境。姑以甘温补虚、缓急止痛、活血化积治之，以延长寿命、改善生活质量，于患者不无小补。

案3便秘也属虚中夹实证，虚是阴津，实是燥屎。高年便秘，或为气虚不运，或为血虚便秘，或为阴虚秘结，或为阳虚冷秘……本案症见头晕耳鸣，舌质淡红，似血虚作秘，用大剂当归补血汤加味无效，细审大便不干，排出无力，自感寒热，脉弦大，上盛下虚，此阴血气虚所致，改滋阴补血、益气畅腑收效。由此证明，老年病多虚，往往数虚并见，治一遗一，非其治也，只有辨证论治丝丝入扣，才会收事半功倍之效。

案4肠积为实中夹虚证，实是气滞血瘀，虚是气血虚。本案患者因素嗜烟酒、腌菜，长期大便秘结，有害物质久留，加之肝气郁滞，大肠变化传导失职，正气日虚，如此久而久之而病。积之成关乎气滞血瘀，积已成加重血瘀气滞，故治当活血理气，腑气以下行为顺，上行为逆，故又宜通降和腑。服药32剂而积小症平。

六、老年妇科病辨证运用及验案举例

女子因特殊的生理结构，"七七，任脉虚，太冲脉衰少，天癸竭"，而逐渐步入老年阶段，冲、任二脉功能的衰退，使机体阴阳平衡失调。或肾气亏虚，精血不足；或肝之疏泄失常，脾失健运；或思虑过度，劳伤心脾，损耗气阴。因而老年妇科病治疗原则为"必伏其所主而先其所因""谨守病机""谨查阴阳所在而调之，以平为期"。老年妇科诸疾，多发于肝、脾、肾三脏，应以补肾、调肝、治脾为主。肝主藏血，若肾阴虚，水不涵木，则肝阳偏亢，若阴病累及阳，脾脏亦受影响。妇女以血为本，以气为用，气血依赖后天之脾化生。老年妇女疾患，因脾虚者为多，故有"老年治脾"的说法。脾虚失统，则变生妇科诸疾。肾为先天之本，肾虚失固，往往累及各脏。肾阴虚，发病往往涉及肝；肾阳虚，发病往往涉及脾。故欲补肾阳，则必须脾肾同治；欲养肾阴，则应肝肾并调。若阴阳俱虚，又应阴阳双补。

【案1】王某，女，60岁。1990年12月23日初诊。

阴道出血1个月。刻下：每5~10天阴道出血1次，量或多或少，色鲜红，淋漓数日，平素无带下，除精神疲乏外，余无特殊不适。14岁初潮，47岁绝经，大产3次，人流2次。多次建议活检未果。舌质稍淡，苔薄白，脉两尺无力，余部弦细。妇科检查：老年性阴道炎，出血原因待查。宫颈刮片检查，病理报告：核异质细胞巴氏ⅢA级。辨证为崩漏（肾阴亏虚、血热妄行）（西医诊断：老年性阴道炎，可疑癌？）。治宜滋肾养阴、凉血止血。选《小儿药证直诀》六味地黄汤合《十药神书》十灰散加减：熟地黄炭12克，生地黄炭12克，侧柏叶炭12克，山茱萸12克，藕节炭12克，牡丹皮炭20克，枸杞子20克，血余炭15克，墨旱莲30克。水煎，每日1剂，早、晚空腹服。

12月30日二诊：服上方6剂，出血止，腹微胀，腰或困，守上方加枳实、大腹皮各6克，鸡内金9克，炙黄芪12克。

1991年1月6日三诊：服上方6剂，诸症悉平。复查阴道脱落细胞：巴氏Ⅱ级。仍依上方适当减量，并少用炭类止血药，携方回村服用，以图根治。

【案2】赵某，女，63岁。2001年6月30日初诊。

阴中奇痒1周。阴中奇痒范围较广，除大、小阴唇外，整个阴道亦奇痒难禁，坐卧不安，搔之破皮，甚至出血少许，方肯罢休，伴有口干、口苦、心烦意乱等症状。舌质红，苔薄白腻，脉弦。素无带下及阴痒史，有2型糖尿病史3年，空腹血糖7.8mmol/L，饮食控制，未服降糖药。中医辨证为阴痒（肝热生风、湿热下蕴）（西医诊断：老年性阴道瘙痒症）。治宜凉肝祛风、祛湿止痒。姑用蛇床子散经验方加味：地骨皮、刺蒺藜、蛇床子、土槿皮、川椒、生明矾各20克。煎水外洗，每日早、晚各1次。用上法1日奇痒减轻，2日奇痒明显减轻，4日痊愈。

【案3】肖某，女，65岁。2002年4月10日初诊。

阴吹月余。初起阴中自感有气体排出，无声响，因此病罕见，难以启齿，未去就医，但近三四天来，阴吹声音越来越大，如矢气然，恐惧心理与日俱增，且伴有腰困膝酸、精神萎靡、失眠多梦、大便秘结等症状。舌质红，苔薄白，脉弦，两尺弱。中医辨证为阴吹（肾虚肝旺、虚燥气泄）（西医诊断：阴道直肠瘘）。治当补肾平肝、润燥敛气。选《寿世保元》八仙长寿丸（改汤）进退：熟地黄20克，生山药12克，山茱萸15克，茯苓6克，炒牡丹皮6克，泽泻6克，麦冬10克，五味子18克，肉苁蓉25克，炒白芍14克，当归14克。水煎，每日1剂，早、晚空腹温服。

4月13日二诊：服上方3剂，诸症悉减，照上方再进。

4月17日三诊：再进上方4剂，阴吹症平。

【案4】吴某，女，70岁。1989年10月9日初诊。

患泌尿道感染1年多。诊时：尿频，尿道刺痛，尿色黄，且夜尿特多，每晚6~7次，大便或干或不调，口干，手心热，纳食差，腰困痛。舌质偏红，苔薄白腻，脉弦而细。尿细菌多次培养，见金黄色葡萄球菌或大肠杆菌生长。辨证为淋证（肾虚失摄、湿热下注）。治宜滋肾固气、清利湿热。选《小儿药证直诀》六味地黄汤加味：熟地黄12克，山药12克，山茱萸10克，大蓟10克，小蓟10克，鸡内金10克，枸杞子15克，杜仲15克，白茅根15克，覆盆子20克，桑螵蛸20克，牡丹皮9克，泽泻9克，茯苓9克，砂仁9克。水煎，每日1剂，早、晚空腹服。共7诊，计服药45剂，诸症悉平，尿细菌培养阴性。

【案5】张某，女，63岁。1990年4月8日初诊。

患泌尿道感染6年，全身浮肿1年。现时：尿频急且痛，逢劳加重，夜尿每晚3~4次，口干且苦，但不思饮，纳食欠佳，大便稀溏，每日3~4次，腰背怕冷，腰酸且痛，腿痛沉重。舌质红，苔淡黄厚，脉两寸弦滑、两尺弱。下肢可凹性浮肿Ⅰ°。辨证为淋证（肾不化气、湿热下蕴）。治宜温肾化气、清利下焦法。选《金匮要略》肾气丸改汤加味：熟地黄10克，黄柏10克，炒山药30克，茯苓皮30克，泽泻30克，菟丝子15克，制附子（先煎）15克，大蓟15克，小蓟15克，炒杜仲15克，瞿麦15克，萹蓄15克，山茱萸9克，肉桂9克，牡丹皮6克。水煎，每日1剂，早、晚空腹分服。前后8诊，共服药52剂，诸症平如常人。

按：案1崩漏为虚中夹实证，虚是肾阴，实是血热。患者年届花甲，阴道出血，诚非佳兆，中医辨证为肾阴亏虚、血热妄行，西医诊断为老年性阴道炎、可疑癌？滋补肾阴、凉血止血，当属正治。方中二地、枸杞子、山茱萸滋补肾之阴精，诸炭类药收涩止血，生地黄、牡丹皮、墨旱莲、侧柏叶炭凉血止血。药证相适，此其必效。

案2阴痒为实中夹虚证，实是湿热，虚是肝肾。年过六十，肝肾多虚，湿热乘之，下溜阴器，肝风大动，湿热因之，阴痒乃作。取地骨皮凉肝息风，刺蒺藜平肝祛风，蛇床子、生明矾、土槿皮、川椒燥湿杀虫止痒。用药贴切，收效自然快捷。

案3阴吹为虚中夹实证，虚是肾虚，实燥火。阴吹一病，首见于《金匮要略·妇人杂病脉证并治》，其云："胃气下泄，阴吹而正喧，此谷气之实也，膏发煎导之。"然本案阴吹为肾虚肝旺、肝气下泄所致，故治疗以补肾平肝敛气为重点，与《金匮要略》润燥导下有所不同。方中八仙长寿丸补肾滋阴，肉苁蓉润燥和阳，山茱萸、五味子敛气，炒白芍、当归养血平肝。诸药配合，共建殊功。

案4、案5均属虚中夹实证。案4淋证虚是肾阴，实是湿热。肾主二便，七旬老人，肾亏自不待言，今肾虚不能抗邪之入侵，淋证由作。取六味地黄汤养肾水、清利湿热，又加覆盆子、桑螵蛸、枸杞子、杜仲以补肾固肾，白茅根、大小蓟以清热利湿，从而更加增强了六味地黄汤的药效，加砂仁、鸡内金者，防熟地黄之滋腻并健运脾胃，几十剂药下病愈。

案5淋证虚是肾阳，实是湿热。肾中有水火，火居水下，"气化则能出焉"，今肾火虚衰，不能蒸化寒水，诸症蜂起，患者虽年过花甲，肾阳虚虽有可能，但主要由于病久致虚。本案虚实夹杂，故治疗宜补泻同施，温清并举，除用金匮肾气丸温肾化气外，又加入清利下焦诸品，如瞿麦、萹蓄、黄柏、大小蓟等。药证相投，奏效自神。

七、老年杂病辨证运用及验案举例

【案1】原某，男，70岁。1989年11月26日初诊。

双手麻木半年多。现症：两上肢麻木，大便干秘，2~3天一解，小便正常。舌质紫暗，有裂纹，苔水湿薄白，脉弦。有20年慢性支气管炎、10年肺气肿、11年矽肺病史。颈椎X线片：椎体5~7前后缘骨质增生，椎间隙变窄，软组织内可见条状钙化影。膝关节X线片：骨质增生。脑血流图：大脑动脉Ⅰ~Ⅱ级硬化。查血脂偏高。西医诊断：颈椎病，脑动脉中度硬化症。中医辨证为麻木（水不涵木、血瘀肝风）。治宜滋水柔肝、息风活血。用《医宗己任编》滋水清肝饮化裁：生地黄15克，白芍12克，黑木耳12克，菊花12克，当归20克，炒酸枣仁30克，生石决明（先煎）30克，草决明30克，血丹参30克，肉苁蓉30克，怀牛膝10克，制乳香10克，制没药10克，川芎9克。水煎，每日1剂，早、晚空腹分服。用上方略事加减，共7诊，服药42剂，症状基本消失，将上方改制蜜丸善后。

【案2】任某，男，69岁。1989年9月16日初诊。

身起风疹2年多。刻下：全身瘙痒，抓之起风疹，以下肢为重，瘙痒或得热则缓，或遇凉便安，影响睡眠，坐卧不安，口干。多方服中、西药治疗无效。舌质偏红，苔淡黄白腻，脉弦。西医诊断：顽固性荨麻疹。中医辨证为风隐疹（血分湿热、肝风邪毒、营卫失固）。治之凉血清热利湿、祛风调和营卫。选《伤寒论》桂枝汤合经验方止痉散加减：牡丹皮12克，赤芍12克，地肤子60克，白蒺藜60克，蜈蚣4条，全蝎6克，炙甘草6克，桂枝10克，生姜4片，大枣4枚。水煎，每日1剂，早、晚空腹温服。

9月19日二诊：上方服3剂，风隐疹即减退80%，上方加蝉蜕10克，再进。

9月28日三诊：上方服3剂，症状消失，嘱照上方再服6剂，以巩固疗效。

按：案1麻木为虚中夹实证，虚是肝肾，实是肝风血瘀。麻木在《黄帝内经》称"不仁"，至金元时期，《儒门事亲》称"麻木不仁"，明代《赤水玄珠》直呼"麻木"。病因病机有气虚不运、血虚不荣、风湿痹阻、痰瘀阻滞等。但本案麻木由木失水涵、血瘀肝风引起，盖肾水生肝木，肾阴亏虚，肝木失去肾水之滋涵，肝柔变横，肝风肆虐，故头晕、耳聋、肢麻、失眠等症蜂起，又肾主骨，肾阴一亏，骨失所主，致压强变小，而骨质增生、椎间隙变窄，阻塞、压迫经络，气血瘀滞不荣，肢体之肌肤既麻且木遂生。上方中四物、丹参滋肾养血，归、芍、二决、菊花养肝清肝、平肝息风，黑木耳祛风凉血，炒酸枣仁、怀牛膝安神下引，归、芎、丹、乳、没活血化瘀。如此则肾阴得充、肝木得养，风息骨坚，气血畅通，麻木尽除。

案2风隐疹为实中夹虚证，实是血分湿热、肝风邪毒，虚是营卫失固。营行脉中，卫行脉外，营卫相依，周流不息，如环无端。在正常时，营卫起着濡养脏腑、百脉、肢体，润泽皮肤、毛发，开合腠理、毛窍，维持体温恒定，抗拒外邪入侵等作用，如果摄生不当，汗出当风，腠开浴冷等，加之年老营卫不充，风毒之邪容易入侵，发为风隐疹。本案迁延失治，病久化热生湿，血分受累，风入肝，则内、外之风相引而肆虐，导致皮肤瘙痒难当，痛痒不堪。故取仲景桂枝汤以调和营卫，地肤子、白蒺藜利湿祛风，全蝎、蜈蚣以毒攻毒祛散风毒，赤芍、牡丹皮凉血活血。药证相投，经年顽固之风隐疹也就迅速治愈了。

骨病从肝肾论治发微

《素问·痿论》说："肝主身之筋膜。"肝主筋，即人体运动属于筋，而筋又属于肝，肝血充盈才能濡养筋肉，以维持正常的活动。肝藏血主筋，肝血充盈，筋得所养，肝血不足，血不养筋，则出现筋脉拘急、肢体麻木、关节屈伸不利等症。凡跌打损伤之证，有恶血留内者，则不论何经，败血凝滞，必属于肝。跌扑闪挫伤的疼痛多发生在胁肋、少腹部位，是由于肝在胁下，肝经循少腹，布两胁的缘故。

《素问·宣明五气篇》："肾主骨。"肾藏精，精生髓，髓养骨，骨的生长发育、修复均依赖肾脏精气的濡养。骨是支持人体的支架，参与运动，儿童骨骼发育异常，如临床上小儿的骨软无力、囟门迟闭，以及某些骨骼的发育畸形等，可认为是肾的先天精气不足所致。肾精不足，骨髓空虚，也可致腿足痿弱而运动功能障碍。肾位于腰部，所谓"腰者肾之府"。肾精不足，不能温煦濡养腰膝，表现为易患腰部扭闪和劳损而出现腰酸背痛。

由于肾生精髓，若骨折后肾精不足，则无以养骨，影响骨折的正常愈合。蒋老治疗时，必用补肾续骨之法，多采用入肾经的药物。筋骨相连，伤筋必动骨，筋伤内动于肝，肝血由此不充，则无以荣筋，筋失滋养而影响修复。由于肝主筋、肾主骨，肝肾不足势必影响筋骨的愈合，断骨不易接续，关节功能活动不易恢复。伤筋动骨之后，必然会影响肝肾的功能，因此，在骨折与腰痛的治疗上，即使素无肝肾亏损的患者，为了促进其筋骨的愈合，都有调养肝肾的必要，这些都是蒋老从临床无数次实例中得到的结论。2003年，曾有90岁高龄老人不慎在家摔倒，致右股骨颈骨折，钢钉固定后，蒋老根据"肝主筋、肾主骨"的理论，用熟地黄、补骨脂、骨碎补、怀牛膝、丹参、桃仁、红花、煅自然铜、当归、黄芪、续断、赤芍等药物以补肾壮骨、活血化瘀、理伤续断。服中药百余剂，使患者下床活动早，骨痂形成快，骨折愈合速，而且没有任何后遗症。

筋骨欲强盛必求之于肝、肾，正所谓"肝气衰，筋不能动；腰者肾之府，转摇不能，肾将惫矣。"肝为肾之子，养肝常兼补肾阴，以滋水涵木，可用生髓补血汤。《诸病源候论·腰痛不得俯仰候》："肾主腰脚""劳损于肾，动伤经络，又为风冷所侵，血气击搏，故腰痛也。"脊柱增生、腰椎间盘突出、腰椎骶化等疾患多有腰痛，蒋老认为肾虚是造成该类疾患的根本，若风、寒、湿邪乘虚入腠，或日常小外伤的积累，气为之滞，血为之瘀，内、外因互为因果，不通则痛，腰痛乃作。蒋老治疗骨伤科多种疾病，如科雷氏骨折、腰椎压缩性骨折、骨折愈合迟缓、腰椎间盘膨出或突出、腰椎（或胸椎或颈椎）骨质增生、肥大性脊柱炎、腰椎骶化、骨质疏松症、骨结核、骨肿瘤等多种骨疾，对肾阳不足，风、寒、湿入侵经络，或筋骨损伤日久失治，气血凝滞，风寒湿邪滞留者，蒋老主要着眼于温通，散寒湿，善用阳和汤加减以温补肾阳、散寒通滞；用独活寄生汤以补肝益肾、祛风除湿。

验案举例

【案1】冯某，男，66岁。1974年1月7日初诊。

腰腿痛多年，近3个月加重。久治少效。现腰痛，转侧不利，左腿亦痛，腰腿部受凉后痛加重，口干、口苦，纳食或差，大便干燥，睡眠不好。舌质淡红，苔白，左脉沉细，右脉弦细。西医诊为：腰椎间盘突出，腰椎骶化。中医辨证为肾阳虚、寒湿痰瘀痹结证。予方：熟地黄12克，鹿角胶（另包，烊化服）9克，白芥子6克，麻黄1.5克，细辛3克，炮姜6克，肉桂6克，骨碎补18克，自然铜（火煅、醋熔各二次）18克，千年健12克，川牛膝9克，黑木耳15克，丹参15克，当归12克，炒酸枣仁12克。服12剂，腰腿痛症减80%，复诊继服16剂，诸症状基本消失。

按：《素问·脉要精微论》："腰者肾之府，转摇不能，肾将惫矣。"老年人腰腿痛以肾阳虚常见，临床多以虚实夹杂呈现，故治之以肾虚为本，温督补肾，配合活血止痛、理气通络之法，蒋老重用熟地黄温补营血，鹿角胶填精补髓、强壮筋骨，炮姜、肉桂温通散寒，麻黄、白芥子开腠理祛痰、内外宣通，千年健、骨碎补、自然铜行血化滞、补肾强骨，川牛膝引血下行以达病所而获良效。

【案2】宋某，女，32岁。1976年11月2日初诊。

腰痛7~8年。曾多方治疗无效。现在腰痛，晚上为重，影响睡眠，腰部活动受到限制，四肢发胀，无法工作，饮食欠佳，心烦失眠。舌质淡，苔薄白，脉沉弦细。西医诊断：增生性脊柱炎（腰椎）。中医辨证为肾阳虚衰，寒湿、痰瘀互结证。用方：熟地黄12克，鹿角胶（另包，烊化服）9克，白芥子9克，麻黄1.5克，肉桂9克，骨碎补12克，自然铜（火煅、醋熔各二次）15克，狗脊12克，酸枣仁15克，杜仲15克，五加皮9克。服6剂腰痛减半，再进131剂，腰痛基本消除。经X片复查，腰椎增生虽有唇样变，但原有骨刺已未见。

按：寒邪乘虚入里，阳气被遏，失去正常温煦作用，气血凝滞，经络痹阻，正如《素问·举痛论》所云："寒气入经而稽迟，泣而不行，客于脉外则血少，客于脉中则气不通，故卒然而痛。"因受邪之处于血分者，仍必从血而求之。故以熟地黄、鹿角胶温阳补血，肉桂、麻黄、白芥子散寒通滞，骨碎补、自然铜活血化瘀止痛，狗脊、杜仲、五加皮强筋健骨，如此以获佳效。

【案3】黄某，女，64岁。1987年6月15日初诊。

右膝疼痛8个月，经针刺、艾灸后好转。现双膝俱痛，晨起及坐久开始行走时疼痛明显，活动片刻后膝痛减轻，遇劳则痛加重，与天气变化有关，夜间膝屈伸时亦感疼痛。患者两膝略微肿胀，右膝为甚，髌骨周围压痛，血沉、抗链"O"均正常。舌淡，苔薄白，脉沉细。西医诊断：膝关节退行性骨关节病。中医辨证为肝肾亏虚证。治以培补肝肾、舒筋止痛。方用独活寄生汤：独活15克，怀牛膝15克，桑寄生15克，防风9克，防己12克，秦艽9克，制川乌6克，制草乌3克，熟地黄9克，麻黄1.5克，细辛3克，甘草6克。服药14剂，疼痛明显减轻，上方加杜仲15克、丹参15克，12剂后行走、活动好转，疼痛基本消失。改大活络丹巩固，一月后肿消痛除，随访半年无复发。

按：盖老年人腰腿痛以肾虚常见，临床多以虚实夹杂呈现，故治之以肾虚为本，当标本兼治。正气既虚，邪气深伏，益肝肾扶正以祛邪，搜风祛湿以止痛，温肾化湿、温散寒湿同时配合活血通络之法，如此临证才不失纲要。这里老年人治之以肾虚为本，蒋老强调不可一味追求温补，否则必成痼疾，不可不察。

/ 肾病从气虚水湿毒瘀论治心得 /

《素问·逆调论》："肾者水脏，主津液。"人体之水液代谢为肾所主，又与肺、脾、三焦、膀胱相关。此处所言的肾病，指水肿、淋证、癃闭而言。治疗此类疾病，蒋老经多年摸索研究，认为肾病基本治则遵从"开鬼门（发汗）、洁净府（利尿）、去菀陈莝（攻下逐水或活血化瘀）"，用"益气利水、解毒化瘀法"治疗，屡获良效。蒋老以黄芪为君药，益气固精扶正而祛邪，山药健脾胃、涩精血为臣。"肾主水"，肾病水不化气则成饮，饮湿渗肤则发水肿，水毒浸淫，损害肾之功能，导致血精（微）杂下，取冬瓜皮、白茅根利水以化解水湿之毒，又用大小蓟凉血止血、清解血毒。"肾藏精"，肾病则精不固，以血余炭化瘀涩精又益化源，共为佐使，使得肾气充盛，水湿利去，毒气化解，瘀去新生，精血固密，肾病自然痊愈。

验案举例

【案1】李某，男，8岁。1968年2月1日初诊。

急性肾炎1月。上呼吸道感染8天后出现面部浮肿。现咽红肿痛，饮食欠佳，尿黄，便干。舌质红，苔白，脉弦细。2月1日查尿常规：尿蛋白（+），白细胞1~3个/HP，红细胞偶见，上皮细胞少许。西医诊断：急性肾炎。中医辨证为肾阴虚，水湿热瘀证。方药：炙黄芪30克，山药15克，冬瓜皮12克，白茅根15克，大蓟20克，小蓟20克，血余炭12克，茯苓9克，金银花9克，墨旱莲12克，女贞子12克，石斛9克，玄参9克，炙甘草6克。6剂，症状减轻。再服18剂症平，尿常规正常。16个月后随访，完全恢复健康。

按：患儿因风邪外袭，肺失宣降，通调水液的功能失职，而致病及于肾。由于肺热内蕴，故咽部红肿；热在下焦，则尿黄、便干，故蒋老采用益气利水解毒化瘀法治之，清热养阴、益气健脾，标本同治，病遂告愈。

【案2】王某，男，69岁。1976年5月18日初诊。

小便淋漓不尽多年。近3日突然不能排尿而急入院。经检查诊断为前列腺肥大，导尿处理后复发。患者因不愿手术治疗而求治于蒋老。现症：时时欲小便而解不出，小腹坠胀，纳差，神疲乏力，言语声低不续。舌质淡，苔薄白，脉弦细。中医辨证为癃闭。方药：炙黄芪20克，白术12克，升麻9克，柴胡9克，党参12克，当归9克，怀牛膝9克，猫爪草15克，荔枝核12克，橘核12克，茯苓9克，车前子9克。4剂，诸症减轻，继服18剂，症情稳定，排尿正常。

按：此案患者脾虚无力升清，清气不升，浊阴不降则小便不利，治宜升清降浊、化气利水，故用补中益气升清以治其本，茯苓、车前子利尿通淋，猫爪草、荔枝核、橘核散结理气治其标，怀牛膝引药下行，由此小便自通，病自愈。

【案3】何某，女，17岁。1973年3月8日初诊。

慢性肾炎3年。曾服某市某医务所肾炎散1年无效。现症：

腰痛且困，尿频、急或痛，面肿，耳鸣眼花，口干不欲饮，纳食、精神均差，身疲腿软，失眠，手脚心热，全身怕冷，大便偏稀，月经不行。舌质淡红，尖红，有裂纹，薄白少苔，脉沉细无力。血压104/72mmHg。尿常规：蛋白微量，红细胞1~2个/HP，上皮细胞2~3个/HP。西医诊断：慢性肾炎（隐匿型）。中医辨证为肾气阴阳俱虚、水湿热毒滞留证。予方：大蓟15克，小蓟15克，炙黄芪20克，炒山药20克，冬瓜皮9克，白茅根15克，血余炭9克，茯苓皮9克，菟丝子12克，枸杞子9克，川续断9克。8剂，症状改善，再进16剂，症状基本消失，尿常规白细胞0~1个/HP，其余项均正常。之后以健脾补肾为主巩固疗效，继服上方加减近4个月，尿常规正常而愈。随访3年，无复发。

按：患者脾阳不振，脾气下陷，火不生土，是以大便偏稀，土虚不能制水，中气不足，肾失气化功能，膀胱排泄失职，因而尿频，腰为肾府，肾虚故痛。治病必求之其本，"其制在脾"实为关键，蒋老从扶脾培土以利水消肿，服药20余剂后，遵"其本在肾"之旨健脾补肾，扶正达邪，使气血得复，脾、肾二脏功能恢复正常。

【案4】袁某，女，45岁。1973年4月28日初诊。

全身浮肿反复发作伴腰痛2年。近几天有加重情形，现腰痛腿软，面部及四肢浮肿，不欲饮食，头晕，小便黄赤、量少，大便稀溏，月经延后。舌质淡红，薄白少苔，脉弦细。血压130/90mmHg。尿常规：尿蛋白（++），红细胞1~4个/HP，白细胞0~2个/HP，上皮细胞（+），颗粒管型0~2个/HP，黏液（+）。西医诊断：慢性肾炎（肾病型）。中医辨证为肾气阴阳俱虚、水湿热毒滞留证。方药：炙黄芪20克，山药15克，大蓟15克，小蓟15克，白茅根15克，血余炭15克，冬瓜皮15克，茯苓皮15克，金樱子12克，枸杞子15克，川续断15克。服用8剂症状基本消失，尿常规正常，后以此方加减调理1年而愈。

按：《医门棒喝》："脾胃之能生化者，实由肾中元阳之鼓舞，而元阳以固密为贵，其所以能固密者，又赖脾胃生化阴精以涵育耳。"由此蛋白尿源起于脾气下陷，肾气不固，而血尿源于肾阴虚内热，迫血妄行，脾肾气虚致血不归经。患者腰痛腿软，是以肾虚，胃纳减少，大便稀溏，是以脾虚，二便开合失司故尿少，气不化精而化水，水失土制而反克，因而致水肿，故应脾肾同治，从而收效颇著。

【案5】李某，男，53岁。

患慢性肾炎6年。经多个医院诊治，病情时好时坏。症见：腰酸痛颇重，全身浮肿，腿按之下凹Ⅱ°，饮食一般，口干不欲饮，气短神疲，或头痛失眠，四肢偏凉，容易感冒。查：尿蛋白（+++）~（++++），红白细胞数个至（+）不等，颗粒管型、透明管型、白细胞管型均偶见。舌质红，苔白，脉弦。血压230/130mmHg。西医诊断：慢性肾炎（混合型）。中医辨证为脾肾阳损及阴、水湿热毒滞留证。予方：鹿角胶（烊化）9克，菟丝子15克，覆盆子15克，桑螵蛸15克，茯苓皮15克，冬瓜皮15克，夏枯草9克，益母草9克，桃仁9克，黄芪20克，山药15克，大蓟9克，小蓟9克，血余炭15克，怀牛膝12克，杜仲15克，川续断15克，金樱子15克。服药计56剂，并用上方配成丸药服用，症状减轻，全身状况改善，血压下降至

160/110mmHg。尿蛋白（＋）。

按：此案患者病至此时，错综复杂。既有阴阳俱虚于下，又有肝阳上扰，同时肝肾虚火内潜，蒋老思虑以温肾益精、潜阳泻火、健脾益气治之，所幸病情得以控制。

【案6】吴某，女，70岁。1989年10月9日初诊。

泌尿道感染1年多。诊时：尿频，尿道刺痛，尿色黄，且夜尿每晚6~7次，大便或干或不调，手心热，腰困痛，口干，纳食差。舌质偏红，苔薄白腻，脉弦而细。尿细菌多次培养，见金黄色葡萄球菌或大肠杆菌生长。西医诊断：肾盂肾炎。中医辨证为淋证（肾虚失摄、湿热下注）。治以滋肾固气、清利湿热。选《小儿药证直诀》六味地黄汤加味：熟地黄12克，山药12克，山茱萸10克，大蓟10克，小蓟10克，鸡内金10克，枸杞子15克，杜仲15克，白茅根15克，覆盆子20克，桑螵蛸20克，牡丹皮9克，泽泻9克，茯苓9克，砂仁9克。水煎，每日1剂，早、晚空腹分服。共7诊，计服药45剂，诸症悉平，尿细菌培养阴性。

按：肾主二便，七旬老人，肾亏自不待言，"邪之所凑，其气必虚""最虚之处，即是容邪之处"，今肾虚不能抗邪之入侵，淋证由作。蒋老取六味地黄汤养肾水、清利湿热，又加覆盆子、桑螵蛸、枸杞子、杜仲以补肾固肾，白茅根、大小蓟以清热利湿，从而更加增强了六味地黄汤的药效，加砂仁、鸡内金者，防熟地黄之滋腻并健运脾胃，如此严密精锐之师，则无往而不胜也。

【案7】张某，女，63岁。1990年4月8日初诊。

患泌尿道感染6年，全身浮肿1年。现症：尿频急且痛，逢劳加重，夜尿每晚3~4次，口干且苦，但不思饮，纳食欠佳，大便稀溏，每日3~4次，腰背怕冷，腰酸且痛，腿痛沉重。下肢可凹性浮肿Ⅰ°。舌质红，苔淡黄厚，脉两寸弦滑、两尺弱。西医诊断：泌尿道感染。中药辨证为淋证（肾不化气、湿热下蕴）。治宜温肾化气、清利下焦。选《金匮要略》肾气丸改汤加味：熟地黄10克，黄柏10克，炒山药30克，茯苓皮30克，泽泻30克，菟丝子15克，制附子（先煎）15克，大蓟15克，小蓟15克，炒杜仲15克，瞿麦15克，萹蓄15克，山茱萸9克，肉桂9克，牡丹皮6克。水煎，每日1剂，早、晚空腹分服。前后8诊，共服药52剂，诸症平如常人。

按：肾中有水火，火居水下，"气化则能出焉"，今肾火虚衰，不能蒸化寒水，诸症蜂起，虽年过花甲，肾阳虚虽有可能，但主要由于病久致虚。本例淋证，虚实夹杂，故治疗宜补泻同施，温清并举，除用金匮肾气丸温肾化气外，又加入清利下焦诸品，如瞿麦、萹蓄、黄柏、大小蓟等。总之，药证相投，奏效自神。

/ 肺与大肠相表里临床应用揭秘 /

"肺合大肠"（《灵枢·本脏》），"肺与大肠相表里"，这就意味着肺脏与大肠腑之间，不仅生理上密切相关，而且在病理上彼此关联。肺居高位，主诸气，辅佐心而主治节，敷布由脾胃散运而来的水津精微，通调水道，下输膀胱，水津四布，五经并行，主皮毛窍鼻而吐故（二氧化碳）纳新（氧气）。大肠虽为传导之官，糟粕由它排出，但肺与大肠是一个整体，如果肺的生理异常，则影响大肠的传化物，大肠的蠕动功能减弱，势必影响肺气的敷布，凡"出入废则神机化灭"，一定会带来严重的后果，故临床上遇到肺的各种疾病，如咳嗽、咳痰、喘息、哮喘、痰热塞肺（大叶性肺炎）、咯血、呼吸窘迫综合征等病症，如大肠腑气不畅者，蒋老必先通之，则肺部病症立见良效。而大肠多种病变，如便秘、泄泻等病证，蒋老从肺调治，屡收奇效，就不难理解了。现代研究证明，肺病通大肠腑，可改善肺的通气功能，有人进行动物实验，给家兔静脉注射油酸，能造成肺间质肺泡水肿、肺泡出血、毛细血管微血栓、肺泡内透明质形成，此外还伴随肝细胞水肿，肾细胞水肿脱落，以及十二指肠上皮变性、坏死等多种脏器损害。给动物服用大承气汤，能改善肺水肿，促进肺泡上皮细胞增生，特别是Ⅱ型肺泡上皮细胞增生与修复，改善肺泡通气/血流比例，对各种脏器损害亦有保护作用。肺Ⅱ型上皮细胞，具有分泌肺泡表面活性物质的功能，该物质能降低肺泡表面张力，有助于肺泡扩张，减轻肺水肿。大承气汤有促进肺Ⅱ型细胞增生的作用，对改善肺通气功能具有重要意义。根据"肺与大肠相表里"的中医理论，肺经实热证者如喘息性气管炎等，可用大黄等通腑，使肺热从大肠下泄，肺气得以肃降；若肺气虚致大肠津液不布而便秘者，可滋养肺气以通润大肠。

验案举例

【案1】李某，女，42岁。1982年11月24日初诊。

气紧、喘咳两周。10余年前因感冒而发哮喘，之后每年秋、冬之交发作，近3年症状逐渐加重。现喘咳、气促夜间更甚，不能平卧，每晚服氨茶碱控制，背部受凉则咳喘加重，痰液呈白色泡沫状，咳则遗尿，唇色暗略紫，大便干。舌质暗红，苔白腻，脉弦细无力。听诊：双肺哮鸣音。西医诊断为支气管哮喘。中医诊断：哮病—虚哮。治法：温补肺肾、涤痰散瘀。予方：黄芪20克，山药9克，五味子9克，补骨脂9克，款冬花15克，紫菀15克，炒白芍6克，白芥子12克，红花9克，桃仁9克，干姜9克，生大黄9克，射干9克。4剂。

11月28日二诊：服药2剂后哮喘渐平，未服氨茶碱，晚上能平卧入睡，大便稀，2~3次/天，后背凉。上方去大黄，加制附子9克、炙甘草6克。7剂。

12月5日三诊：哮喘明显减轻，诸症悉减，后背凉意去大半，阳气渐复，续温阳以散痰瘀。上方加淫羊藿9克、巴戟天9克。7剂。嘱其坚持服药以巩固疗效。

按：肺与大肠相表里，哮证病作，多因肺气壅滞致腑气不通，以致浊气不降而上逆，加重肺气壅滞，使哮喘难以缓解，故蒋老方中用大黄以通腑气，腑气通畅，肺气自降。

【案2】任某，男，52岁。1983年5月16日初诊。

大便不畅4月余。大便3~7天一次，干秘难解，胀满难忍时需灌肠才解，患者服大黄、果导及其他通便药，只能缓解，之后又如前一般。现腹胀，有便意，用力努挣难下，口干，咳嗽。舌质红，苔薄白，脉细略数。中医诊断：便秘。予方：连翘12克，炒黄芩12克，瓜蒌仁15克，紫菀12克，杏仁9克，生地黄15克，玄参15克，麦冬15克，桔梗6克，甘草6克。3剂。

5月19日二诊：药后大便2~3天一行，偏干不畅，口干、咳嗽已除，上方加当归9克、白芍9克。7剂。

半年后随访，患者服7剂药后，大便通畅，每日一行，至今未复发。

按：肺为华盖，主一身之气，肺气壅滞，可导致气机升降失常，大便传导迟缓。此患者4月前感冒咳嗽之后即出现便秘之症，是为肺热肺燥，下移大肠，则肠道干枯，大便难行。蒋老细审病机，根据"肺与大肠相表里"及朱丹溪的"上窍开则下窍自通"之法，以清宣肺热合润肺生津之药治之，使肺热除、肠津充，则便秘自除。

╱补中益气（汤）法临床应用撮要╱

补中益气（汤）法，是金元时期李东垣发明创造的著名（汤）法，蒋老临床适当加减化裁，可通治外感、内伤数十种病证，只要辨证准确，其效如桴鼓之应。本方（法）适应证有以下五个方面。

1. 中气不足证：症见懒言，疲乏无力，精神萎靡，饮食减少，食后运迟，面色萎黄不泽，遇劳加重，或上午轻，下午重，脉象虚软。

2．清气下陷证：症见大便清溏，或久泄久痢，或大便时干时稀，或大便不畅，小便淡黄，或溲时黄时清，腰腹坠胀，或脱肛，或子宫、胃、肠等多脏器下垂，或血压偏低，甚至低血压，或带下不止，脉两寸沉细。

3．阴火失戢证：症见身热有汗，渴喜热饮，久疟寒热，或洒淅恶寒，或热中心烦，脉洪大，按之虚软。若有下焦肾火（龙火）或肝胆火（雷火）上冲，则见相应之脉症。

4．浊阴上逆证：症见头晕、头痛，头脑昏沉，视物模糊，耳目欠聪，胸憋脘胀，咽中如有炙脔，吞之不下，吐之不出，恶心，呕吐，皮肤浮肿，脉来弦紧。

5．虚人感邪证：症见发热，或高热与低热交替，头晕，心慌，气短，嗓子痛，出冷汗，口干、苦，大便或干，小便或黄，舌质红，苔薄白，脉沉细或虚大无力。

在上述五证的基础上，可进而演化出气血两虚、阴血虚、阴虚火旺、湿郁化热等证。上述五证中的某一证与另四证，可单见，可兼见，都可以在补中益气的基础上进行加减化裁，也可以选李东垣《脾胃论》中的升阳益胃汤等诸方，蒋老根据临床实际，自拟对证新方，屡获奇效。

验案举例

【案1】李某，女，40岁。1973年4月21日初诊。

感冒发热。现症：发热38.2℃，畏冷，口干，咽痛，纳食欠佳，月经提前，每20天一行，近3年易患感冒，平素肠胃不好。舌质淡红，苔薄白，脉浮大无力。查咽部充血，扁桃体

Ⅱ°肿大。西医诊断：慢性扁桃体炎急性发作。中医诊断：感冒（气虚型）。治法：甘温除热、清利咽喉。方药：黄芪15克，白术9克，陈皮9克，升麻6克，柴胡6克，党参9克，当归9克，紫花地丁15克，金果榄12克，青果12克，连翘9克，甘草6克。2剂。

8月3日二诊：2剂药后即痊愈，至今无恙，且月经期准。4天前因受凉咽痛，现发热37.8℃，下午体温达38℃以上，身痛无定处，咳嗽，口干不欲饮水，大便稀。舌质偏红，苔黄白，脉沉细。照上方加葛根9克、生姜2片、大枣3枚。2剂。

8月15日追访，2剂服完即愈。

按：患者平素有肠胃之疾，易感冒、咽痛，是以脉浮大无力或沉细，此均为清阳下陷，阳气郁结而发热，故蒋老投补中益气、清利咽喉之剂，两次皆取效。

【案2】李某，男，37岁。1987年4月21日初诊。

患阿弗他溃疡9年。常年口腔、舌、咽峡部出现溃疡作痛，此起彼伏，经多个医院多种疗法长时间治疗无效。现口疮，纳差，口干、口苦，心慌，失眠，大便干，面色黄晦不泽。舌胖嫩，苔黄白，脉弦大。有脾胃内伤史。予补中益气汤：黄芪20克，当归20克，白术15克，升麻9克，柴胡9克，党参20克，甘草6克，陈皮9克，肉桂3克，制附子3克，玄参20克，青果20克，黄柏9克。4剂诸症悉减，再进8剂，口腔溃疡已愈，咽峡部溃疡疼痛减七八成，余症基本消失。

按：本案患者因多年反复发作口腔溃疡而常服凉药"泻火"，虽暂愈，但两三天旋即复发，"脾开窍于口"，是为脾虚而阴火上炎所致，故蒋老用补中益气汤除去多年顽疾。

【案3】刘某，女性，36岁。

头晕、气短两年。病起于产后，现头晕、神疲乏力，胸闷，气短，言之稍多即气短不续，喜长吸气，易出虚汗，胃痛纳差，口干而苦，大便偏干，腰酸而软，月经提前。舌质淡红，苔白，脉沉细无力。胸透、心电图（-）。查血常规，见红细胞形状大小不一。西医诊为：贫血。中医辨证：脾肾两虚。予大剂补中益气汤合归脾汤加减：黄芪30克，白术12克，党参15克，升麻6克，柴胡6克，陈皮9克，当归12克，五味子9克，龙眼肉9克，冬虫夏草6克，枸杞子15克，肉桂3克，制附子（先煎）3克，麦冬9克。2剂。诸症减轻。照方共服56剂而获痊愈。查血常规正常。

按：患者产后耗伤气血，调养失慎，以致脾气虚弱，脾为气血生化之源，脾虚化源不足，脑失所养，气虚清阳不展，而致眩晕。用补中益气汤合归脾汤以补气养血亦为正常。在方中加入枸杞子、冬虫夏草等补肾益精，肉桂、附子相助命门鼓舞气血，五味子、麦冬益气养阴生津。药证相合，终得康复。

【案4】刘某，男性，37岁。1985年6月18日初诊。

脱肛1月余。刻下：排便时肛内肿物脱出，肛门坠胀，大便或带血，头晕、头痛，食欲不振，神疲乏力。舌质淡红，苔白，脉沉细。病起于劳累。投补中益气汤加减：黄芪20克，白术12克，党参12克，升麻9克，柴胡9克，陈皮9克，当归12克，甘草6克，枳壳9克，仙鹤草15克。2剂脱肛痊愈。后继服4剂巩固。

按：脱肛病位虽在大肠，但肺与大肠相表里，脾为肺之母气，脾虚则肺气亦虚，大肠也受影响，开阖失职，升降失调，气虚下陷，则固摄无权而致脱肛。"热则肛闭，虚则肛脱。"因此蒋老予补中益气汤以补中气升肺、脾之气，患者痊愈而获显效。

【案5】许某，女性，37岁。1972年8月17日初诊。

间断性低热半年余。病起于流产后，每当劳累后自感身热，以手脚心为著，怕冷以头面为甚，低烧或体温正常，四肢酸痛，肢麻腿肿，身疲乏力，体瘦弱。近12年来血压偏低。舌质黯淡，苔白，脉沉细无力。中医辨证：气虚发热。予补中益气汤加减：黄芪15克，党参9克，柴胡6克，升麻6克，白术9克，甘草6克，陈皮6克，当归9克，生姜3片，大枣3枚，荆芥9克，防风9克，白薇9克。2剂身热显减，再4剂基本消失，余症亦减轻。

按：本案患者病于流产后，蒋老说：小产重于大产，大产如瓜熟自落，小产如生采，断其根蒂，气血耗伤必然很大，因而需补形气生新血。方中黄芪益气为主药，党参、白术、甘草健脾益气，当归配黄芪补益气血，升麻、柴胡升清阳，生姜、大枣和调营卫，白薇养阴清虚热。全方以补气扶正为主，育阴清虚热为辅，标本兼治，使阳生阴长，气旺则阴血生，血足则气能守，虚热自除，他证也相继而愈。

【案6】杜某，男，38岁。1967年9月11日初诊。

咽痛3年。某医院诊为慢性咽炎。曾经多方诊治无效。现症：喉痛咽干，嗓音发哑，逢"上火"则咳嗽、痰黄，精神不好，背困，饮食不好，大便偏干。舌质红，苔白，脉弦缓。初予甘桔汤加味30剂，间进冰硼散、六神丸、牛黄上清丸等，病情时好时坏，后改用补中益气汤：黄芪15克，白术9克，陈皮6克，升麻6克，柴胡6克，党参9克，当归9克，炙甘草6克，青果12克，金银花9克，蝉蜕6克，玄参9克，天花粉9克。水煎服。2剂症减，又服12剂症显减，最后改用补中益气丸调理而安。

按：对慢性咽炎，通常按照中医的"梅核气"治疗，常用半夏厚朴汤、四七汤、逍遥散、甘桔汤加味（甘草、桔梗、金果榄、木蝴蝶、青果、玄参、麦冬、法半夏、海浮石、天花粉、石斛）等方治疗，时效时不效，蒋老根据《脾胃论》"九窍不和，皆属胃病"的观点，此案运用补中益气汤加减进行治疗，获效甚良。

【案7】赵某，男，39岁。1972年8月9日初诊。

发热1月。高热与低热交替出现，患病前曾去外地出差，在某医院查血提示有疟原虫，服驱疟西药无效。现症：低热（37.5℃）无定时，头晕，心慌，气短，嗓子痛，出冷汗，口不干苦，大便干燥。舌质红，苔薄白，脉沉细。有慢性肝炎病史。辨证：疟疾（中气虚陷）。治法：补中截疟。方药：补中益气汤（《脾胃论》方）加减：黄芪30克，白术12克，陈皮9克，升麻9克，柴胡9克，常山9克，何首乌30克，当归9克，甘草6克，党参12克，草果9克，菊花12克。2剂。

8月12日二诊：热退，头晕除，脉弦。照上方，进2剂。

8月14日三诊：气短，四肢无力，出冷汗。照二诊方加龙眼肉12克、枸杞子30克。进2剂。

8月19日四诊：诸症轻可，照三诊方加地骨皮15克，进2剂。

8月21日五诊：诸症平，脉舌平，照上方去常山、草果。进4剂。

按：体质素弱，不耐邪气侵袭，病之日久，正气更虚，两虚相得，脉症均符。故蒋老径投补中益气以扶正祛邪。古人治疟即有此法，如《诸病源候论》中说："凡疟积久不瘥者，则表里俱虚，客邪未散，真气不复，故病虽暂间，小劳便发。"《沈氏尊生书》中也说："疟劳，或素有弱症而又患疟，以至旧病更深，或因疟煎熬，日久顿愈，精神衰耗，内热不清，肌肉消削，渐至往来潮热，致成痨瘵，急宜察其何经受病，以补益调理之。"本例即是对先贤所云的明证。

/ 活血化瘀法临床应用要点拾零 /

活血化瘀法是中医常用且卓有疗效的治法之一，尤其对疑难杂病的治疗。瘀血证的产生，是由各种原因引起循环系统（包括血液、血管、心脏及相应的调节系统）功能障碍所导致的。蒋老在临床治疗许多疑难杂病时，往往与他法复合应用，取得了良好的效果。下面将有关临床应用的要点，概述于此。

一、瘀血证的病因、病机、诊断及治疗

疑难杂病瘀血证的诊治，常常由于病程长、病情复杂、症状疑似、久治无效等原因，诊治十分棘手，蒋老认为只要谨遵

《黄帝内经》旨，一切难题都会迎刃而解。《黄帝内经》曰："谨守病机，各司其属，有者求之，无者求之，盛者责之，虚者责之，必先五胜，疏其血气，令其调达，而致和平，此之谓也。"（《素问·至真要大论》）

疑难杂病的瘀血证，"三因"均可致之。外感六淫，都可病致血瘀，如风为百病之长，风胜则动，风血相搏，可令血病成瘀；寒邪客于人体肌肤、脏腑、经络，伤营伤血，令血凝滞而脉不通，遂成瘀；暑热耗伤津血，湿性黏滞，湿令气化迟滞，气化拂郁，亦病血瘀；燥热灼血，火多燥血，血伤亦瘀。内伤七情，先病在气，后病及血，久之成瘀。如《素问·举痛论》云："余知百病生于气也，怒则气上，喜则气缓，悲则气消，恐则气下，寒则气收，炅则气泄，惊则气乱，劳则气耗，思则气结。"《灵枢·本神》曰："愁忧者，气闭塞而不行。"如此一来，气病上、病缓、病消、病下、病乱、病结、病闭，气血相依，气为血之帅，今气病，血无有不病者，病之日久，血焉不瘀？至于不内外因之跌扑损伤，首先伤血致瘀。此外，病中调摄不当，治疗失误及平素房帷不节、膏粱厚味、劳逸过度、放纵烟酒等，均可导致血瘀证。

疑难杂病血瘀症的病机，蒋老言之有四：一者气病及血，气虚血瘀常见，《医林改错》的补阳还五汤，重用黄芪，正为此而设，下文内科案11即是；气实（滞）血瘀更常见，故理气活血法在临床中出现频率更高就不足为怪了；血虚、血实（滞）能否成血瘀证？血滞成瘀，不言而喻，血虚成瘀亦可造成，盖脏器、组织失却血之濡润，则枯涩失营，瘀证遂起，《金匮要略》中的大黄蛰虫丸治"五劳虚极羸瘦……内有干血，肌肤甲错，两目黯黑……"即属此类；血病可及气，血滞可致气滞、气虚。二者，血瘀与痰凝互为因果，血瘀致痰凝，反之，痰凝致血瘀，更多见难处理的是痰瘀胶结，诊疗费日费事。三者，人体的气、血、水三物同源而异流，前面已谈过气与血，这里仅论血与水，凡水津代谢障碍者，常累及血，而病血瘀，血瘀证亦影响水津敷布，兼病水者常有之。换言之，水病与血瘀也罢，气病（虚实）也罢，水、痰也罢，它们的产生、代谢等多个环节，无不关系到五脏六腑，诊治必然涉及脏腑。四者，血瘀证亦关联精、神、津等。

据蒋老70年的临床经验，瘀血证的诊断标准下面八点很重要：一是病程已久；二是用活血化瘀法外的多种疗法治疗无效；三是有客观实质性的病灶；四者舌质暗红，或有瘀滞象，或有瘀点，或有瘀斑；五是脉滞涩不畅；六是疼痛部位固定，或刺痛拒按；七是症状夜间加重；八是有血证史，或外伤史，或手术史，或肝气郁结史。但见二三证便是，不必悉具。上述诊断，只能做瘀血证一般的定性诊断，但要为论治提供精确的依据，还要进一步辨证才行。蒋老认为辨证要把握住病史脉络，抓住主证，明辨兼夹证，细询病因，弄清病位，确定病性，洞察病势，了解体质，权衡标本缓急、轻重主次。

蒋老总结瘀血证的治疗要点有六点：针对性要强，即针对病之因、位、性、势论治；详细分析病机，根据病机论治，方易中的；要紧扣主证，照顾兼夹次证；瘀证日久，成干血、死血者，要加用虫类药搜剔，如䗪虫、水蛭之类；痰瘀胶结，除活血化瘀之外，还应加化痰除湿、软坚散结之品；除内服药外，还可结合外治，如针灸、推拿、按摩等疗法，合理选用，充分发挥中医综合疗法的优势；要缜密地选方遣药，做到"方中有药，药中有方"，有的放矢。此外蒋老还指出临床上病证单纯者少，复杂者多，如果以瘀血证为主，他证为次者，当然以活血化瘀为主治之，如果病情相反，又当以他证为主，配合活血化瘀。同时，活血化瘀类药中，药之性能有寒热平峻，有调理血行、活血化瘀、攻逐死血、虫类搜剔等之分，要恰到好处地选用。

根据现代研究，活血化瘀法治病机理是调节机体反应性（如调节血压、影响毛细血管的通透性以减少渗出等），改善局部循环功能（如促进局部组织及器官的血液及血块的迅速吸收、抑制血栓形成、增强血栓溶解、抑制炎性肉芽肿的形成、排出肺组织中矽的作用等），改善新陈代谢（如扩张血管，增加冠状动脉等组织及脏器的血量。增强心肌对缺血耐受性及降低心肌耗氧量的作用），以加强有机体的抗病及修复能力。

二、活血化瘀法治疗内科疑难病验案举例

【案1】盛某，女，24岁。

患厚壁空洞型肺结核病4年。住某结核病医院，进行一线、二线、三线抗结核药物治疗2年无效，遂求中医诊治。就诊前曾经多次肺部X线证实：左肺门3~5肋间，有1.5cm×1.5cm厚壁空洞。症见：胸憋，气紧，上楼时尤著，咳吐黄痰，咽干，手脚心热，食少，便干，头晕，心悸，噩梦连连，痛经。舌质暗红，舌尖有红点，薄白少苔，脉弦细缓。西医诊断：厚壁空洞型肺结核病。中医辨证为肺痨（血瘀痰结、气阴两虚）。予

以活血软坚、滋阴补肺法治之。选用经验方：丝瓜络9克，茜草9克，炙远志9克，茯苓9克，鸡内金9克，熟地黄12克，山药12克，炙黄芪15克，生牡蛎30克，龟甲30克，鳖甲30克，炙百部30克，百合30克，白及30克。水煎，每日1剂，早、晚空腹分服。治疗过程中以上方进退，服30剂症平，经X线复查3次以上，厚壁空洞已闭合，肺结核灶钙化。随访30年病愈未复发。同室病友，病情基本相似，因未服中药，半年而殁。

【案2】刘某，女，23岁。

腹痛两年。现症：左小腹痛，痛连左胯，脐、腹亦痛，不思饮食，食后思睡，睡眠梦多，精神疲倦，口干、苦，大便或稀或干，小便黄。舌质红，少苔，脉沉细迟。西医诊断：结核性腹膜炎。中医辨证为腹膜痨（血瘀气虚、脾失运化证）。予活血化瘀、软坚健脾之剂：当归尾、赤芍、䗪虫、昆布、海藻、白术、黄芪。4剂腹痛止，睡眠好转，再服8剂，诸症均平。

【案3】马某，男，37岁。

附睾结核10年。曾注射链霉素120支无效。现左侧睾丸发硬如石，发凉作痒，大如食指第一节，右侧稍发硬，也发凉作痒，阴囊湿冷，每逢天气凉则睾丸作痛。西医诊断：附睾结核。中医辨证为痰核（血瘀气滞、寒凝结滞证）。予活血化瘀、软坚散结、温通下焦。方药：桃仁、红花、当归尾、延胡索、川楝子、乌药、荔枝核、山楂核、肉桂、大小茴香、夏枯草、玄参、昆布、海藻、苍术、白术、黄柏、熟地黄。服药20剂，左侧附睾已转软，掐之有痛感，大如食指头，发痒、发凉已除，天气凉时也未感疼痛。右侧已恢复正常。

【案4】孟某，女，39岁。

6年前，经活检确诊为脑囊虫病，曾多方治疗无效。现症：多数情况下神志不清楚，发呆或胡言乱语，不时手抽搐，头晕、头痛，或恶心、呕吐，便干，尿黄，睡眠不好。全身有囊虫肿块32个。舌质淡红，苔薄白，脉弦。西医诊断：严重脑囊虫病继发癫痫。中医辨证为脑虫风（虫损脑络、气滞血瘀证）。投活血化瘀、杀虫软坚剂：干漆、水蛭、五灵脂、大黄、怀牛膝、雷丸、大腹皮、蛇蜕、生明矾、白芥子、牵牛子、生石决明、钩藤、羌活。服药80剂，神志清楚，抽搐已止，囊虫肿块减为28个，且剩下的肿块部分缩小。

【案5】陈某，男，41岁。

1年前患大叶性肺炎后致右侧肺不张，经多方治疗无效。现症：胸痛，胸憋，气短，下午重，头晕，腿软，大便次数多。舌质淡红，苔白，脉弦缓。查体：两肺呼吸音减弱，肺气肿征（+）。西医诊断：脑炎后遗症——肺不张。中医辨证为肺胀（气虚血瘀、肺实不灵证）。予活血益气之剂：赤芍、当归尾、丝瓜络、黄芪、党参、桔梗、青陈皮。服药22剂，诸症均减，X线片复查，肺不张消失。

【案6】田某，男，48岁。

慢性胃炎胃痛1年多。嗳气，吐酸，背困胁痛，大便2~3天一行，或干。舌质红，苔薄白，脉弦缓。西医诊断：慢性胃炎。中医辨证为胃痛（血瘀气滞、肝胃不和证）。予活血理气、调和肝胃剂：延胡索、川楝子、大黄、枳实、白芍、香附、柴胡、瓜蒌、火麻仁、升麻、甘草、焦三仙。服药4剂痛减。再加失笑散4剂，胃痛、胁痛消失，大便调。

【案7】张某，男，32岁。

胃脘痛7年。上消化道钡餐造影示：十二指肠球部溃疡，伴幽门不完全梗阻及慢性胃炎。刻下：胃痛多发生在餐后2小时，得食则缓，脘憋拒按，不思饮食，恶心欲吐，脘腹晃之有水响，懒言，乏力，腰背酸困。舌质有瘀斑、瘀点，中心少苔，脉弦而缓。西医诊断：十二指肠球部溃疡伴幽门半梗阻及慢性胃炎。中医辨证为胃痛（血瘀气滞、肝木克脾土）。治宜活血化瘀、理气平肝。选《太平惠民和剂局方》失笑散合《素问病机气宜保命集》金铃子散加味：蒲黄10克，炒五灵脂10克，麦冬10克，炒山药10克，法半夏10克，延胡索15克，川楝子15克，炒白芍15克，竹茹15克，石斛20克，蜈蚣4条，青皮9克，陈皮9克，肉桂6克，炙甘草6克。水煎，每日1剂，早、晚空腹温服。用上方加减，服38剂症平，再进128剂，上消化道造影复查结果：慢性胃炎征与幽门半梗阻征消失，十二指肠球部激惹龛影征亦消失，仅有球部变形。

【案8】薛某，男，38岁。

经常吐血9年。病起于用力过度，曾经在多个大医院检查，均诊断不明，只能判断出血从胃来。吐血少则100毫升，多则成盆（200~500毫升），2天前曾吐血200毫升，胃痛，纳差，便黑而青，口干，喉干。西医诊断：原因不明吐血。辨证为吐血（血瘀络损、血热妄行证）。予活血化瘀、凉血止血之剂：延胡索、茜草、丝瓜络、大黄、黄柏炭、黄芩、仙鹤草、血余炭、炙甘草。服药4剂，吐血止，某医予凉血止血、健脾助胃之药，吐血又见，复守前方，吐血即止，再进24剂，诸症平复。

【案9】高某，女，32岁。

患高血压病3年。服西药，血压时降时升。就诊时血压170/110mmHg，伴有明显的头晕、头痛、心慌等症状。查眼底视网膜动脉痉挛，视网膜出血，有动静脉交叉压迫征。舌质红，苔黄白，脉弦。西医诊断：顽固性高血压。中医辨证为眩晕（肝阳肝火、阴虚失涵）。予清肝泻火：夏枯草、决明子、黄芩、菊花等。或滋阴潜阳：玄参、地骨皮、黄柏、怀牛膝、代赭石等10剂不应，后审脉舌，发现舌质虽红但有瘀滞之象，脉虽弦而有往来滞涩之征，断为兼有瘀血作祟，改用活血通络、平肝潜阳法治疗。方用桃红四物汤加减：桃仁10克，红花10克，赤芍15克，地龙15克，怀牛膝15克，川芎9克，白芍15克，夏枯草30克，菊花20克，生石决明30克，生龙牡各30克。水煎，每日1剂，早、晚空腹服。服药24剂，诸症基本消失，血压恢复正常。

【案10】李某，男，56岁。

心前区痛1年多。心电图双倍运动试验阳性。当前：左胸心前区痛，刺痛性质，嗓子有痰，曾多次服有关西药治疗无效。舌尖有瘀点，苔白腻，脉沉弦。西医诊断：冠状动脉粥样硬化性心脏病、心绞痛。中医辨证为胸痹、真心痛（血瘀痰凝）。治以活血化痰、宽胸软坚法。予《金匮要略》瓜蒌薤白白酒汤合《医宗金鉴·妇科心法要诀》桃红四物汤加减：赤芍15克，当归尾15克，薤白15克，炙黄芪20克，丹参30克。水煎，每日1剂，早、晚分服。进2剂即心前区疼痛减轻，再服4剂，疼痛明显减轻，共服39剂，临床症状消失。复查心电图明显改善。

【案11】白某，男，56岁。

高血压病7年，中风后遗半身不遂1年2个月。现症：神志不太清，右半身肢体不遂，视物模糊，语言不利，纳差，便干。舌质红，有裂纹，脉沉弦细。血压180/110mmHg。西医诊断：脑血管意外后遗症。中医辨证为中风后遗症（血瘀络痹、气血不周）。治当活血通络、益气潜阳。选《医林改错》补阳还五汤化裁：炒地龙10克，赤芍10克，川芎10克，红花9克，桃仁9克，丝瓜络9克，怀牛膝12克，代赭石12克，炙黄芪30克，决明子30克，炙甘草6克。水煎，每日1剂，早、晚空腹分服，并配合针灸疗法。服药10剂，神志即清，腿能走路2.5~3千米，手能举高摸头，说话流利。再加减进14剂，血压降至168/90mmHg，肢体灵活，言语流利如常人。

【案12】冯某，女，16岁。

患神经性头痛3年多，经常头痛，逢着急、"上火"而出现剧烈性头痛，痛则呕吐、肢厥，痛连牙床、眼珠，甚则休克，曾用一般治疗无效。本次就诊前剧痛3天，就诊时痛得直哭，不能忍受。西医诊断：顽固性神经性头痛。中医辨证为头痛（血瘀气滞、肝风阳亢证）。予活血平肝法：川芎、制乳香、制没药、当归、白芍、决明子、夏枯草、菊花、代赭石。2剂后痛减30%，10剂诸症悉平。

【案13】赵某，男，30岁。

头部被打伤后作痛8个月。西医诊断：脑震荡后遗症。中医辨证为头痛（元神震伤，血瘀气滞证）。予益精髓之药无效，改用活血剔伤、平肝养阴之药：骨碎补、煅自然铜、赤芍、当归尾、白芍、川芎、葱须、百合、知母、升麻、黄芪。服药9剂，诸症悉除。

【案14】杜某，男，28岁。

10年前因受精神刺激，致患精神分裂症，治好后中间犯过一次，这次又受精神刺激患病10天。现症：胡思乱想，有自杀倾向，头昏脑涨，心烦、心慌，每晚服大量氯丙嗪才能稍睡片刻，口苦、口干，饮食不好，便干，尿黄。舌质红，舌尖有红点，苔白，脉虚弦而数。西医诊断：精神分裂症。中医辨证为癫证（痰浊蒙神，血瘀阻络证）。先予荡涤痰涎剂，症稍缓，唯不得眠，与黄连阿胶汤加味也只能睡1小时，拟活血通络、镇心宁神、平肝泻火之剂：桃仁、红花、赤芍、当归尾、郁金、生地黄、白芍、朱砂、炒酸枣仁、夜交藤、合欢花、生龙牡、阿胶、焦栀子、淡豆豉、鸡子黄、柴胡。服药2剂，能睡2~3小时，再进14剂，能睡5~6时，胡思乱想能自己控制，其他症状基本消失。

【案15】冯某，男，45岁。

头晕、麻、痛半年。病起于鼻息肉术后。现不能抚摸头部，摸之则痛，耳闷、失眠，口干、苦，便干，尿黄。舌尖红，舌边有瘀滞象，苔白，脉弦细。西医诊断：神经官能症。中医辨证为头痛（血瘀阻络、心肝失养证）。予活血化瘀、平肝安神之剂：蜈蚣、红花、当归尾、川芎、骨碎补、煅自然铜、白芍、决明子、石决明、黑木耳、百合、刺蒺藜、菊花、炒酸枣仁。服药10剂，症状基本消失，再服8剂，痊愈。

【案16】张某，男，42岁。

阑尾炎手术后腹痛6个月，伴纳差、大便干等症状，在他处治之无效来诊。西医诊断：阑尾炎术后粘连。中医辨证为肠痈术后气虚血瘀证。选活血化瘀、润肠通幽法：桃仁、红花、赤芍、蒲黄、延胡索、郁李仁、肉桂、白芍、川楝子、大小茴香、黄芪。服药18剂症平。

【案17】乔某，女，35岁。

右上腹痛1年，如针刺样，右胆囊部位肋下可触及6cm×10cm大肿块。经两次胆囊造影，均未显影；同位素扫描为胆囊肿块，超声检查为胆囊积水。经多方治疗无效。西医诊：囊性肿块（胆囊积水）。中医辨证为胆积（气血滞结、痰瘀互结证）。予活血化瘀、散结利胆法治疗：三棱、莪术、赤芍、当归尾、郁金、片姜黄、茵陈、蜈蚣、山慈菇、生牡蛎、昆布、海藻、黄芪、党参、白术、甘草。服药39剂，肿块消失，症平。

【案18】贾某，男，32岁。

患食管炎13年，经多方治疗无效，每逢进食即感胸正中沿食管部位疼痛。西医诊断：食管炎。中医辨证为胃痛（气滞血瘀、胸膈不利证）。予活血化瘀、宽胸利膈之剂：桃仁、赤芍、乳香、没药、郁李仁、丹参、当归、瓜蒌、韭菜汁（冲）、香附、枳壳、炒莱菔子、党参。服药12剂，吞咽时痛甚少，其余症状亦明显减轻。

【案19】闫某，男，52岁。

肺炎后引起胸痛、呼吸困难，经影像检查证实为胸椎肥大性改变、肺气肿，住某医院多方治疗无效，自动要求出院，来门诊治疗。西医诊断：胸椎肥大性改变。中医辨证为胸椎性胸痛（血瘀气滞、胸椎不坚证）。投血府逐瘀汤加减：当归尾、桃仁、红花、枳壳、赤芍、柴胡、桔梗、乳香、没药、瓜蒌、薤白、川楝子、延胡索、大黄、黄芪、香附。服之70剂，胸痛减90%以上，呼吸平顺。

【案20】尉某，女，34岁。

腰背痛7年。经X线片检查，见胸椎8~11肥大，腰椎间盘肥大，间隙缩小，向左侧弯明显。现腰背痛重，久坐、久站则疼痛加重，有裂痛感，晚上更重。舌质黯淡，脉沉细。西医诊断：肥大性脊椎炎。中医辨证为腰痛（血瘀阻络、阳虚阴凝证）。予以活血化瘀、温阳散寒法治疗。选阳和汤加减：骨碎补15克，煅自然铜15克，炮山甲（临床请注意使用替代品）9克，乳香9克，没药9克，当归9克，瓜蒌10克，薤白10克，白芥子15克，肉桂6克，细辛6克，麻黄1.5克，白术10克，熟地黄15克，鹿角胶9克。水煎，每日1剂，早、晚空腹分服。服药

72剂，腰背痛甚少，工作如常，经X线复查比较：椎间盘肥大改善，间隙清晰，脊柱侧弯好转。随访20年仍平安。

【案21】王某，男，66岁。

肝囊肿。体检时做肝胆彩超，查出肝右叶有2.0cm×1.9cm液暗区，后经多次彩超检查，肝囊肿仍存在，就诊时无临床症状。舌质暗红，苔黄白，脉弦。西医诊断：肝囊肿。中医辨证为肝积（肝郁气滞、血瘀痰凝）。予以疏肝理气、活血化痰软坚法治之。选四逆散加减：柴胡10克，枳壳10克，当归10克，白芍10克，丹参20克，牡丹皮12克，赤芍15克，醋鳖甲20克，生牡蛎20克，夏枯草20克，白芥子15克，泽泻9克。水煎两次，每日1剂，早、晚空腹分服。7个多月间断服药60剂，脉、舌如常，上方改为丸药一料调理。一月后连续或间隔（2~8月）复查多次肝胆彩超，肝囊肿消失。随访年余，安然无恙。

三、活血化瘀法治疗外科疑难病验案举例

【案1】任某，男，22岁。

烧伤后瘢痕半年多。病起于工作中不慎，被电弧烧伤左脸、左上肢及两手背部。目前：被烧伤部位的皮肤瘢痕，高突累累，其韧如革，头晕，失眠，疲乏无力，纳食差，大便干。舌质偏红，苔淡黄白腻，脉细而数。西医诊断：电弧烧伤后瘢痕。中医辨证为烧伤（血瘀络痹、热毒蕴结）。治以活血通络、软坚散结、清热解毒法。选《医宗金鉴》桃红四物汤加减：桃仁9克，红花9克，赤芍9克，当归尾9克，地龙9克，

片姜黄9克，人中黄9克，黄芪9克，牡丹皮10克，昆布15克，海藻15克，金银花15克，连翘12克，桑枝12克，石斛30克。水煎，每日1剂，早、晚空腹分服。同时外敷经验方：桃仁、芒硝、红花各15克，蟾酥3克，冰片10克，白芷6克，滑石30克。共研细粉，过细筛，凡士林适量调敷患部。内服上方16剂，加之外敷，病情有改善，瘢痕变平些，皮肤转红活，而且质软些，红肿、痛、痒减轻。携方回老家继续服用治疗。

【案2】丛某，男，42岁。

右下肢血栓闭塞性脉管炎4年，8个月前右足受外伤，近2个月右下肢患部肿痛明显，经多家医院诊治无效。现右足背紫黑、肿痛，右足小趾青黑，1/2坏死，有溃疡，趺阳脉搏动极微弱。舌质暗红，苔黄白腻，脉弦滑。西医诊断：血栓闭塞性脉管炎。中医辨证为脱疽（血瘀络痹、湿热下蕴）。予以活血通络、清热燥湿法治之。方用三妙丸合四妙勇安汤加减：赤芍10克，当归尾10克，丝瓜络9克，地龙10克，怀牛膝12克，黄柏12克，苍术12克，玄参20克，忍冬藤30克，黄芪12克。水煎，每日1剂，早、晚空腹服之。服10剂即症除，趺阳脉恢复正常。

四、活血化瘀法治疗妇科疑难病验案举例

【案1】成某，女，24岁。

痛经8年。经一般治疗无效，每逢经至则小腹痛重，腰痛，恶心，经色黑、有块、量不多，经行延期，40~80天一行，有肺结核史。舌尖有红点，苔薄白，脉弦细数。中医辨

证为痛经（血瘀气滞、阴虚火旺证）。予活血化瘀、滋阴泻火法（延胡索、川楝子、川芎、白芍、当归、鳖甲、龟甲、熟地黄、知母、黄柏、法半夏）。水煎，每日1剂。服药10剂症平。

【案2】禹某，女，24岁。

闭经两月余。妊娠检测三次均为阴性，下午腹胀，左小腹发热，腰腿发麻，胃脘不适。舌质略红，苔淡黄白，脉沉涩。西医诊断：继发性闭经。中医辨证为闭经（血瘀气滞、胞络不通证）。予桃红四物汤加味：桃仁、红花、当归尾、生地黄、川芎、赤芍、怀牛膝。水煎，每日1剂，早、晚空腹分服。服药2剂经行。

【案3】郭某，女，29岁。

产后7~8天乳腺发炎。乳房红肿、跳痛，肿块大约10cm×8cm，口干、苦，大便干，小便黄，全身起荨麻疹，发热，注射青霉素、链霉素及服中药仍未退热。西医诊断：乳腺炎。中医辨证为乳痈（热毒壅乳、气滞血瘀证）。予活血化瘀、清热解毒之剂：当归尾、赤芍、王不留行、大黄、露蜂房、金银花、蒲公英、瓜蒌、海藻、昆布、防风、柴胡。水煎，每日1剂，早、晚空腹分服。服药2剂痛减，再进6剂而乳腺肿块缩小1/2，共服药32剂，痊愈。

【案4】李某，女，47岁。

左乳房肿块两个月。左乳房外侧约3cm×3cm大小肿块，疼痛阵作，经某肿瘤医院检查为左乳囊性增生，建议手术治疗。西医诊断：乳房囊性增生。中医辨证为乳癖（气郁血瘀、久之化热证）。予活血行气、软坚清热之味：赤芍、白芍、延胡索、丹参、当归、川楝子、青橘叶、瓜蒌、天花粉、昆布、海藻、玄参、蒲公英、黄芩、柴胡。水煎，每日1剂，早、晚空腹分服。服药4剂，肿块缩小为2cm×2cm，且变软，后加猫爪草、三棱、莪术、乳香、没药等出入为方，间断性内服中药34剂，肿块缩小为1cm×1cm，继续治疗。

【案5】杨某，女，22岁。

右乳发现硬块已7天。右乳肿块约2cm×3cm大小，或痛，经某肿瘤医院诊为纤维瘤，劝其手术治疗，患者不愿意，遂来门诊求治。西医诊断：乳房纤维瘤。中医辨证为乳核（血瘀气滞、痰瘀结块证。予活血化瘀、化痰软坚之剂：猫爪草、当归尾、川芎、黄药子、夏枯草、生牡蛎、瓜蒌皮、青橘叶、柴胡。水煎，每日1剂，早、晚空腹分服。服药10剂，肿块缩小，再进12剂，硬块近乎消失。

【案6】崔某，女，24岁。

结婚近3年不育。妇科检查幼稚型子宫，宫体大小约2cm×3cm。平素有痛经。舌质瘀暗，脉沉细不畅。西医诊断：原发性不孕。中医辨证为不孕症（血瘀络阻、宫小不孕）。予以活血通络、增宫助元法。方用桃红四物汤合失笑散加减：桃仁9克，红花9克，蒲黄12克，五灵脂12克，川芎9克，当归尾9克，赤芍9克，黄芪15克，淫羊藿15克，荔枝核12克，鳖甲12克，香附10克，柴胡9克。水煎，每日1剂，早、晚空腹分服。服药10剂，不久即妊娠，后顺产一男孩。

【案7】卫某，女，28岁。

妊娠有月余，因已育多子，遂要求服药堕胎。予活血化瘀、苦寒重堕药：莪术、三棱、赤芍、当归尾、桃仁、怀牛膝、桔梗、乌药、芦荟、代赭石、大黄䗪虫丸。服2剂胎即下。

五、活血化瘀法治疗眼科疑难病验案举例

【案1】朱某，男，33岁。

就诊前两个半月左侧头剧痛，甚则恶心、呕吐，20天后，更出现左眼复视，针灸30余次，服中药36剂，头痛虽止，斜视仍如故，不能工作，影响生活，经某医院眼科检查，确诊为左眼下直肌麻痹（炎症性）。中医辨证为目偏视（血瘀气滞、眼肌废用证）。投通窍活血汤加减：赤芍、川芎、桃仁、红花、葱须、麝香、当归尾、羌活、水蛭、蜈蚣、枸杞子、菊花、五味子。水煎，每日1剂，早、晚空腹分服。服药12剂即见效，服至60剂，病情好转一半，服至114剂，基本痊愈，原来因复视走路不稳易跌，闭住左眼才能行动，无法工作，现在仅向左上斜视时才有些复视，并已恢复工作。

【案2】赵某，男，31岁。

左眼失明1月余。某医院眼科检查：视力右0.9，左仅能面前指数，视乳头外方为大片网膜前出血，均匀散布在视乳头黄斑区。经多方治疗无效。舌质偏红，有瘀点，苔黄薄，脉弦细略数。西医诊断：视网膜前出血。中医辨证为暴盲（血灌瞳神、络损血瘀、肝热血溢）。予以活血化瘀、清肝明目

法。用方：桃仁9克，红花9克，赤芍15克，当归尾9克，丹参20克，茺蔚子20克，合欢花12克，决明子20克，木贼草12克，枸杞子12克，羌活6克。水煎，每日1剂，早、晚饭后分服。服药4剂，视物发黑转为灰色，再加黄芪，又服8剂，视物转粉黄色，左眼距2尺余能分辨物体轮廓。眼科复查，左黄斑区出血较前淡，范围缩小。

六、活血化瘀法治疗喉科疑难病验案举例

【案】刘某，女，8岁。

感冒后引起咽炎、声音嘶哑近两个月。曾服清咽利喉之剂14剂无效。经某医院耳鼻喉科检查，除发现咽炎外，还有声带结节。舌质红暗，苔淡黄薄白，脉滑数。西医诊断：声带结节。中医辨证为失音（痰热结喉、瘀血痹络）。予以化痰清热、利咽宽喉、活血化瘀法治之。方用甘桔汤加味：桔梗10克，山豆根6克，胖大海5克，青果10克，金果榄10克，金银花12克，甘草4克，桃仁6克，红花6克，炮指甲4克（研细粉，吹喉，2次/日）。早、晚饭后分服。间断性服药48剂症平。喉部检查发现声带结节消失。

七、活血化瘀法治疗肿瘤验案举例

【案】李某，女，36岁。

间断性头痛、恶心、呕吐，且日益加重半年，左半身尤其左腿发僵、行动困难4月余，并伴有阵发性抽搐1月余。1986年12月初查视乳头模糊不清。1987年1月15日颅脑CT报告显示：

右顶部不规则占位性病变。其范围58.91mm×33.03mm，内有出血及囊变区，脑胶质瘤可能性大。患者不愿手术，遂来求治。刻下：左上下肢僵硬，经常抽搐（抽连左少腹及阴道），不能行动，生活不能自理，需两人搀扶来就诊，头胀痛，右眼球憋痛，后颈僵硬连后头部，泛恶，呕吐，食少，神疲，失眠。舌质暗红，苔薄白，脉弦滑，尺脉无力。有长期肝郁病史。西医诊断：脑肿瘤。中医辨证为脑癌（血瘀气滞、肝逆肾虚证）。予以活血理气、平肝补肾治疗。选四物汤合止痉散加味：丹参15克，水蛭6~9克，䗪虫9~12克，赤白芍各9克，丝瓜络9克，当归9克，川芎9克，柴胡9克，黄芪15克，生地黄、熟地黄各12克，代赭石10~15克，蜈蚣3~5条，全蝎6~9克，半枝莲15~30克，白花蛇舌草15~30克。水煎，每日1剂，早、晚空腹分服。服2剂头痛缓解，抽搐减轻。五诊时服药24剂，诸症明显减轻。14个月共15诊，服药325剂，症状基本控制，改用丸药调理。

1989年6月某省级医院神经外科复查，左半身不全偏瘫等临床症状消失，体检无异常阳性发现，查眼底视乳头正常。复查颅脑CT，病灶仍存在（CT值约31mm×32.4mm），但周围水肿基本消失。5年4个月后追访，患者已上班恢复工作。

按：以上选取蒋老诊治的内科、外科、妇科、眼科、喉科及肿瘤科的疑难验案，旨在说明活血化瘀法治疗疑难杂病，要仔细辨别病因、病位、病性、病势，注意气血痰水病机，如气虚血瘀治之益气活血，气滞血瘀治之理气活血，血虚血瘀治之益血补气，痰瘀互结治之化痰活血，血水互结治之化瘀利水……辨证施治。对疑难杂病瘀血兼夹的病证，一定要明辨清楚，如内科案1兼夹痰结、气阴两虚；内科案7兼夹气滞，肝木克脾土；内科案10兼夹痰凝；内科案11兼夹气血不调；外科案1兼夹热毒蕴结，便是例子。施治之也要兼顾，如内科案1兼软坚滋阴补肺；内科案7兼理气平肝；内科案9配合了平肝潜阳；内科案10兼化痰宽胸软坚；内科案11兼益气潜阳；内科案20配合了温阳散寒；内科案21配合了疏肝理气、化痰软坚；外科案1兼软坚散结清热解毒；外科案2配合了清热燥湿法；妇科案6配合了增宫助元法；眼科案2配合了清肝明目法；喉科案配合了化痰清热、利咽宽喉法；肿瘤案配合了理气平肝、补肾抗癌解毒法。治疗紧扣主证，顾及兼证，才万举万当。对瘀血日久成死血、干血者，要加用虫类搜剔，如肿瘤案用水蛭、䗪虫、全蝎、蜈蚣，内科案7用蜈蚣，内科案11、外科案1、外科案2用地龙，内科案20用炮山甲（临床请注意使用替代品）；痰凝时长，或老痰、顽痰，要加用软坚散结，如内科案1、内科案10、内科案21、外科案1、喉科案；治疗除内服药外，还可用外治法，如针灸（如内科案11）、按摩、推拿等疗法，合理使用，充分发挥中医综合疗法的优势，以解除疑难杂病血瘀证患者之痛苦。

/ 肾虚喘兼实证治疗心得 /

　　肺系或心系具有肾虚喘兼实证的疾病，蒋老往往运用自创经验方——补虚定喘方诊治，获效颇佳。以下就此一述：

1. 病因病机

其病因病机不外四端：①素体亏虚，尤其是肾亏，加之外感内伤，导致摄纳无权，虚气上逆，发为喘促；②肺病日久，穷必及肾，肾虚失纳，更兼实邪，其虚喘兼实证乃成；③心肝脾等脏疾病，传变及肺、肾（主要为肾），再加上种种诱因，引起本证发生；④热性病后期，肺肾两亏，余邪未尽，也会发生本证。总之，不论先天不足，抑或后天失调，一旦形成本证，其表现往往以肾不纳气为主（也有肺虚成分）；兼有的实证或为外邪，或为痰饮，或为水气，或为气滞，或为血瘀，或为虚火，或数者兼见。

2. 诊断

最具特征性的症状是吸气性呼吸困难，且动则为甚，或胸弊气促，常常伴有痰涎黏、丝长，腰酸膝软，夜尿频多，或尿有余沥，或尿无力中断，或咳而遗尿，两尺脉沉细或弱，右寸偏沉或滑或弦。此外，还要辨肾阴虚、阳虚或阴阳两虚，以及外邪（寒热脉浮等）、痰饮（有痰饮病史及《金匮要略》中种种痰饮症状）、水气（浮肿等）、气滞（胁肋攻刺等）、血瘀（舌有瘀点、瘀斑，舌质紫暗，舌下青筋暴涨、迂曲或唇甲发绀）。

3. 治疗方剂及适应范围

补虚定喘方（经验方）：熟地黄、炒山药、补骨脂、五味子、炙黄芪、炙麻黄、炒地龙、代赭石、葶苈子、丝瓜络、露蜂房（应用时据实际病症，可适当增损进退）。

本方适用于急慢性支气管炎、支气管哮喘、支气管肺炎、间质性肺炎、肺结核、阻塞性肺气肿、慢性肺源性心脏病、风湿性心脏病、冠状动脉粥样硬化性心脏病等常见心肺疾病中出现肾虚喘兼实证候者。

验案举例

【案1】张某，男，50岁。2005年11月28日初诊。

喘咳1年多，加重半个月。经肺部CT及北京某医院肺穿刺病理检查确诊为间质性肺炎。曾经西医常规激素治疗及服某医学院教授中药100多剂，均无效果，而且日益加重，遂来诊。现症：气喘促，吸气性困难显著，上楼活动时呼吸困难加重，咳嗽重度，黄痰不利，腰部或僵，疲乏无力。舌质暗红，苔白，脉右寸沉细而弦，关弦尺弱，左寸沉关沉弦尺弦。查体：血压正常，双侧扁桃体Ⅰ°肿大，双肺可闻及湿啰音。诊断：喘咳（间质性肺炎）肾虚喘兼实证。治宜补肾纳气、活血化瘀、化痰定喘。方选补虚定喘汤（经验方）加减化裁：炙黄芪20克，二地各15克，山药15克，补骨脂9克，五味子9克，炙款冬花30克，炙紫菀30克，细辛（先煎）9克，炒地龙15克，代赭石9克，炒黄芩12克，金荞麦30克，露蜂房9克，丝瓜络9克，丹参30克，鸡内金20克，川贝母15克，葶苈子（布包）20克。水煎，每日1剂，分早、中、晚3次温服。

12月27日二诊：服上方30剂，吸气难消失，咳明显减轻，痰量略多，疲乏好转。复查肺部CT，肺间质炎症有所吸收好转。照上方加量再进。

按：肺为娇脏，本清虚之地，若被"三因"所侵袭，尤其是废气、烟雾、尼古丁等熏灼，必致功能障碍、器质损伤。肺如钟，撞则咳鸣矣，肺主诸气，膹郁则气短喘矣，肺相辅心而司水津精微的敷布通调，失职则痰湿变生矣，如此一来，气喘、咳嗽、咳痰等诸症蜂起，柔软如蜂房的肺组织，一旦变硬，其气滞、血瘀、痰凝、湿浸、水气等病理产物充斥，肺焉能不硬？且病久入肾也是自然而然的事。当此之际，蒋老揆度病之因机，而施以对证方药，得以挽救宝贵的生命。方中二地、补骨脂、五味子补肾，并以补肾气固肺表之炙黄芪帅之纳气为君；以山药、鸡内金健脾运化痰湿为臣，以细辛、炒地龙、代赭石定喘，以川贝母、款冬花、炙紫菀、葶苈子化痰水止咳嗽，炒黄芩、金荞麦清热肃肺为佐；以丹参、露蜂房、丝瓜络活血化瘀为使。如此严密的组方，必肾气纳、肺气清、痰饮水湿蠲除，气滞血瘀去尽，肺、肾的生理功能恢复，此病的康复有望。

【案2】郭某，男，64岁。2016年4月3日初诊。

咳嗽近30年，咳喘20多年，11年前出现心慌、汗出、手抖症状，曾在当地某医院诊断为"慢性支气管炎、慢阻肺、肺心病"，经中、西医多种药物治疗仍难以阻止病情发展。本次因入冬天寒受凉感冒而诱致急性发病，咳嗽、气喘、胸闷加重，用氨茶碱、抗生素类药无明显效果。现症：咳喘不能平卧，咳白色泡沫痰，量多难以咳出，胸胀气急，语声低微，心悸、心慌，怕冷，四肢欠温，下肢浮肿，按之凹陷。面唇青紫，颈静脉怒张，桶状胸，杵状指，双肺满布湿啰音，纳食尚可。舌质紫，苔白，脉沉细数无力。证属阳虚水泛，痰饮阻滞。治宜温阳利水、化饮平喘。用方：茯苓12克，白术12克，白芍12克，制附子（先煎）15克，桂枝12克，生姜3片，人参9克，丹参12克，黄芪20克，葶苈子9克，紫苏子9克。3剂。

4月6日二诊：3剂药后，咳喘、气短好转，能平卧，浮肿略减轻，心悸、心慌次数减少，精神好转。原方加猪苓15克、防己15克，黄芪改25克。5剂。

4月20日三诊：症状改善显著，无明显心慌、心悸，下肢浮肿消失，稍有胸闷、喘息，纳食、二便均可，肺部闻及散在细小水泡音，舌苔薄白，舌质紫，脉沉细。因此病由来已久，故补肾纳气，治其根本。方用：熟地黄12克，山药30克，补骨脂12克，五味子12克，黄芪30克，代赭石12克，地龙12克，丝瓜络9克，葶苈子9克，露蜂房9克，款冬花30克，法半夏9克，茯苓9克。6剂。

4月26日四诊：喘息不著，咳嗽及痰量很少，体力明显增强，可散步活动。效不更方，嘱其按方继服。

2017年5月21日随访，经上述治疗后，喘咳很少发作，偶有感冒诱发，程度亦轻。此期间间断服上方共52剂。

按：本案因外感急性发病，内因肾阳不足，水不化气，停而为饮，寒饮射肺则咳，饮溢于肌肤则肿，蒋老取真武汤温阳利水，肾阳壮，水饮去，诸症大减。由于此病正虚，痰浊潴留，气滞血瘀，久病入肾，"虚"与"瘀"互结，给予补肾纳气、降气定喘之剂，虚瘀并顾，正胜邪达。

【案3】肖某，男，68岁。1990年4月1日初诊。

患慢性支气管炎20多年，慢性阻塞性肺气肿10年多，肺心病1年多。现症：喘咳，气短，动则甚，吸气性困难，痰白黏不利，痰量20毫升/天，有咸味，口干，纳欠，便干，尿畅，或腰酸困，下肢不肿。舌质暗红，淡黄白苔，脉沉弦。有慢性胃炎史。辨证为：肾虚不纳、痰饮喘咳。治宜补肾纳气、化痰平喘、止咳活血。选补肾定喘方（经验方）加味：熟地黄12克，炒山药10克，补骨脂10克，丝瓜络9克，五味子9克，炙黄芪15克，葶苈子12克，炙麻黄9克，炒地龙10克，代赭石15克，露蜂房9克，炙款冬花30克，炙紫菀30克，金银花12克，麦冬9克。水煎，每日1剂，早、晚分服。共4诊服药24剂，症状基本得到控制，改丸药调理。

按：肺主出气，肾主纳气，一出一纳，呼吸乃成。本例始为咳嗽，病浅在肺；继则喘咳，病深入肾。故而气短、吸气困难，动则为甚；咳痰，其味咸，腰酸且困，此肾虚不纳、痰饮喘咳之为患也。治疗此等虚实夹杂证，选用蒋老自创经验方补肾纳气以扶正固本，化痰平喘、止咳活血以治其标，药证相投，疗效自著。

╱ "呼吸四病"防治规律集萃 ╱

蒋老曾领导"呼吸四病"研究组对感冒、支气管炎、阻塞性肺气肿、肺源性心脏病四病进行了13年的研究，取得了有效的研究成果。其经过70多年的临床实践，深谙此类病的诊治。这里仅就其在防治研究中摸到的一些规律做一简介。

1. 加强锻炼，增强体质，是防治"呼吸四病"的根本途径

感冒是造成或诱发支气管炎、阻塞性肺气肿、肺源性心脏病的罪魁祸首，因此防治感冒是防治三者的根本途径。人们之所以患感冒，又是人的有机体与内、外环境一系列矛盾的结果，尤其是内环境矛盾的结果。蒋老通过对300例患者的病因进行统计，发现有呼吸道病史者占69.3%，有全身性疾病史的占52.3%，有"虚象"的占84%，慢性支气管炎并肺气肿有"虚象"的占98%，有过敏史及过敏性疾患史的占45.3%；发病诱因是受寒、感冒，首次、复发均占62.2%，吸烟为5.2%~7.1%，本身因素（如病后、产后、劳累、精神因素、过敏等）首次为27.1%，复发为23.7%；发病季节，冬秋发病首次为66.3%，复发为62.9%；吸烟的占59.7%；46岁以上的占52%。可见呼吸道疾病、全身性疾患，造成身体虚弱，抵抗力低下，加上过敏状态、年龄因素（都与体弱有关），在秋、冬寒冷季节，一旦感冒即可能诱发支气管炎、阻塞性肺气肿、肺源性心脏病。这说明"呼吸四病"的发生、发展、转归，与整个机体的抵抗力强弱有密切的关系。凡人体抵抗力降低时，尤其是肺的抵抗力降低时，极容易致病，且易发展加重。反之不易患病，患了病也易痊愈。所以，加强锻炼，增强体质是防治"呼吸四病"的根本办法。对于老年或体弱者，药物预防也是一个不可缺少的方面。蒋老临床用药物防治的有效方法如肺虚易感服玉屏风散、脾虚服补中益气汤、肾虚服河车大造

丸等，这些都是扶正培本的方法；治疗感冒要辨风寒、风热，而治以辛温、辛凉，还要辨虚人感冒（阴虚、阳虚、血虚、气虚）及兼夹等证；三白汤（白菜、葱白头、白萝卜）、贯青饮（贯众、大青叶）是简便的办法，可根据条件选用；二黄一矾煎（黄连、黄柏、枯矾）是滴鼻的简单偏方。总之对感冒的防治，要重视体育锻炼，增强体质，辨证施治，扶正培本。

2. 扶正培本，是防治"呼吸四病"的关键

感冒、支气管炎、阻塞性肺气肿、肺源性心脏病防治以"未发以扶正气为主，既发以攻邪气为急"为总则。"邪之所凑，其气必虚""偏虚之地，即是容邪之处。"究竟虚在哪里？蒋老临床统计的结果是脾虚的占58.7%，肺虚的占71%，肾虚的占79.3%。由此支气管炎、阻塞性肺气肿、肺源性心脏病的标在肺，本在脾、肾，"治病必求其本"。蒋老在临证治疗时重用补气升阳、固表止汗的黄芪及补气养阴的山药以扶正培本。黄芪有抑菌、强心、利尿、降压、扩张血管、改善血行、抑制肾炎蛋白尿、防止肝糖原减少、抗疲劳类生殖激素等作用；山药则含三大营养素及胆碱精氨酸。因此获得了90%以上的疗效。久病（久咳喘）多虚，虚是支气管炎、阻塞性肺气肿、肺源性心脏病的主要矛盾，而虚的脏腑关乎肺、脾、肾，蒋老主张培补肺、脾、肾，以防治感冒、支气管炎、阻塞性肺气肿、肺源性心脏病。扶正培本也应辨证施治，临床上，肺、脾、肾也不一定都虚，如果有两脏以上虚，需分析各自虚的程度如何。蒋老常用扶正培本药物，补肾纳气以二地、五味子、冬虫夏草、核桃仁等为好；养阴润肺以沙参、麦冬、十大功劳

叶等为优；补气健脾以黄芪、党参、山药等为佳。

3. 辨证施治是防治"呼吸四病"的方面

蒋老认为辨证施治要五辨，一辨内伤、外感确定病因，二辨本脏、他脏知道病位，三辨咳嗽、痰饮、哮喘抓住主证，四辨寒热虚实了解病性，五辨标本缓急提出防治原则和方法。咳、痰、喘、炎为"呼吸四病"的临床表现。在各个阶段，如急性发作期、迁延期，是标实本虚，或是本虚标实，其标本虚实各自的程度可能是多种多样的；在缓解期，是本虚标（轻）微，或者纯是本虚。在咳、痰、喘、炎四症中，就多数患者看，以痰为主，因痰而咳，因痰而喘，因痰而炎症滋蔓。但在某些患者中，或者是咳，或者是喘，或者是炎为主。蒋老的经验是喘重体壮属寒者，用洋金花能加速气喘的控制，提高疗效，用量以0.3~1.5克为好，虽然洋金花有明显的不良反应，但疗效是肯定的；治实喘除上述外，还有地龙、麻黄；虚喘以参、芪、五味子、补骨脂、冬虫夏草等；镇咳以款冬花、杏仁、百部等；祛痰以瓜蒌、白芥子等；消炎以金银花、连翘、地丁、板蓝根等。古人认为咳喘多由痰饮引起，痰饮病久结成窠囊，因此提出要根治它，必须要除痰饮宿根。清朝的张璐所拟去痰饮宿根的三建膏贴肺俞的办法，沿用至今仍然有效。如气管炎的病理变化特点主要是支气管壁的黏液腺腺泡增生变大，分泌亢进，黏液增多。因此，可通过各种办法（如外贴、内服药除痰宿根），使增生的黏液腺腺泡恢复正常，痰的分泌减少，从而改善肺的通气功能，避免细菌滋长。肺局部病变是全身病变的局部表现。蒋老常说"见痰休治痰"，不要以为有痰，就泛用一般的祛痰药。要治好病，就要找出产生痰的根源。中医理论有"脾为生痰之源""肾虚水泛为痰""肺气不化水津而为痰"等说，因此，要除痰饮宿根，就应针对脾、肺、肾各脏的问题而采取相应的措施。又如阻塞性肺气肿大多数表现为肾不纳气，但也有实喘证患者，实喘其治主要在肺，治以祛邪利气，解其外邪，则其喘自平。再如肺源性心脏病虽五脏俱虚，但以脾、肾为主，始为阳虚，继则阴阳两虚，终则阴阳欲绝是始终存在的根本矛盾，血瘀是主要的病理环节，痰饮、外邪是脏虚基础上产生的标证。因此辨证在防治"呼吸四病"的重要性是不可忽视的。只有在精准的辨证下立法施治才能取得显著疗效。

4. 活血化瘀是防治"呼吸四病"的有效方法

中医学认为"病久入络"，先贤也有"久病必瘀""怪病多瘀"之说。血液凝滞则为瘀，津液煎熬而成痰，身体康健，则津、血相互为用，而病患之人，则瘀、痰相互为虐。蒋老认为"呼吸四病"如有痰液停滞，可影响血液运行，血液瘀阻，亦可导致痰凝难化，故治痰可兼顾化瘀。在支气管炎、阻塞性肺气肿、肺源性心脏病的防治中，运用桃仁、当归、丝瓜络、地龙等药活血化瘀，以使气血生机，促使痰消饮散。不过在运用这一方法时，要注意邪正、标本、气血盛衰的辨证关系。

/ 医话漫谈 /

蒋老一生都沉浸在中医科研、教学、诊疗上，对中医、中药有其独到的见解。笔者多年跟随蒋老临证学习，耳提面命，总结为以下内容。

1. 运用运气学说要结合实际

运气学说，是中医学重要的基本理论之一。过去应用时有验者有不验者，验者褒之，不验者贬之，深究其原因，在于是否结合实际。五运六气的运行规律是就整个地球而言，可是地形、地貌千差万别，正如《素问·五常政大论》中说："地有高下，气有温凉，高者气寒，下者气热。"《素问·六元正纪大论》中也说："至高之地，冬气常在，至下之地，春气常在。"所以应用时，一定要因时、因地、因人而异，不能硬搬教条。同时，要密切结合患者体质（《黄帝内经》有阴阳二十五人）的强弱、素禀的厚薄、病证的实际，否则，胶柱鼓瑟所带来的不验不在运气学说本身，而在于应用者脱离实际的不恰当应用。

2. 舌中异常的观察

蒋老在多年的临床工作中，观察到许多患者的舌中心有一异常现象，即有一分硬币大小的类圆形，与四周边界较清楚，其苔或薄白，或白，或偏红无苔，或有裂纹，总与四周不同，而且往往患者当前或过去有胃炎、胃与十二指肠球部溃疡病史，随着治疗过程中病情的显效或治愈，此异常现象也恢复正常。

3. 动物药、植物药、矿物药的药效谱

据初步统计，中药有一万多种，其中以植物药最多，动物药次之，矿物药再次之。然而，从药效谱的宽窄看，从不良反应的大小看，从最能适合人体看，蒋老认为以动物药居首位，植物药次之，矿物药垫底。这是因为在亿万年的进化中，三者与人贴近的程度也依上序。在漫长的进化中，各种有效成分和谐相处，进化程度越高，和谐的程度越大，不良反应越小，反之，进化程度越低，和谐的程度越小，不良反应越大。这也说明了大多数的中药无不良反应，即使有也较小，西药（多为提取或合成的单体）的不良反应多且大，从进化和谐的角度看，两者是不可同日而语的。

4. 毒性药物应用的前景

中医学认为：人参虽补，滥用便成毒药，砒霜虽毒，用当也是良药。临床中屡见有人滥用人参，长期大量服用导致神经系统及心血管系统不良反应者，而顽固性哮喘、白血病用适量的砒霜治疗效果良好。蒋老说：民间所说的"是药三分毒"，是为辨证错误，药不对证，便是毒了。

此言毒药，指中药学上明文记载者，如"有小毒""有毒""有大毒"一类的药物。初步统计《中药大词典》中，这

类毒性药物有525种之多。药有毒与否，应辨证地看。

在临床上运用毒药治病的实例并不少见，就拿"十八反""十九畏"来说，仲景在《金匮要略》中治留饮用甘遂半夏汤，"欲其一战而留饮尽去"。《本草纲目》记载四方甘遂、甘草同用治四种病，甘遂外敷，甘草内服，这种相反配伍，取其"相反相成"。蒋老治瘰疬病"痰核"，也经常海藻配甘草，其效良捷。古方感应丸，巴豆与牵牛同剂；古方治经闭，用四物汤加人参、五灵脂；东垣的理脾胃、泻阴火的交泰丸中，用人参、皂荚等。这种"相激而相成""畏而不畏""恶而不恶"的理论是可以同用的。《普济方》及《全国中成药处方集》中，含有"十八反""十九畏"等的处方，多达782条。

对于许多顽难杂症，用平和药无效时，不妨考虑使用具有毒性的药物。蒋老治疗顽固性哮喘、癫痫，多用洋金花或甘遂；治肿瘤、顽癣常用全蝎、蜈蚣；顽固性癫狂用甘遂；顽固性痰饮咳喘用芫花；面瘫年久用生南星、生半夏、生附子，常收意想不到的效果。

综上所述，治疗许多顽难杂症时，毒性药物的选用是可收到良效的。但毒性药物使用中出现一些反应也是自然的，所谓"药不瞑眩，厥疾不瘳"。因此在使用时要慎重，要特别注意毒药的炮制、配伍、剂量、煎法、服法等，一般从小剂量开始，并要密切观察病情，总之，安全一定要放在首位。

5. 大方大剂不可偏废

通常而言，一般提倡小方小剂，所谓"四两拨千斤"是也。这样不仅节省药物，而且节约费用，肯定深受广大患者的欢迎。但是，在某些特殊情况下，如病情复杂、顽难杂症，用常规小方小剂治疗无效的情况下，蒋老往往使用大方大剂治疗。或病因、病机、病情等繁杂，主证头绪多，主要矛盾与次要矛盾难分伯仲，患者深感痛苦的症状多，病机邪正交争相搏、寒热虚实错杂纠结、痰饮血瘀胶结难驯、升降出入迎废等，治一遗一，治二遗二，治三遗三……皆非其治也，蒋老用大方大剂多管齐下，多途合围，自可收功。

在使用大方大剂时，蒋老说要抓主要矛盾，分清主次缓急，组方也有君、臣、佐、使之别，绝非乌合之众乱凑药味可比，否则，群龙无首，彼此抵消，虽大何益！要注意剂量逐步递加，不可猛然陡增用量，尤其老人、小儿、体弱患者，更应小心。

6. 内科为各科基础论

中医学古时分为13科，现在一般分为内科、外科、妇科、儿科、眼科、耳鼻喉科、针灸科、推拿科等。各种理论虽来源于中医学的基础理论——阴阳五行、天人相应、运气学说、藏象理论、辨证论治等，但各科应用这些基本理论时，又各有所侧重，其技术的内容也各不相同，一个人的精力有限，分科便于"术业有专攻"，但是作为各科的最大科——内科，由于病症种类繁多，病因病机复杂，病之诊治法多，其理论与技术又相应的多种多样，文献也是汗牛充栋，所以蒋老强调不论在何科，内科是各科的基础，学医要先精通内科，只有具备了扎实的内科基础，再精修某科，才会事半功倍。

7. 中医临床疗效的判断

蒋老认为中医临床疗效的判断，是对医者辨证论治、理法方药的判定。因此，准确判断患者临床症状的变化，对之后的诊疗能起到重要的参照作用，使得辨证及遣方用药更加精准。

一般而言，经中医诊疗处理后，临床症状减轻（或改善）三分之一就算有效。如头痛，经治疗后，头痛的程度有所减轻，范围（面积）有所缩小，时间有所缩短，性质有所改善，具有一条或数条者，均可认为有效（其他各种症状、体征、证候均可类推）。

在多数情况下，要根据中医学的理论，才能做出正确的疗效判断。以发热为例：晚上发热转为白天发热者为轻，下午发热转为上午发热者为轻。转为白天或上午发热者，虽温度高些亦认为减轻，此乃阴出于阳也。又如皮肤病、痛证、发斑等，从局限变为不局限或从不局限转为局限，均属减轻，此正气逐邪，表现为吉。若病情从躯干转向四肢为轻，正胜邪也；假使病情从四肢转向躯干、心胸为凶，邪攻心也（如脚气冲心）。不少疾病，在服药后症状暂时有些"加重"也不一定是坏事，说明药已中病，正与邪争。只要脉象（慢性病）、舌象（急性病）不出现坏的改变，那就可继续服药。总而言之，中医治病的疗效判断，只有遵循中医学的理论，才能做出正确的判断。

专病论治

/ 感 冒 /

感冒是感受风邪，邪犯卫表而出现以鼻塞、流涕、喷嚏、咳嗽、头痛、恶寒、发热、全身不适、脉浮为临床表现的外感疾病。本病一年四季均可发病，以冬、春为多。感冒能引起许多疾病，呼吸道疾患与它有密切的关系。由于气候突然变化，"非其时而有其气"，使人体抵抗力降低，风邪等病邪则乘虚侵入人体而发病。病毒、细菌等病邪是外在致病的条件，而人体正气的虚损则是内在发病的因素，外因通过内因而起作用，正如《素问》所说："邪之所凑，其气必虚。"感冒的病机是：外邪袭表，肺卫受病。风邪等病邪中人，自呼吸道开始犯肺，故其病变部位在肺卫。肺主气、司呼吸。受邪后鼻腔及气管黏膜水肿、充血而导致鼻塞及一系列上焦肺系的症状，如鼻塞、流涕、喷嚏、咳嗽、咽喉疼痛等。肺外合皮毛，职司卫外。外感风寒后，肌表紧束，玄府闭塞，皮肤散热功能失调，出汗机能减退，阳气郁而不发则发热恶寒。表气不通，气血不畅，不通则痛，故有头痛、肢体酸痛等症。

一、临证体会

蒋老认为，根据感染邪气的不同及证候的差异，感冒分风寒（体质偏寒者易感风寒——鼻病毒，临床表现为风寒证）、风热（体质偏热者易感风热——流感病毒，临床表现为风热证）二证，治疗上就有辛温、辛凉之分，对于特殊情况如虚人感冒，兼夹诸证者，也应一一通晓。

对于气虚感冒者，用药忌大剂量发汗之品，以免出汗过多，气随津脱。

对于年老体弱者，蒋老提出以预防为重。肺虚者，用玉屏风散；脾虚者，用补中益气汤；肾虚者，用河车大造丸。冬春风寒当令季节，可服贯众汤（贯众、紫苏、荆芥各10克，甘草5克）预防。夏季暑湿当令季节可服藿佩汤（藿香、佩兰各5克，薄荷1.5克，鲜者用量加倍）。

二、医案存真

【案1】谢某，女，61岁。2006年3月6日初诊。

3月5日晚发热，体温38.2℃，咳嗽，咽肿痛，今晨体温38.1℃，小便黄。舌红薄，苔黄，脉浮数。中医诊断为风热感冒，治宜辛凉解表。用方：桑叶9克，菊花15克，牛蒡子9克，连翘12克，桔梗9克，芦根9克，竹叶6克，生甘草6克，淡豆豉12克，薄荷（后下）6克，葱白（后下）二寸。

3月8日二诊：连服2剂后热退，体温36.2℃，咳嗽减轻，但咽干、痰黏，咳吐不利。舌脉平。感冒基本已愈，照上方加橘红9克、知母6克。2剂药后病愈。

按：本例乃风热之邪外伤皮毛，内伤肺络，用辛微凉苦之剂桑菊饮合葱豉汤辛凉透表，宣肺化痰则平，蒋老二诊加知母者意在清肺胃之热。

【案2】刘某，女，45岁。1967年10月8日初诊。

感冒3天。曾服多种药物无效。现症：发热恶风，汗出头痛，身酸痛。舌红，苔薄白，脉浮缓。中医辨证：感冒（风寒袭表）。治法：解肌和营。方用桂枝汤（《伤寒论》方）：桂枝9克，白芍9克，炙甘草5克，生姜3片，大枣3枚。1剂，遵仲景服法。当晚趁热服药后，又进小米稀汤一碗，覆被，即周身，微似汗出，顿觉身爽，尽剂而愈。

按：该患者素体营卫不和，以致外邪乘虚入腠，虽投入中、西药物，终无一效，后蒋老予桂枝汤一剂即愈。关键在于辨证精准，服药得法。

【案3】赵某，女，58岁。2007年6月13日初诊。

昨日午后发热，头晕、头痛，自服感冒药，汗出热退。今日复发热，头晕，身倦，胃脘疼痛，口苦，不思饮食，时呕，大便干燥，小便微黄。舌红，苔白厚腻，脉濡滑数。属外感风寒、内伤湿滞。宜解表和中、理气化浊。藿香正气散合葱豉汤：藿香15克，大腹皮9克，紫苏叶6克，竹茹12克，滑石30克，茯苓12克，厚朴6克，白蔻仁6克，神曲12克，淡豆豉9克，葱白（后下）二寸，甘草4.5克。

6月15日复诊：服2剂后热退，诸症皆减，呕吐、头痛除，纳食尚可，腹胀痛，大便不畅且量少。舌质红，苔白厚腻见减，脉沉滑。表邪已解，内湿未攘。治宜调脾和胃，行气化湿。用方：苍术9克，厚朴9克，法半夏9克，陈皮6克，甘草6克，枳实6克，莱菔子9克，神曲9克，生姜3片。

10月13日追访：服上药3剂后病愈。

按：患者素有胃痛之疴，脾胃失其健运，湿气容易滋生，偶有外感，极易内外合邪，蒋老常说"最虚之处，即是容邪之处"，本例属感冒夹湿，治宜先祛外邪，继而调脾和胃、行气化湿，则药到病除。

/咳　嗽/

咳嗽是肺失宣降，肺气上逆作声，或伴咳吐痰液。多种疾病如感冒、哮喘、痰饮、肺痈、肺痨等都可以引起咳嗽，其他脏腑受邪，也可影响肺而致咳，因此有"五脏六腑皆令人咳，非独肺也"一说。咳嗽病位在肺，与肝、脾有关，《证治准绳》说："咳谓无痰而有声，肺气伤而不清也。嗽谓无声而有痰，脾湿动而为痰也。咳嗽是有痰而有声。"咳嗽病久及肾，王肯堂云："肺为气之主，肾为气之本。"若肾虚不能收气归元，则气奔逆而上发为咳嗽。所以，咳嗽的治疗当分清脏腑、标本、轻重、缓急。

一、临证体会

"治上如羽，非轻不举。"蒋老用药心得是：治外感表证咳嗽，药不宜静，静则留连不解，变生他病。忌寒凉、收敛，当以辛甘散邪。治内伤证咳嗽，药不宜动，动则虚火不宁，燥痒愈甚。忌辛香燥热，当以甘寒润肺。

蒋老在痰的辨证上颇有经验。痰白色者为寒，黄色者为热。风泡者有风，清稀者为饮，稠浊者为痰。痰滑者脾所生，以南星、半夏之属燥之；痰涩者肺燥热，以瓜蒌、杏仁之属润其燥。王节斋谓："因咳而有痰者，咳为重，主治在肺。因痰而致咳者，痰为重，主治在脾。"痰冷者为寒证，用干姜、细辛等温之；痰热者为热证，用黄芩、栀子等清之；痰苦味者有火，用桑白皮、黄芩泻之；痰咸者肾虚，用熟地黄、五味子纳之。

新病无痰（或少痰）者，不是燥邪，便是寒凝，前者辛润之，后者温化之。久病无痰（或少痰），不论外感、内伤，都是热郁火炎，俱宜开郁润燥，以久咳多燥，肺喜润恶燥故也。

不可见咳止咳，治病必求于本。肺痰宜宣，脾痰宜燥，肾痰宜补，心痰宜清，肝痰宜平。

二、医案存真

【案1】李某，男，56岁。2008年1月28日初诊。

咳嗽2月余。2007年12月因感冒引起咳嗽至今。现症：咳嗽，以晨起为著，痰量多，晨起鼻塞，饮食正常，二便调。苔薄白，脉大按之无力。胸透检查：两肺纹理增粗。属肺虚寒咳证，治宜温肺益气、止咳化痰，兼通血络。用经验方：黄芪30克，山药30克，紫菀15克，远志9克，川芎9克，炒白芍6克，白芥子12克，红花9克，干姜9克。

2月1日二诊：4剂药后诸症明显好转，晨起还有鼻塞。舌质淡，苔薄白，脉弦大无力。照一诊方加苍耳子12克、黄连9克，干姜改生姜3片。

2月5日三诊：再进4剂，咳嗽及痰量较前明显减少，鼻塞愈，食、睡佳，口稍干。舌质淡，有齿痕，苔薄白，脉无力。照二诊方巩固。

按：《经》云："肺主皮毛""肺之变动为咳。"故感冒外邪，肺先受之，受之则咳，然"邪之所凑，其气必虚"，肺虚不能输精于皮毛，卫外不固，故易感外邪。何以得知为肺虚？鼻塞、脉大无力是也。《金匮要略》："病痰饮者，当以温药和之。"故蒋老重用黄芪、山药、干姜，一以温补肺气，一以温脾化痰，紫菀、远志止咳化痰，白芥子祛痰利气，红花、川芎活血理气，白芍和阴敛气。凡肺虚寒性咳嗽，蒋老用之良效。

【案2】武某，女，50岁。2008年3月13日初诊。

反复咳嗽10余年。每年春天易犯，平均每年咳嗽1个月左右。现咳嗽1周，痰白量多，痰或带血，胸憋气喘，口干且苦，不思饮水，食欲不佳，大便干秘，小便黄色，眼糊，头晕，心慌，失眠，全身乏力，腰困。舌苔白微黄，脉弦细。胸透检查：右肺上部可见纤维索条状阴影。属痰热壅肺证。治宜清肺止咳化痰。用经验方：连翘9克，黄芩9克，白茅根30克，瓜蒌12克，桑白皮12克，前胡12克，杏仁6克，款冬花30克，紫菀15克，贯众15克，旋覆花（布包）9克。

3月15日二诊：服上药2剂，咳嗽明显减轻，痰白已无血，且痰量减少一半，气喘也减半，口不干，精神较前好转，二便正常。舌质稍红，苔微黄，脉沉细。效不更法，照上方4剂病愈。

按：肺有痰热，易在春季招引外邪而发病。其临床表现为痰热壅肺。本例属慢性支气管炎急性发作。方中连翘、黄芩有清肺解毒之功，令热清膝闭，邪无由入，杏仁苦降，平喘止咳；前胡降气，清肺化痰；旋覆花降气消痰，故使气降肺肃，喘咳平复。肺为娇脏，喜润恶燥，款冬花、紫菀温润止咳祛痰，瓜蒌清润化痰下气，肺得润养，诸症自然冰释。原清热宣肺方中有麻黄，蒋老去之，意在不欲辛温助热扰动血络，加甘寒之白茅根清热生津、凉血利尿，桑白皮泻肺平喘、利水肃肺，变宣肺而为肃肺，更有利于肺热得清、肺气得肃、肺窍得润。

【案3】王某，女，45岁。1977年5月28日初诊。

咳嗽痰多5~6年，身肿胀3天。平时痰多，用四环素、土霉素等治疗，效果不显。现症：痰白量多，易嗽出，或有寒热往来，汗出，口不干，近些日来纳呆，大便正常，小便短急，腰稍痛，自感全身肿胀，全身关节疼。舌淡，有齿痕，苔薄白，脉左弦细、右沉细。查体：双下肢胫骨内侧指压痕（－）。实验室检查：尿常规（－）。胸片：双肺未见异常。辨证：咳嗽（脾虚痰湿）。治法：健脾燥湿、祛除痰湿、运通血络。经验方：白术9克，苍术9克，党参9克，茯苓皮15克，红花9克，川芎9克，法半夏9克，白芥子12克，炒莱菔子12克，款冬花30克，柴胡9克，黄芩6克。2剂。

5月31日二诊：诸症减50%以上。效不更方。

按："脾为生痰之源"，本例患者痰量多、纳呆、身肿胀，据其舌脉，蒋老断定此脾虚生痰无疑，用健脾祛痰之剂而取效。

【案4】苗某，女，60 岁。1989 年 10 月 5 日初诊。

咳嗽、咳痰7个多月，病起于3月份胃痛后。刻下：咳嗽，咳痰白黏，痰量30毫升/天，口干且苦，后背怕冷，恶冷饮食，余正常。舌质红，苔薄白，脉左沉细、右沉滑。胸透：肺纹理增重。辨证为：肺脾虚寒、痰壅于肺。治宜温肺健脾、化痰止咳。选经验方加减：炙黄芪12克，炒山药15克，桃仁9克，红花6克，炙款冬花30克，炙紫菀30克，炒白芍6克，干姜3克，白芥子15克，炒黄芩10克。水煎两次，早、晚分服。4剂。

10月19日二诊：药后基本不咳嗽，痰量减半。上方加胆南星15克，再进6剂，症平。

按：胃属土，生肺金，肺气充沛，腠密窍固，外邪无由入腠，今胃病不能（或少）生肺金，肺气索然，外邪乘虚入腠，"肺如钟，撞则鸣"，咳嗽乃作。胃失运降，痰涎由生。故蒋老诊疗时，一方面温肺健脾胃以治痰嗽之本，另一方面化痰止嗽以疗痰嗽之标，标本同治，收效当捷。

【案5】段某，男，7 岁。2005 年 10 月 4 日初诊。

咳嗽、咽痛3天。从小至今，经常咳嗽、咽痛，还伴随颈双侧淋巴结肿大。现症：咳嗽，咽痛，咳嗽白天多，饮食一般，二便正常。舌质暗红，苔薄白，脉右寸弦滑。查体：双侧扁桃体Ⅱ°肿大，咽部充血；颈两侧淋巴结成串肿大，小者如大黄豆，大者如枣核大小，按之疼痛，推之略移。两肺呼吸音粗糙。诊为慢性喉蛾急发、慢性颈侧瘰疬急发、慢性咳嗽急发（痰热壅肺证）。西医诊断：慢性扁桃体炎急性发作、慢性颈侧淋巴结炎急性发作、慢性支气管炎急性发作、反复上呼吸道感染。治宜清热宣肺、化痰散结法。选清热宣肺方（经验方）加味：连翘9克，炒黄芩9克，前胡12克，瓜蒌9克，炙款冬花20克，炙紫菀20克，杏仁9克，贯众6克，旋覆花（布包）8克，川贝母9克，猫爪草25克，鸡内金15克，炙甘草6克。水煎两次，得药液100毫升，每天早、晚分服。

10月9日二诊：服上方4剂咳嗽减轻，昨晚略气喘，颈双侧瘰疬普遍缩小、变软，上方除猫爪草、炙甘草剂量不变外，余均加量，并加牛蒡子20克、乌梅6克、炙黄芪8克、锦灯笼15克、青果12克，去旋覆花。

10月13日三诊：上方服3剂，咳嗽与咳痰显著减少，纳食欠佳，大便正常，扁桃体Ⅰ° 肿大，咽部充血消失，颈侧瘰疬又进一步缩小、变软，两肺呼吸音粗糙明显减少。照上方再进。至12月25日，13诊共服药79剂，症、舌、脉平稳。两肺（－），扁桃体正常，颈侧瘰疬消失。随访两个多月，反复上呼吸道感染基本得到控制。

按：蒋老诊治此种病例较多，喉蛾、颈项瘰疬、咳嗽、易上感四种病证交叉反复发病，互为因果，彼此影响，严重影响儿童的身心健康、发育与学习。考虑此种病情，乃小儿脏腑脆弱，正气不充，抗病力低下，食生冷过多，迁延失治所造成。因此，治疗上对病情要有针对性。方中以黄芩、连翘、贯众清肺之郁热为主；杏仁、前胡、牛蒡子、川贝母、旋覆花、炙款冬花、炙紫菀宣肺润肺，止咳化痰，炙黄芪益气固表，乌梅敛肝息风，炙甘草调中和药同为辅；锦灯笼、青果清咽利喉除浮游之火，重用猫爪草软坚散结共为佐使。方药对证，坚持治疗，病根可除。

/ 哮 病 /

哮病是一种反复发作以喉中有哮鸣音，呼吸气促困难，甚则喘息不能平卧为特征的疾病。哮病夙根是痰浊内伏，主要在于脏腑阴阳失调，素体偏盛偏虚，对津液的运化失常，肺不能布散津液，脾不能输化水精，肾不能蒸化水液，而致凝聚成痰，若痰伏于肺则成为潜在的病理因素。哮病发作时的基本病机为"伏痰"遇感引触，壅塞气道，使肺气宣降失常，引动停积之痰，而致痰鸣如吼，气息喘促。

产生痰的原因很多，由于痰为津液败浊所成，而脾主饮食水谷的精华与水湿运化，《医宗必读·痰饮》："脾为生痰之源，肺为贮痰之器。"除脾运失健外，外感风寒、饮食不节、吸烟熏灼、愤怒忧思、病后失摄都可产生痰浊。痰浊久留人体不去，使得正气逐渐虚弱，脾土虚弱则新痰日生，肺气耗散，卫外不固，又易致外邪入侵。但又内、外因均可致痰动气阻，壅于肺系，使肺气不得宣发于外，又不能肃降于下，上逆而为喘息迫促，而哮鸣作声。

若哮病反复发作，肺虚不能主气，气不化津，痰浊内蕴，脾虚不能化水谷为精微，上输养肺，反而积湿生痰，上贮于肺，肾虚精气亏乏，摄纳失常，则阳虚水泛为痰，或阴虚虚火灼津生痰，上干于肺，而致肺气升降失司。由于三脏之间的交互影响，可合而同病，表现为肺、脾、肾气虚及阳虚，或肺、肾阴虚。严重者因肺不能调节心血的运行，命门之火不能上济于心，则心阳亦同时受累，甚至发生喘脱危候。

一、临证体会

蒋老深以为"未发以扶正气为主，既发以攻邪气为急"是本病的治疗总则。哮病发作时要从肺豁痰利气，根据证候寒热，或宣肺散寒，或宣肺清热，或温清并施，或祛风涤痰，或扶正救脱；缓解时要从肺、脾、肾除痰饮宿根。肺虚易受外邪侵袭而诱发急性发作，脾虚运化失权，水湿内停，痰湿蕴积，肾虚不纳气而作喘，要区别不同证候，或补益脾、肺，或肺、肾双补。

治疗此病，蒋老注重了解家族史，认为哮病与先天禀赋有关，家族中大多有哮病史。如患顽固哮病，年幼或痰多者宜健脾，年老或肾虚者应补肾。

哮病伴有黄痰者，白细胞增高，蒋老常用清热解毒药如金银花、连翘、蒲公英、紫花地丁、黄芩、黄连、大黄等，这些药物具有抑菌、广谱抗菌作用，效果较好。

哮病胸部X线检查所见的炎性片状阴影，吸收较为缓慢，蒋老加入活血药物于相应的证候方剂之中，帮助炎症吸收。近代研究表明活血药能扩张血管，增加血流量，有促进炎症吸收的作用。

哮病的发作常有明显的季节性，一般发于秋初或冬令者居多，其次是春季，至夏季则缓解，但也有常年反复发病者。蒋老常嘱此类患者平时应注意预防，还可服用切合具体情况的扶正固本中药（蒋老经验方扶正培本丸），以增强机体抗病能力，减少发作。

二、医案存真

【案1】史某，女，64岁。1989年11月12日初诊。

感冒后引起咳嗽、气喘加重两个月。经常咳喘3年余。现症：咳嗽，喉中有哮鸣音，喘而气粗，痰白黏不利，口干、苦，纳欠佳，大便干，全身不适。舌质红，苔黄，脉滑。胸透：两肺纹理增重。辨证为：痰热壅肺、肺失清肃。治宜清热化痰、宣肃肺气。选清热宣肺方（经验方）加味：连翘9克，黄芩9克，瓜蒌仁15克，前胡12克，炙款冬花30克，炙紫菀30克，杏仁10克，贯众10克，旋覆花（布包）9克，葶苈子（布包）10克，炮鸡内金10克。水煎两次，早、晚分服。6剂。

11月19日二诊：咳、痰、喘减轻40%~50%，再进12剂，诸症消失。

1990年8月随访，平安，未再患。

按：素有旧痰，感冒引发。症见咳嗽，痰黏，气喘，口苦，便干，苔黄，脉滑等一派痰热壅肺、肺失清肃之象。蒋老的经验方用于哮病的急性发作期同样有效。方中用黄芩、连翘、贯众清肺肃肺，前胡、杏仁宣肺散风宁嗽，旋覆花下气行水消痰，炙款冬花、炙紫菀润肺止咳祛痰，瓜蒌仁清润化痰下气。肺气得清、得宣、得降、得润，外邪一扫殆尽，咳、痰、喘诸症皆消。

【案2】胡某，男，47岁。1972年9月5日初诊。

气喘4年，咳嗽6年。现症：气喘，喉中有水鸡声，吸气困难，心慌，气短，不能平卧，咳白色泡沫状痰，300毫升/天，下肢浮肿，食纳减少，口干、苦，善饮不解渴，便干，尿黄。舌质暗红，苔白腻水滑，脉滑数。查体：唇发绀，杵状指，桶状胸，叩诊过清音，心音遥远，呼吸音减弱。胸透：两肺重度肺气肿，肺A段明显隆起，右室轻度增大，双侧胸膜粘连，诊断：慢性肺源性心脏病。辨证为寒水凌心证。予真武汤加减：制附子（先煎）12克，茯苓12克，人参6克，白术12克，白芍9克，五味子9克，补骨脂9克，葶苈子12克，

9月8日二诊：服2剂，痰量减少，咳喘减轻，浮肿渐消，能平卧安睡。舌苔转薄，脉略滑。上方加桃仁、瓜蒌、薤白、款冬花、黄芪、地龙。

9月13日三诊：5剂药后，咳喘明显减轻，痰亦明显减少，浮肿已消，纳、眠可，二便调。携方回老家服用以巩固疗效。

按：饮邪上凌心肺，故咳喘、气促、心慌、不能平卧，饮邪为患，则咳痰量多，带白色泡沫。湿邪停滞，中焦不化，故食量减少，舌苔白腻而水滑。湿邪下注，致下肢水肿；再兼水饮凌心，胸阳不振，水饮射肺，肃降、布化难行，不能通调水道使下肢水肿，结合脉滑数，知是痰饮上凌心肺。蒋老拟以温阳利水、补脾益肾，标本兼治。

【案3】王某，女，5岁。1976年3月16日初诊。

喘咳反复发作5月多，经多个医院诊为支气管肺炎，多方治疗，时轻时重，这次又于3月10日感冒后咳嗽加重。曾用

中药6剂及红霉素、卡那霉素等，见效不明显。现症：呼吸急促，喉中有哮鸣音，轻度鼻翼煽动，低热，呕吐，纳呆，眠差，二便正常，面色暗黄不泽，两目无神，白睛发青。指纹紫隐至气关，舌质淡红，苔少。听诊：两肺呼吸音粗糙，双肺哮鸣音（++），两肺底水泡音（+），心音稍快。胸透：两肺纹理粗糙。血常规：白细胞12.6×10^9/L，中性粒细胞68%，淋巴细胞32%。辨证：哮病（中气不足、肺有痰热）。西医诊断：支气管肺炎。治法：补中益气、清化痰热。方药：补中益气汤（《脾胃论》方）加味：黄芪6克，白术3克，陈皮3克，升麻3克，柴胡3克，党参3克，甘草1.5克，当归3克，川贝母6克，桑皮6克，金银花6克，杏仁3克，钩藤6克，焦三仙各3克。2剂。

3月19日二诊：药后热退，喘咳减轻，无鼻翼煽动，仍流清涕，呕吐停止，纳食改善，面色略有润泽，目有神。听诊：两肺哮鸣音（+），左肺底水泡音（±）。血常规：白细胞13×10^9/L，中性粒细胞28%，淋巴细胞72%。继服上方2剂。

3月22日三诊：喘咳又进一步减轻，昨日吐出两口黏痰，仍涕多，眼有浓眵。听诊：右肺哮鸣音（+），左肺底水泡音偶闻。照一诊方去川贝母，加款冬花9克。4剂。

6月7日追访，4剂药后即病愈，至今未犯。

按：脾为后天之本，先天不足，有赖后天培养，又脾为肺之本，脾气不足，肺气先病，喘咳反复发作，无有宁时，治病必求于本，本例始终抓住补中益气以治本，清化痰热以治标，标本结合，虽半年缠绵之疾，亦短期治愈。此例为蒋老娴熟运用补中益气汤的案例。

【案4】姚某，女，34岁。1974年7月12日初诊。

患支气管哮喘12年，逢感冒、劳累即发，发作多在5月末至10月之间，每年因哮喘要住院或休息5~6个月不能上班，这次犯病已40天。现症：气喘短息，吸气困难，动则为甚，痰呈白沫状，味咸，量114毫升/天，咳嗽，头痛，口干，纳呆，或有呕吐，全身乏力，背部怕冷，腰困腿软，大便平，夜尿多，面色黧黑不泽。舌质红，有瘀点，苔黄白，脉沉细无力。听诊：双肺满布哮鸣音。胸透：两肺纹理增粗，两肋膈角粘连。血常规：血红蛋白147g/L，白细胞9.7×10^9/L，中性粒细胞89%，淋巴细胞10%，单核细胞1%，嗜酸粒细胞计数0.5×10^9/L（直接法）。辨证：哮病（肾不纳气证）。治法：补肾纳气、降气定喘。方用补虚定喘汤（经验方）：熟地黄12克，山药30克，补骨脂12克，五味子12克，黄芪30克，代赭石12克，地龙12克，麻黄9克，丝瓜络9克，葶苈子9克，露蜂房9克，款冬花30克，法半夏9克，茯苓9克。2剂。

7月16日二诊：吸气困难减轻30%，痰量减少，57毫升/天，咳嗽减轻50%，脉数。听诊：两肺呼吸音粗糙，未闻及哮鸣音。照上方4剂。

1978年1月28日随访，经上述治疗后，哮喘很少发作，偶有发作，程度亦轻，此期间曾间断服上方共52剂，坚持上班至今。

按：哮病乃顽固宿疾，内有壅塞之气，外有非时之感，膈有胶固之痰，三者相合，闭阻气道，搏击有声，发为哮病。然探本求源，蒋老认为莫不与肺、脾、肾有密切的关系，盖胶固之痰的存在是顽固宿疾之根，而痰之产生，多系肺、脾、肾的功能衰弱，不能运行水津所致，所以要根治哮病，非从肺、脾、肾着力不可。本例哮病久发，精气亏乏，肺、肾纳摄失常，气不归元，津凝为痰。给予补肾纳气、降气定喘之剂，即迅速取得疗效。

/喘 证/

喘即气喘、喘息，是以呼吸困难，甚至张口抬肩、鼻翼煽动、不能平卧为特征的病症。《素问·大奇论》中说："肺之壅，喘而两胠满。"《灵枢·五阅五使篇》谓："肺病者，喘息鼻张。"喘证主要是肺和肾病变，如《素问·脏气法时论》中说："肺病者，喘咳逆气，肩背痛，汗出……虚则少气不能报息……肾病者，腹大胫肿，喘咳身重。"除此之外，若病及脾，子盗母气，则脾气亦虚，痰浊内生，上干于肺，或肝气乘逆于肺，均可致肺气上逆而喘。由于心脉上贯于肺，肾脉上络于心，心阳的盛衰与先天之肾气和后天呼吸之气皆有密切的关系。因此喘证也与肝、脾有关，最后可累及心。喘证后期，肺、肾俱虚，则心阳亦虚，不能鼓动血脉，血行瘀滞，面色、唇、舌皆发青紫，汗为心液，心气虚而不敛，则汗液流泄，使心阳更虚，甚则喘脱。

肺主表，外合皮毛。外邪侵袭首先犯肺而引起咳喘。不但外因可以伤肺，而且五脏六腑皆令人咳，非独肺也。肺久病不愈，乃传于脾，脾失健运，水湿内停而生痰，出现咳、痰、喘诸症，肺、脾久病不愈，再传于肾，如肾不能制水，水湿停聚而成水肿。又肾主纳气，摄纳失常，动则气喘。

一、临证体会

患喘证者青壮年多为实证，中老年多为虚证。虚证大多表现为肾不纳气的肾虚喘促，呼吸短促且吸少呼多。蒋老曾对此类300例患者进行调查，发现虚证占84%，其中肺虚占71%，脾虚占58.7%，肾虚占79.3%。喘证属实证者，一般易于见效；虚证之喘，因精气亏损，难以骤复，故治之较难，效果也较差。应在缜密的辨证之下，守方治疗，巩固疗效。

喘证治疗要分虚实。实喘其治主要在肺，治以祛邪利气，解其外邪，则其喘自平；虚喘其治主要在肾，治以培补纳摄，或益肾填精，或温肾壮阳，纳气归元，亦可逐渐痊愈。

喘证多继发于多种急、慢性疾病过程中，因此要了解原发病并积极治疗，以求其本，不可不问缘由而见喘平喘。如气随血脱之喘，当益气固脱；瘀血上冲之喘，当活血化瘀；气郁不舒、肝气横逆之喘，当疏肝理气；饮食积滞之喘，当消导攻下之类。不可一见气喘，便漫投平喘套方，延误病情。特别是大失血或大病后出现呼吸迫促，似断似续，兼见冷汗、足冷者，是脱证危候，应积极抢救，否则立致危殆。

对于久病肺脾肾虚的患者，尤其是有慢性肺系疾病史的老年患者，易因外感诱发，或劳倦过度、情志刺激也可致本病反复发作，难以根治。因此要预防感冒，肺虚者服玉屏风散，脾虚者服补中益气丸，肾虚者服扶正培本丸（蒋老经验方）。

二、医案存真

【案1】王某，男，60岁。2014年6月20日初诊。

咳嗽、气喘15年。近两年夏天喘重，喘咳每逢感冒加重。现喘咳加重1周，夜间喘重，不能平卧，咳嗽痰多，痰色白且不易咳出，唇舌青紫，杵状指，夜尿次数多至4次，大便正常，腰困。舌质淡红，有齿痕，苔白，脉左尺、右寸无力。血压150/80mmHg，两肺满布哮鸣音、水泡音。胸透检查：陈旧性肺结核，肺气肿。证属肾虚喘咳。治宜补肾纳气、化痰定喘、降气通络。用方：二地各10克，山药30克，五味子9克，补骨脂10克，黄芪30克，地龙10克，麻黄9克，葶苈子10克，丝瓜络9克，露蜂房9克，代赭石10克，乌贼骨10克。

6月24日二诊：服上药3剂，咳喘明显减轻，精神好转，痰黏，不易咳出。舌淡，苔黄白，脉弦细。在一诊方中加地骨皮9克，橘红12克。

6月29日三诊：上药进5剂，喘定咳轻，咳痰量减，亦能平卧，继以原方增损，再服6剂。

1周后随访，咳、喘俱平，病情基本缓解。

按："肺为气之主，肾为气之根，肺主出气，肾主纳气。"出气困难，其责在肺；纳气困难，其责在肾。《类证治裁·喘论篇》云："实喘责在肺，虚喘责在肾""喘由外感者治肺，由内伤者治肾。"久病喘咳，由肺及肾，必致肾虚不纳，在此选用蒋老经验方补肾定喘方以补肾纳气、化痰定喘，很快收效。

【案2】肖某，男，68岁。1990年4月1日初诊。

患慢性支气管炎20多年，慢性阻塞性肺气肿10年多，肺心病1年多。现症：喘咳气短，动则甚，吸气性困难，痰白黏、不利，痰量20毫升/天，有咸味，口干，纳欠，便干，尿畅，或腰酸困，下肢不肿。舌质暗红，苔淡黄白，脉沉弦。有慢性胃炎史。辨证为：肾虚不纳、痰饮喘咳。治宜补肾纳气、化痰平喘、止咳活血。选补肾定喘方（经验方）加味：熟地黄12克，炒山药10克，补骨脂10克，丝瓜络9克，五味子9克，炙黄芪15克，葶苈子12克，炙麻黄9克，炒地龙10克，代赭石15克，露蜂房9克，炙款冬花30克，炙紫菀30克，金银花12克，麦冬9克。水煎两次，早、晚分服。4诊共服药24剂，症状基本控制，改丸药调理。

按：肺主出气，肾主纳气，一出一纳，呼吸乃成。本例始为咳嗽，病浅在肺；继则喘咳，病深入肾。故而气短，吸气困难，动则为甚；咳痰，其味咸，腰酸且困，此肾虚不纳、痰饮喘咳之为患也。治疗此等虚实夹杂证，选用蒋老自创经验方补肾纳气以扶正固本，化痰平喘、止咳活血以治其标，药证相投，疗效自著。

【案3】李某，女，1.5岁。2003年1月25日初诊。

肺热喘憋月余。患儿有先天性心脏病史（室间隔缺损），1个多月前，因感冒引起喘咳，住某省级医院，经X线胸片、肺CT、血常规、心电图等检查确诊为大叶性肺炎，曾用多种抗生素（包括多种进口的昂贵抗生素）静脉点滴等治疗，花费近6万元，且曾多次会诊，病情一日重于一日，到住院满月又数天，病情危笃，院方建议去北京治疗。经人介绍求治于蒋老。

现症：喉中痰鸣如拽锯，呼吸困难明显，双鼻翼煽动，咳嗽无力，面色灰暗，唇甲发绀颇重，哭声弱小，精神委顿不堪，饮食很少，便溏，尿黄，低热，体温37.8℃，无汗，脉细数无力。查体：两肺湿啰音（+++）。诊为素禀缺陷兼中气不足、肺热喘憋证（先天性心脏病，大叶性肺炎）。治宜补中益气、清热宣肺法。选《脾胃论》补中益气汤合《伤寒论》麻杏石甘汤加减：炙黄芪6克，炒白术6克，陈皮2克，升麻4克，柴胡4克，党参6克，当归4克，炙麻黄6克，杏仁5克，生石膏（先煎）10克，炙甘草4克，连翘6克，炒黄芩5克，金银花（后下）6克，鸡内金6克。水煎两次，得药液100毫升，每天分6次喂服。

1月28日二诊：服上方3剂，热退，喘促明显减轻，面色灰暗改善，肺部湿啰音也减少，诸症均有不同程度的减轻。效不更方。

1月31日三诊：又服上方3剂，诸症减轻较多，患儿索食，精神大好，照上方加沙参、麦冬、白扁豆。

2月3日四诊：脉症平，两肺听诊（-）。

按：患儿有先天性心脏病，肺部成了细菌的天然培养基，极易感邪，同时该患儿既有先天禀赋缺陷，又有后天之本的脾胃功能失调，表现为中气不足，有这样的病理基础，不病则已，病则危笃，患儿的临床治疗经过完全证明了这一点。其治疗大法，不外扶正祛邪，双管齐下，其效必宏，治一遗一，必留后患。故蒋老选用补中益气汤扶正为主，麻杏石甘汤祛邪为辅，加连翘、金银花、炒黄芩以清肺退热，鸡内金助消化为佐使。其药效捷，患儿的父母则欣喜不已。

【案4】石某，女，64岁。1989年10月22日初诊。

患慢性支气管炎13年，慢性阻塞性肺气肿5年。现症：喘咳胸闷，痰白量多，每天咳痰120毫升，痰味发咸，纳食差，尿量少且大便干，腰困，神倦。舌质紫暗，苔白，脉滑数无力。下肢见凹性浮肿。心电图：窦性心律，肺型P波。辨证为：肾阳虚衰、痰饮泛滥、心虚脉瘀。治宜温阳化水、益气活血。选真武汤合生脉散加减：茯苓皮30克，生姜皮30克，五加皮30克，焦白术30克，制附子（先煎）30克，赤芍15克，丹参15克，太子参15克，五味子10克，麦冬9克，炙款冬花30克，炙紫菀30克，炮鸡内金10克。水煎两次，早、晚分服。先后10诊共服药65剂，症状临床控制、心电图改善。

按：肺为水之上源，水津之清者，如雾露之溉五脏六腑，浊者下输膀胱，变为尿液排出；脾主运化，水湿得脾阳之蒸输，一以润肌肤及肺金，一以化水谷；肾主水之开阖，肾阳蒸化水气以成人体阴液之渊薮，或开启二便，以分清泌浊排废。三脏协同，才能维持水液代谢的正常状态；三脏有病，水津四布失衡，痰饮必然滋生。本案患者因肺、脾、肾虚，水津代谢紊乱，滋生痰饮肆虐。痰饮干肺则咳，干脾则痰多，干肾则气喘、气短不得卧，干心则心悸、浮肿。蒋老治之当温肾健脾、益肺强心以扶本，利水、活血、止咳、化痰、平喘以治标，标本同治，沉疴乃起。

【案5】郝某，女，75岁。2005年7月31日初诊。

喘咳历时已久，时轻时重。近两周干咳少痰，胸部引痛，心慌气喘，卧不能枕，吸气困难，腰膝酸软，口干喜饮，大便两三天一行，舌质绛红少苔，脉弦细无力。治宜养阴润肺，肃降平喘。方用：黄芪15克，五味子9克，麦冬15克，丹参12克，生地黄30克，沙参15克，当归12克，白芍6克，远志9克，枇杷叶9克，瓜蒌仁15克，地龙12克。

8月3日二诊：上方3剂，诸症减轻，唯有略咳喘，口干，便秘，脉虚弦，原方加玄参12克、知母12克。

8月9日三诊：服上药3剂，咳喘基本平，二便调，脉仍虚弦。更方：熟地黄15克，山药9克，山茱萸9克，泽泻6克，茯苓6克，麦冬12克，五味子9克，补骨脂9克，远志9克，炙甘草6克，地龙12克，沉香3克。上方服10剂后，按扶正培本方制以丸剂调理，获效满意。

按：本例患者咳喘已久，病起沉疴，按病机分析，其本在肾。但本次发病在夏季，夏季感邪多风热或暑热，所示有伏热在肺，内外相得，其病而发。患者病久营阴亏虚，阴伤肺燥，痰阻气逆，蒋老先润肺养阴化痰，6剂药后，虽喘止咳减，恐气逆再作，《医学心悟》所云"内伤之喘，未有不由于肾"，后予投都气丸、扶正培本丸以治元海无根，气短而喘，使肾气充实，诸症自然得除。方药平和，往往可收到预期之效，贵在求治其本。

/ 肺 痨 /

肺痨是由于痨虫侵蚀肺叶引起的一种具有传染性的慢性虚损性疾病。以咳嗽、咯血、潮热、盗汗、胸痛、消瘦为临床特征。《素问·玉机真藏论》："大骨枯槁，大肉陷下，胸中气满，喘息不便，内痛引肩项。"《灵枢·玉版篇》："咳且溲血脱形，其脉小劲。"以上论述均描述了肺痨的一些主要症状。《中藏经》《肘后备急方》都明确记载本病具有传染性。《千金方·九虫》提出"劳热生虫在肺"，指出病因、病位，《古今医统》中又说："凡人平素保养元气，爱惜精血，痨不可得而传""乘虚而染触。"强调体质虚弱，正虚则最易罹病。

肺痨的发生是外因与内因相互作用的结果，感染痨虫是本病发生的外部因素，感染外邪之后，必须有正气虚弱的内在条件才能最终导致发病，病理性质主要是肺阴不足，病变的部位主要在肺，但容易累及其他脏腑，即所谓"其邪辗转，乘于五脏"，其中主要累及脾、肾两脏。因肺开窍于鼻，痨虫由口、鼻而入，最易留滞于肺而出现咳嗽、咳痰、咯血等肺系症状；随着病情的进一步发展，肺脏气阴受损，子病及母，病变传至脾，导致脾虚；肺属金，肾属水，肺居上焦，为水之上源，肺气阴久耗，肾失滋生之源；或因肾阴不足，虚火灼金，导致肺、肾两虚。肺朝百脉，肺脏久病，可致血脉运行失常，心失所主，或因肺肾阴虚，导致心火上炎，或因肺肾阴亏，水不涵木，肝阳上亢。

一、临证体会

蒋老认为肺痨阴虚者十之八九，阳虚者十之一二。肺痨初起，肺体受损，肺阴被耗，失其滋润，主要表现为肺阴不足；继则阴虚火旺，肺肾同病，兼及心肝，或肺脾同病，气阴两伤；后期多发展为肺、脾、肾三脏交亏，阴损及阳，终至阴阳两虚。

杀虫以绝其根本，补虚要复其真元。肺痨病位虽然在肺，但与脾肾密切相关。上损及下，始于肺，终及肾，其病轻，尚易治；下损及上，始于肾，终于肺，其病重，最难图。两者都关于中土，若脾胃强壮者，病虽盛，犹可疗；如脾胃虚弱，病虽不甚，仍难为。说明本病的治疗、预后固然与肾（先天）有密切相关，在肾已病的情况下，脾胃的强弱至关重要。

养阴不宜过于滋腻，健脾不应过于香燥，蒋老在甘寒滋阴的方中，配伍甘淡实脾之药，以助脾胃对滋阴药运化吸收。对于燥烈、苦寒、升散等方药，用之要慎之又慎。因燥烈易动热，苦寒易化燥，升散之品易耗气伤津。若火旺之象明显，可佐以清火，或暂予清降，中病即减，不可过量或久用，以免苦燥伤阴，寒凉败脾伤胃。

肺痨如咯血要辨血之色量情形，粉红者属肺，鲜稠浓紫多属脾、肝，痰、唾杂红点、红丝者属肾血，血随咳嗽出为轻，不嗽而咯出小血块或血点为重（房劳伤肾，火载血升），血色鲜浓者属火，紫黑者火极，晦淡无光者乃阳衰不能摄阴。

男子之痨起于伤精，女子之痨良由耗血，小儿之痨得之母胎。无不始于阴虚生热，故治疗痨瘵，始终要以滋养脏阴、退虚热为第一要义。

二、医案存真

【案1】史某，女，39岁。1980年3月3日初诊。

畏寒、发热7~8天。患者8天前生气后，发热，体温38℃，畏冷。某卫生所按感冒治疗，服中药3剂，用吗啉胍、四环素4天，注射阿尼利定4支、庆大霉素8支（4天）无效。1978年2月因右肺结核，服用抗结核药乙氨丁醇4片/天、抗痨息4片/天，或异烟肼6片/天、肺得治18片/天。现症：畏寒发热，体温38℃，手心烧，四肢凉，咳轻痰少，纳食不佳，口干、不苦，二便尚好，无盗汗。舌质红，苔薄黄，脉弦细数。血常规：白细胞11×10^9/L，中性粒细胞86%，淋巴14%，血沉4mm/h。胸透：右上肺浸润型肺结核。胸片：右上肺纤维增殖型肺结核。辨证：肺痨（骨蒸劳热）。治法：滋阴养血、清热除蒸。方用秦艽鳖甲散（《卫生宝鉴》方）加减：秦艽10克，鳖甲（先煎）10克，地骨皮30克，当归9克，青蒿9克，银柴胡10克，知母10克，乌梅9克，蒲公英30克，百部30克。3剂。

3月6日二诊：服上方第1剂即热退，但觉身发抖、腿软，纳食好，精神稍好，口干、苦，喜饮水，二便正常，四肢发凉，手心有汗，咳少痰少。舌质红，苔薄黄，脉弦细数。血常规：白细胞6×10^9/L，中性粒细胞66%，淋巴细胞34%。予养阴清热、润肺化痰法治之。方用：生地黄9克，熟地黄9克，玄参

15克，贝母10克，甘草6克，桔梗9克，麦冬10克，白芍9克，当归9克，百合30克，地骨皮20克。3剂。

3月11日三诊：精神佳，身抖已无，四肢凉减轻，体温正常但背部烧，口不干，腿软，自汗，无盗汗。舌质红，苔薄黄，脉弦细。照二诊方加黄芪6克、炮鸡内金10克。3剂。

3月20日四诊：唯胸憋，诸症平。照三诊方加瓜蒌10克、黄芪4克、枸杞子10克。3剂。

4月30日随访，至今未再发热，仍用百合固金汤（赵蕺庵方）加减巩固疗效。

按：该患者有肺痨病史，可谓素体正气虚弱，感受风邪，失治传里，变生内热，风火相搏，灼肺则咳嗽，虚火上炎则口干咽燥，舌红少苔，脉象细数，均为虚热内扰，因而蒋老在病初选用《卫生宝鉴》秦艽鳖甲散，秦艽为风药，能驱肌骨之风；知母为寒品，能疗肌骨之热；鳖甲引药入骨，以阴养阴，退阴分之骨蒸；乌梅味酸，能引诸药入里而收其热；青蒿苦辛，能从诸药入肌而解其蒸，复有当归，一则养血，一则导诸药入血而除热于阴；银柴胡、地骨皮能入阴退虚火，蒲公英能散瘰疬、结核，百部能杀虫治痨。诸药共奏清热除蒸之效后，蒋老转用百合固金汤以养肺肾阴、补虚培元，补虚以复其真元，以图治其本，不得不谓之思虑缜密。

【案2】张某，男，66岁。1980年4月10日初诊。

患肺结核10年，近7年来咳喘痰多，去北京某医院住院治疗6个月无明显效果。现症：咳嗽、气短重，痰白泡沫或黄，量480毫升/天，呼吸困难，口干、口苦且喜饮，饮食减少，二便尚正常，身倦乏力，头晕，睡眠不实，无低热及盗汗，自感骨中发热，体重明显下降（近月来体重下降2.5千克），经常易感冒。舌质红，苔薄微黄，脉沉弦细。胸透：左侧胸廓塌陷，左上肺结核，虽系陈旧，但有透明空腔，胸膜肥厚，纵隔向左移位，下肺野亦散在片状、索条状阴影，右肺散在纤维索条状及片状阴影，其他未见异常。印象：慢性纤维空洞型肺结核，有支气管播散。血常规：血红蛋白130g/L，白细胞10.5×10^9/L，中性粒细胞90%，淋巴细胞10%，嗜酸性粒细胞0.1×10^9/L，血沉16mm/h。痰浓缩集菌抗酸菌检测结核杆菌阳性。辨证：肺痨（阴虚有火、气虚血瘀）。治法：滋阴降火、益气通络。方用百合固金汤（赵戬庵方）加减：百合30克，百部30克，生地黄9克，熟地黄9克，款冬花30克，甘草6克，贝母10克，天冬9克，麦冬9克，紫菀15克，桔梗10克，功劳叶10克，地骨皮15克，鱼腥草30克，丝瓜络9克，白及30克，黄芪20克。3剂。

4月14日二诊：服药后咳嗽、气短减轻，痰量减少，口干，咽痒，身乏力，二便正常，无盗汗及低热。舌苔薄白，脉弦细。照上方加沙参12克。3剂。

4月18日三诊：诸症继续好转。照二诊方加瓜蒌12克。6剂。

4月24日四诊：药后诸症减40%。舌淡，苔黄白腻，脉沉。血压120/80mmHg。照三诊方，进6剂。

4月30日五诊：总的病情减60%，口渴且苦，血常规：血红蛋白115g/L，白细胞12.2×10^9/L，中性粒细胞87%，淋巴细胞6%，单核细胞6%，嗜酸性粒细胞1%，血沉20mm/h。痰浓缩集菌抗酸菌检测结核杆菌为阴性。照四诊方加知母9克、天花粉

15克。9剂。

5月13日六诊：咳嗽、痰、气短症状轻微，胸憋闷。苔黄，脉弦细。照五诊方，再进6剂。

5月19日七诊：总的病情好转80%。胸部憋闷、咳嗽、喘均轻微，精神好转，食量增加，口苦、干不甚，二便正常，晚上下肢骨蒸。舌质淡红，苔白腻微黄，脉弦细。胸透：两肺慢性纤维空洞型肺结核，左侧胸廓塌陷，其他未见异常。再次痰浓缩集菌抗酸菌复查结核杆菌阴性。照六诊方加黄芪10克、金银花30克、黄连9克。6剂。

按：肺痨病久，既可以阴虚有火，灼伤肺金，又可以出现肺气不足，短气乏力，同时久病必然入络，气虚而又血瘀，呈现一派错综复杂的病情。方中以百合、二冬润肺生津，地骨皮滋阴清热，鱼腥草、知母清肺中虚火，功劳叶清热补虚，生地黄、熟地黄滋阴补肾，金水相生，阴液即复，贝母散肺郁而除痰，款冬花、紫菀润肺止咳，百部杀虫并能止咳补肺，桔梗、甘草清金载药上行，丝瓜络通肺络瘀阻，黄芪补肺益气。诸药合用甘寒培元清本，肺肾并治，润、保、宁肺，金水相生，抑木护金，其意在固护肺金，使阴虚得养，虚火自退，诸症自除。本案抓住基本病机是阴虚有火，所以滋阴降火贯彻始终，同时又有气虚血瘀，因而辅以益气活血。此案蒋老在诊治中时刻注意调整滋阴降火与益气活血之间的比例关系，可看出蒋老对扶正与祛邪在病程变化中药物比例的运用是相当注重的。

/ 肺 痈 /

肺痈是邪热犯肺，或风寒化热郁肺，血为之凝结，蕴结不解而形成脓疡的疾病。《金匮要略·肺痿肺痈咳嗽上气病脉证并治》云："咳而胸满，振寒，脉数，咽干不渴，时出浊唾腥臭，久久吐脓如米粥者，为肺痈""若口中辟辟燥，咳即胸中隐隐痛，脉反滑数，此为肺痈，咳唾脓血。"说明了肺痈的临床特点是有寒热、咳嗽、胸痛、咳痰腥臭，或有脓血。正气虚弱，卫外不固；或素有痰热蕴肺；或嗜酒太过，恣食肥甘等，以致湿热内盛等，是使机体易于感受外邪及化脓成痈的内在因素。

本病起始，多为感受风邪，使肺气壅滞，肺脉瘀阻，以致热壅血瘀而蕴酿成痈。继则热势亢盛、血败肉腐而化为痈脓。在此之前，一般均表现为热证、实证。脓疡破溃，则咳吐大量腥臭脓痰。若邪毒渐尽，则病情渐趋好转。但因热邪熏灼，气阴受损，故此时常有气耗阴伤的病理变化，因而成为虚实夹杂之证；若溃后脓毒不尽，正虚邪恋，则病情迁延反复，日久不愈，气耗阴伤的表现更为突出。

一、临证体会

肺痈首要是辨痰，从色、质、量、味四个方面进行辨证。初期痰色白，渐转为黄绿色，后期可出现痰中带血或咯血；病者咳出之痰质浓稠，疾病后期，咳痰入水即沉；痰量较多，多者每日可达数百毫升；痰味腥臭异常。肺痈患者可见舌下生细粒。

蒋老治疗肺痈主张清肺热以救肺气，初发疏瘀散邪泻热，随即通络托脓，继而排脓泻热解毒，最后清养补肺。若见咯血，不可妄用补阴血之品。否则一旦痰滞，则使之病危。

肺痈治疗要用到大剂量的清热解毒药物，蒋老喜用鱼腥草、金荞麦、连翘、金银花、蒲公英、败酱草。近年来许多研究报道均证实用金荞麦及鱼腥草治疗肺痈可取得较好的疗效。

二、医案存真

【案1】白某，男，41岁。1976年3月8日初诊。

咳吐脓痰7天。病起于吃东西着凉而致发热，曾服双醋酚丁10片（分4次服）后排便。现症：体温39.8℃，畏冷，咳嗽剧烈，咳吐脓痰，痰白，味咸且冷，痰量多，500毫升/天，嗳腐臭味，呕吐，口不干苦，大便未解。舌质红，苔黄白腻，脉左弦、右滑。听诊：两肺可闻干鸣音（++）。胸透：左肺门影增浓，左下肺背段外带空洞形成。印象：左肺化脓症。血常规：白细胞14.8×10^9/L，中性粒细胞88%，淋巴细胞12%。辨证：肺痈（成痈期）。治法：先予消食导滞清热，继予清热解毒排脓。方用保和丸（《丹溪心法》方）加减：神曲9克，山楂15克，茯苓9克，法半夏9克，陈皮9克，连翘9克，炒莱菔子15克，槟榔12克，金银花30克。2剂。

3月11日二诊：寒热退，咳减轻，痰量减味仍臭，色淡黄不利，二便正常。舌质红，苔黄白，脉弦缓。两肺呼吸音粗糙。血常规：白细胞4.4×10⁹/L，中性粒细胞72%，淋巴细胞28%。方：鱼腥草30克，金银花30克，款冬花30克，桔梗12克，瓜蒌仁15克，桃仁9克，大黄9克。4剂。

3月15日三诊：咳与痰均明显减轻，偶尔有黄痰，咳吐不利，腐臭味极少，余无不适。照上方加苇茎30克。6剂。

按：蒋老治病，很注意"必先其所因"，此病起于吃东西着凉，且嗳腐臭味，右脉滑，故先予消食导滞，兼以清热。食滞消则继以清热解毒排脓剂，病情得以迅速改善。

【案2】杨某，男，45岁。1948年3月5日初诊。

寒战高热，咳黄浓浊痰，自觉喉间有腥味，气喘，胸痛，身疲乏力，纳食差，口干、苦。舌质红，苔黄白，脉浮滑数。辨证：肺痈（风热袭肺）。治法：先予辛凉解毒，继予清热解毒排脓。先服银翘散（《温病条辨》）加减，继服四妙勇安汤（《石室秘录》方）。药物：金银花30克，连翘15克，竹叶10克，荆芥9克，牛蒡子9克，薄荷6克，甘草6克，桔梗10克，芦根10克，杏仁10克，贝母12克。2剂。

3月8日二诊：恶寒除，仍高热，咳吐脓黄痰，胸痛气急，口干渴且苦。照上方去荆芥、薄荷，加天花粉30克，栀子9克，黄芩10克。2剂。

3月15日三诊：体温略降，咳吐大量脓黄痰，腥臭异常，痰血相间。舌红，脉滑数。予清热解毒排脓。药物：玄参60克，当归10克，金银花60克，甘草9克，鱼腥草30克，桔梗12克，白及30克。4剂。

3月20日四诊：低热，黄脓痰减少，继服三诊4剂。

3月25日五诊：热退，脓痰明显减少，腥臭已除。照三诊方，各味减半。4剂。

3月30日六诊：轻微咳嗽，痰白量少。照三诊各味用1/3量。4剂。

4月3日七诊：诸症均轻，因病邪乍退，正气未复，故更方：玄参9克，沙参9克，麦冬9克，当归6克，金银花10克，甘草6克，黄芪9克。6剂。

7月20日随访，经上述治疗痊愈。

按：素体肺胃积热，加之外感风热之邪壅滞于肺，容易导致肺痈。本例初起，治以疏风清热，辛凉解表，俟表解，再予通络托脓、泻热解毒排脓之剂，迅速控制病情。当病情减轻时，药量也应随病情的减轻而减量，蒋老诊治可谓"适事为故"。最后清热养阴、益气补肺以善后收功。

/ 肺 胀 /

肺胀是因咳嗽、哮喘等证日久不愈，气道滞塞不利，出现胸中胀满、痰涎壅盛、上气咳喘，甚则面色晦暗、唇舌发绀、颜面四肢浮肿，病程缠绵，经久难愈为特征的疾病。《诸病源候论·咳逆短气候》说："肺虚为微寒所伤，则咳嗽。嗽则气还于肺间，则肺胀，肺胀则气逆，而肺本虚，气为不足，复为邪所乘，壅痞不能宣畅，故咳逆短气也。"可见肺胀的主要病因是久病肺虚。

咳喘初起病位在肺，病在气分，到了肺胀阶段已深入到血分，成为全身性疾病，《诸病源候论·咳逆短气候》又云："久咳逆气，虚则邪乘于气，逆奔上也。肺气虚极，邪则停心，时动时作，故发则气奔逆乘心，烦闷欲绝，少时乃定，定后复发，连滞经久也。"说明久患咳喘，肺气渐虚，肺虚治节失职，久病则邪停于心，影响到心脏。心主血脉，肺主一身之气，气行则血行，今肺气已虚极，必导致血脉瘀阻，出现心气虚，心血不足，遂致心悸、胸闷、气短、发绀等。因此临床表现除有肺的咳、喘、痰三大症状之外，并有心、脾、肾等其他脏腑的症状，如遂致心悸、气短、发绀、纳差、腹胀、浮肿、尿少等症状；甚至痰迷心窍出现昏迷，或引起肝风内动。如肾阳不振，导致心肾阳衰，则可出现喘脱。

一、临证体会

蒋老认为肺胀在急性发作期，是已有内虚和夹有不同程度的痰饮内伏与瘀血阻滞的基础上，外感引动伏邪而发，此期邪实正虚、虚实夹杂，突出矛盾是"痰"与"热"。缓解期属邪未祛尽，正虚日盛，此期主要矛盾是"虚"和"瘀"。故肺胀在急性期治标急于治本，宜迅速控制病邪，以防病邪深入传变而伤正，给以足量的清泄痰热之剂，同时给予扶正以助祛邪。在缓解期主要以扶正为主，根据累及脏腑不同，虚瘀并顾，扶正活血，辅以清热祛邪，或蠲饮涤痰，以图正胜邪达，稳定病情，延缓病程发展。

肺胀感受外邪以热邪为常见，但其本质是虚证，若素体阴虚者，感受热邪旋即可出现痰热炽盛、伤津耗阴之象，而素体阳虚者，在外感之邪不解时，邪蕴郁滞，化热之势则相对较缓，逐渐出现痰质黏稠，难以咳出，因此这两种不同体质的患者，虽然临床症状不尽相同，但化热之趋势是一致的。因此急性期多数是痰由热生，蒋老治以清热重于祛痰。

肺胀的咳、痰、喘分别与肺、脾、肾相关，喘主肾不纳气，蒋老用补肾药治疗肺胀，临床证明是有效的（特别是在缓解期）。缓解期治疗时或益气养阴，或健脾祛痰，或补肾纳气等以扶正固本，同时遣方用药要佐以活血行瘀。肺胀瘀滞之血不利于邪热的清除，加之患者大多数年龄偏大，部分还同时患有冠心病，因此立方下药时配伍活血化瘀药可以改善气血运行，使药物易到达病所，以加强清泄之力。

对因热盛伤阴耗津的老年体虚患者，蒋老使用养阴生津之品，以护津祛邪；对正虚不能达邪者，可用参、芪扶正祛邪，攻补兼施；对邪热未能控制而累及心、脾、肾，如出现心悸、胸闷、气短、浮肿、腹水及唇舌、甲端青紫等症，治疗时除清热宣肺、涤痰之外，还加入利水药和活血药；若出现通气障碍，清浊之气不能吐纳，壅盛之邪热内陷，蒙蔽清窍，引动肝风，则宜清热养阴、开窍化痰、息风活血；若出现喘急、汗多肢冷、脉细微或结代等元阳欲脱、真阴耗竭之证，则急用参附汤扶正固脱。

关于麻黄的应用问题：麻黄是有效的止咳平喘药物。如麻杏石甘汤、射干麻黄汤、小青龙汤、定喘汤等，都是治咳喘的有效方剂，方中都有麻黄，但患者喘咳重并伴有心率快，可用紫苏子、葶苈子代替麻黄。

二、医案存真

【案1】郭某，男，64岁。2016年4月3日初诊。

咳嗽近30年，咳喘20多年，11年前出现心慌、汗出、手抖症状，曾在当地某医院诊断为"慢性支气管炎、慢阻肺、肺心病"，经中、西医多种药物治疗仍难以阻止病情发展。本次因入冬天寒受凉感冒而诱致急性发病，咳嗽、气喘、胸闷加重，用氨茶碱、抗生素类药无明显效果。现症：咳喘不能平卧，咳白色泡沫痰，量多，难以咳出，胸胀气急，语声低微，心悸、心慌，怕冷，四肢欠温，下肢浮肿，按之凹陷。面唇青紫，颈静脉怒张，桶状胸，杵状指，双肺布满湿啰音，纳食尚可。舌质紫，舌苔白，脉沉细数无力。属阳虚水泛、痰饮阻滞。治宜温阳利水、化饮平喘。方用：茯苓12克，白术12克，白芍12克，制附子（先煎）15克，桂枝12克，生姜3片，人参9克，丹参12克，黄芪20克，葶苈子9克，紫苏子9克。3剂。

4月6日二诊：3剂药后，咳喘气短好转，能平卧，浮肿略减轻，心悸、心慌次数减少，精神好转。原方加猪苓15克、防己15克，黄芪改25克。5剂。

4月20日三诊：症状改善显著，无明显心慌、心悸，下肢浮肿消失，稍有胸闷、喘息，纳食、二便均可，肺部闻及散在细小水泡音。舌苔薄白，舌质紫，脉沉细。因此病由来已久，故补肾纳气，治其根本。方用：熟地黄12克，山药30克，补骨脂12克，五味子12克，黄芪30克，代赭石12克，地龙12克，丝瓜络9克，葶苈子9克，露蜂房9克，款冬花30克，法半夏9克，茯苓9克。6剂。

4月26日四诊：喘息不著，咳嗽及痰量很少，体力明显增强，可散步活动。效不更方，嘱其按方继服。

2017年5月21日随访，经上述治疗后，喘咳很少发作，偶有感冒诱发，程度亦轻。此期间间断服上方共52剂。

按：本例外感急性发病，内因肾阳不足，水不化气，停而为饮，寒饮射肺则咳，饮溢于肌肤则肿，蒋老取真武汤，温阳利水，肾阳壮，水饮去，诸症大减。由于此病正虚痰浊潴留，气滞血瘀，久病入肾，"虚"与"瘀"互结，给予补肾纳气、降气定喘之剂，虚瘀并顾，正胜邪达。

【案2】韩某，男，66岁。2004年12月6日初诊。

气喘、浮肿两个月，患肺气肿多年。2004年8月16日，出现气喘、浮肿，去某省级医院确诊为肺心病，旋即住院用西医常规治疗两个月，临床症状缓解后出院。现症：胸部膨满，气短气促，吸气性困难，动则加重，咳嗽白痰，痰咸且凉，纳食不好，大便干秘，夜尿3次，每天下午两足踝关节周围及足背浮肿Ⅲ°。舌质紫暗，苔白，脉右寸沉、两尺弱。查体：唇甲发绀，桶状胸，杵状指，两肺呼吸音粗糙，双肺底可闻及少量湿啰音。心电图：肺型P波。胸片：肺动脉明显突出。诊断：肾虚喘夹实证。治宜补肾纳气、活血化瘀、化痰定喘。选补虚定喘汤（经验方）加减：熟地黄20克，炒山药20克，补骨脂9克，五味子12克，丝瓜络9克，葶苈子（布包）20克，炙麻黄20克，炒地龙20克，代赭石12克，炙黄芪25克，露蜂房10克，炙款冬花60克，炙紫菀60克，炒黄芩15克，炮鸡内金20克，焦三仙各20克。水煎两次，得药液180毫升，早、中、晚分3次温服。

12月14日二诊：服一诊方7剂，咳已改善，但仍浮肿、气短、痰多，照上方加法半夏30克、生姜皮30克、茯苓皮30克。

12月18日三诊：二诊方服4剂，咳又减少，但痰黏不利，浮肿略可，照上方炙麻黄改细辛（先煎）12克，除炙款冬花、炙紫菀、法半夏、茯苓皮、生姜皮、炮鸡内金、焦三仙量不变外，余药均加重剂量。

12月21日四诊：服上方3剂，吸气难、咳嗽、咳痰、浮肿均有改善，精神、纳食、二便都已正常。至2005年3月22日，14诊共计服药93剂，症、脉平，复查心电图正常、胸片明显改善。其间处方基本守方，或加重葶苈子以强心、除痰饮，或加丹参以活血，或加炙百部以增强止咳之功，或加瓜蒌、胆南星以化痰，或加枸杞子以补肾。

按：肺为相傅之官，辅佐心行吐故纳新的气体交换与水津精微的敷布，通调水道，下输膀胱。今肺病而累及心，心肺俱病，造成气体交换及水津精微代谢功能的严重障碍，故咳、痰、喘、浮肿随之而来；肺主出气，肾主纳气，肺心病久，穷必及肾，加上痰饮、水气，造成了肾虚喘兼实证。故蒋老以熟地黄、补骨脂、五味子、炙黄芪、枸杞子补肺肾为主，炒山药、炮鸡内金、焦三仙、生姜皮、茯苓皮健脾利水湿为辅，以炙款冬花、炙紫菀、炙百部、法半夏、胆南星、瓜蒌止咳化痰，炙麻黄、炒地龙平喘，葶苈子泻痰饮水气，代赭石镇纳气逆上冲，露蜂房、丝瓜络、丹参活血化瘀，共为佐使。对如此顽疾，蒋老精准辨证，大胆用药，患者信任且密切配合，才会收到良好效果，此案即是明证。

【案3】史某，男，53岁。1973年4月11日初诊。

咳喘15年，近六七年加重伴胀满。现症：咳喘重，吸气困难，气喘不得平卧，痰240毫升/天，白沫样，心慌，失眠，口干、苦，饮食不好，腹憋胀，小便色黄，不利，大便偏干，背酸痛，夜尿15次/晚，身肿腿肿。舌质红，苔黄白，脉沉细数。查体：唇、甲发绀，桶状胸。听诊：两肺可闻散在干、湿啰音，右肺为著，心律齐，心率104次/分，杂音（－）。肝脾未及，腿肿（＋），白细胞17.5×10^9/L，中性粒细胞86%。胸透：两肺纹理增粗，以肺门区为明显，两肺气肿，肺A段隆起。上消化道造影：慢性胃炎改变。印象：慢性支气管炎，肺气肿，慢性肺源性心脏病，心衰I°，慢性胃炎。辨证为肾虚喘促证，予补虚定喘汤加减：熟地黄20克，炒山药15克，补骨脂9克，五味子12克，丝瓜络9克，葶苈子（布包）20克，炙麻黄15克，炒地龙20克，代赭石15克，炙黄芪25克，露蜂房9克，炒黄芩15克，炙款冬花30克，炙紫菀30克，炮鸡内金20克，焦三仙各20克，紫花地丁12克。

4月13日二诊：2剂诸症均减，守方再进。

4月19日三诊：服药6剂，气喘明显好转，仍觉吸气困难，睡眠差，纳食、二便均好，口干。舌淡，苔白，脉细弱无力。上方加麦冬9克、远志6克、炒酸枣仁12克。

6月3日四诊：服上方共达35剂，咳喘基本愈，食欲、睡眠均好。前几日感冒发热，引起轻度发作，感觉胸闷、气短，改为都气丸善后。

按：前人称"呼出心与肺，吸入肾与肝"。虚喘多责于肾。本例患者喘病已久，由肺及肾，肾不纳气，故喘而胀满，不能平卧。投补虚定喘汤利痰平喘，补肾纳气，引气归元，肾气充实，诸症自然得除，故使缠绵难愈之疾患，终得以控制。由上多个病案可看出蒋老的经验方——补虚定喘汤在肺系重症中屡获佳效。

【案4】田某，男，49岁。1972年2月5日初诊。

咳嗽、气喘20多年。某医院诊为肺心病，慢性肺气肿，伴有感染，治疗2月余，效果欠佳。现症：胸胀气短，呼多吸少，动则心慌、气紧甚，咳嗽痰多，精神萎靡，面色少华，心悸，口干，纳差，便溏，腿肿。舌质红，苔白，脉沉细数。查体：两肺满布干、湿啰音，心率110次/分，早搏，腹部（－）。辨证为心气不足证，治予补益正气、止咳定喘。方药：黄芪20克，人参9克，炙甘草6克，五味子9克，麦冬9克，当归9克，白芍9克，金银花12克，知母9克，款冬花15克，紫菀15克，茯苓9克，地龙15克，枳壳6克。

上方10剂，喘咳、气短、浮肿减轻，继服4剂，喘咳、气短减轻七成，肺部仅闻少量干、湿啰音。嘱其继续服用此方以防病患再起。

按：本例属于痰浊壅盛、寒热错杂之证，蒋老用黄芪合用生脉散益气滋阴生津以治其本。白芍、知母滋阴生津，茯苓健脾渗湿，款冬花、紫菀化痰止咳平喘，金银花清热，当归活血补血，枳壳化痰宽中，诸药配伍，标本兼顾，寒热并用，故能使气阴复而正气得固，痰浊除而喘咳自止。可见蒋老对于肺系疾患的诊疗有其独特的思路和方法。

/ 血　证 /

血证，古时称"血病"或"失血"。凡血液不循常道，或上溢于口鼻诸窍，或下泄于前后二阴，或渗出于肌肤，所形成的一类出血性疾患，统称为"血证"。血证实证多火热迫血妄行，虚证多气不摄血，血溢脉外。

血证的发生与气和血密不可分。气逆或气盛形成的血证一般多从上窍溢出，如吐血为血溢出肠胃之间，随气上逆，故急调其胃，使气顺吐止，则血不致奔脱。如咯血属肺气上逆，无论外感、内伤，但一伤其津液，则阴虚火动，肺金被刑，金失清肃下降之令，其气上逆，嗽痰咯血。如咯血出于肾，是肾气不化于膀胱，水沸为痰，惹动胞血而发。此外，如鼻衄、耳衄、眼衄、齿衄等证，都属于气逆之范围。气逆所导致的上窍溢血，除小部分属于气虚不能摄血以外，大多属于气盛有余之证，"气有余便是火"，火盛则迫血妄行。阳气郁闭则邪气壅而为衄。

元气不摄的血证，因元气不足以统摄血行，血液便会泛滥横溢而形成各种出血。但元气的不足，与脾、肾两脏有密切关系，因前者为元气的补给，后者为元气的根本。"上输心肺，下达肝肾"之气，是指补给元气的水谷精气；而"肾主下焦，主化气上升，肾足则气不下陷"的气，则是确指元阳之气了。

一、临证体会

蒋老认为，血本阴精不宜动，血主营气不宜损。动者多由于火，火迫血而妄行，损者多由于气，气伤则无以存。故治血应治火，实证泻火，釜底抽薪，火去则营自安，虚证宜滋阴降火，虚火降则血自止。治血当治气，气为血帅，气能统血，血与气休戚相关，《医贯·血证论》中说："血随乎气，故治血必先理气。"降气不降火，气降则火降，火降则血止。对实证当清气降气，虚证当补气益气。

治血当察远近。新血以药止之，尤其出血量大者，止血为首要，防止气随血脱。血止后，需要适当祛瘀，"瘀血不去，血不归经"，使离经之血自出，即"行血不止血"，防变生他病，同时注意气的运行，血为气之守，气得之则静谧。失血后易出现阴虚，应及时补脾统血，或补肾养阴，或补肝摄血，即"补肝不伐肝"，防止阴虚日久而阳无所依，久之阳气亦虚。临证所见某些失血证，如吐血、便血，尤其是妇女崩中，用凉血、止血不效，改用培土、温肾、引血归经的归脾汤、补中益气汤、黄土汤等，往往能取得良好疗效，其理由就在于此。

血证的治疗用药，若属血从上溢的实证，则宜清降，忌用升散，以免气火升腾，加重出血；虚证宜滋补，忌用寒凉克伐，免伤脾胃之阳，有碍气血之生化。血从下溢，实证宜清化，忌用固涩，以防留邪停瘀；虚证宜固摄，忌用通利，以防耗气伤阴。上部出血宜加引血下行药，如牛膝；胃出血宜加胃气药，如旋覆花、代赭石、降香；肺热咯血宜加紫苏子、杏仁、陈皮等降气药。下部出血，宜加升提药，如柴胡、升麻、荆芥穗。治血热出血，不宜纯用寒凉药，寒则血凝，要防其留瘀；且寒凉药易伤胃气，故不宜大量用或久用。失血过多者，宜加补气药，以防气随血脱。

二、医案存真

案 1. 李某，男，63 岁。1974 年 6 月 12 日初诊。

咯血2年多。4月9日，某医院胸片考虑左肺全肺不张，系左中心型肺癌所致。现症：咳嗽，气喘，痰色白，咳吐不利，痰中带紫黑色血，心悸，失眠，身热易汗出，口不干苦，纳食可，小便平，大便干。舌质红，苔白，脉弦，右寸弱。胸透：左侧肺野密度增高，纵隔稍显左移，考虑为肺实变所致。实验室检查：血红蛋白145g/L，白细胞7.6×10^9/L，中性粒细胞80%，淋巴细胞20%。辨证：咯血（肺积络损）。治法：清热凉血、软坚散结。经验方：白茅根30克，生地黄15克，沙参15克，白花蛇舌草24克，半枝莲30克，瓜蒌皮30克，露蜂房12克，海藻12克，蜈蚣1条，全蝎4.5克，丝瓜络9克，海蛤粉12克，款冬花30克，柏子仁12克。4剂。

6月29日二诊：咳减轻大半，气喘略减，痰量同前，咯血已停止十余天，大便正常，出汗少。照上方改瓜蒌皮为20克。4剂。

7月11日三诊：咳与痰量减70%以上，痰中无血，气喘减1/3，身热出汗减少，眠可。舌质红，苔白，脉涩。携方回原籍服用。

按：肺积盘踞于肺，损伤肺络，肺虚而火邪熏之，使气逆

喘咳而血溢，又咯血日久，气血两伤，血为气之守，气得之则静谧，气虚则血脱，气迫则血走，故必见咯血，蒋老清热凉血以治标，软坚散结以治本，标本结合治疗，可以缓解症状，减轻痛苦，提高生活质量，延长生命。

【案2】薛某，男，38岁。1967年3月13日初诊。

吐血8年。病起于1959年用力过度，此后经常吐血，少则100毫升，多则成盆而出，血里混有食物，每逢胃痛面青即吐血，1966年12月3日吐血约500毫升，1967年1月18日吐血约500毫升，3月10日吐血约200毫升。经北京等地多个医院多次胸透及上消化道造影，拍摄放大片和胃镜等检查，均未找到具体出血病灶。现症：胃纳不佳，口干，不苦，小便可，大便稀，或有漆黑便。舌质红，脉弦缓。辨证：吐血（心胃热壅、阴虚肝逆）。治法：先予清热泻火、止血活血；继予滋阴平肝、止血通络。方用三黄泻心汤（伊尹方）加减：大黄（后下）9克，黄连9克，黄芩9克，甘草6克，茜草9克，丝瓜络9克，仙鹤草30克，血余炭12克。2剂。

3月15日二诊：服药后未吐血，大便每天三四次，腹微痛，纳食不好，口干、喉干。改拟凉血止血、滋阴健脾。方药：茜草6克，藕节9克，血余炭12克，仙鹤草15克，荆芥炭4.5克，玄参9克，墨旱莲9克，茯苓9克，鸡内金9克，炙甘草6克。4剂。

3月24日三诊：药后余症不在。自去某医生处诊治，药后胃痛加重。前天又吐血两三口，口干且苦，咽干，咳嗽，大便稀，小便正常。照一诊方加浙贝母10克。2剂。

3月27日四诊：大便每天四次，稀便，脐腹有些痛，口仍干，咳嗽已愈。照二诊方4剂。

4月1日五诊：症平稳。守四诊方。

1971年5月随访，此后（1967年4月5日至1968年10月27日）间断来诊39次，基本上以3月15日方为基础，或加䗪虫、丝瓜络、大黄炭、乳香、没药以活络通瘀，或选加白及、田三七、侧柏炭、阿胶、云南白药以止血，或酌加代赭石、旋覆花、降香、怀牛膝以降气下逆，或加香附、厚朴、青陈皮以理气疏肝，或加山药、薏苡仁、白糖参、谷麦芽以健脾消食，或加川楝子、白芍、瓦楞子、乌贼骨、吴茱萸以平肝制酸，或加黄连、黄芩以清火，或加炒酸枣仁、夜交藤以安神，或加贝母、枇杷叶以止咳。如此增损为方，先后共服药152剂，诸症悉平，吐血未再发。

按：吐血一证，当责于胃，足阳明经多气多血，气冲则血逆，但亦关系肝脾，盖肝主藏血，脾主统血，统藏失司，血不循经而外溢。此例吐血只知血从上消化道来，虽经多方诊断，仍不能确定具体出血病灶，蒋老辨证诊为心胃热壅、阴虚肝逆，投予清心胃热、滋阴平肝、凉血止血之剂，而获得了良好的效果。血者，热则妄行，清心火、养肝血、健脾胃，令血循经而行则血止。对此类疾病，蒋老的经验是凡诸出血，止血固属必然，但止血之中必兼行血，否则凝而不去，遗患无穷，本例始终注意及此，故无反复。

【案3】张某，男，15岁。1968年12月5日初诊。

鼻衄4年。西医诊为贫血。现症：经常流鼻血，食、睡尚好，神疲，口苦，食后左侧上腹痛，尿黄，便干，面色萎黄不泽。舌质红，尖有瘀点，苔淡黄白，脉细数。血常规：血红蛋白88g/L，红细胞2.9×10^{12}/L，白细胞14.7×10^9/L，中性粒细胞78%，淋巴细胞18%，嗜酸性粒细胞2%，单核细胞2%，血小板230×10^9/L。辨证：鼻衄（气血两虚、阴虚有热）。治法：先予滋阴凉血止血，俟势缓增益气摄血之味。方用四物汤（《太平惠民和剂局方》）化裁：生地黄9克，白茅根15克，石斛30克，白芍9克，当归9克，菊花12克，生牡蛎30克，枸杞子15克，山药30克。2剂。

12月12日二诊：前天下午心下痛，昨天流鼻血少许，吐痰带血，小便不黄，大便偏干，脉细弱，照上方加黄芪15克、血余炭12克。4剂。

12月21日三诊：8天前流鼻血少许，口苦，或呕吐，便干。实验室检查：血红蛋白85g/L，红细胞3.78×10^{12}/L，白细胞6.15×10^9/L，中性粒细胞79%，淋巴细胞18%，嗜酸性粒细胞3%，血小板168×10^9/L。照上方加血余炭3克、藕节炭15克、沙参9克、麦冬12克、五味子9克。4剂。

1969年1月6日四诊：未鼻衄，流清水样鼻涕，食、眠佳，精神及面色较前好转，心下痛已除，口干，尿略黄，便干可。舌质红，苔淡黄薄白，脉数见减。守上方加生地黄、沙参各3克，黄芪30克，当归改当归炭。4剂。

1月21日五诊：再未鼻衄，食、睡、二便均正常，精神明显好转，面色转红润，清早口苦，食后左上腹痛少。舌质红，薄白淡黄苔，尖有瘀点，脉沉细。实验室检查：血红蛋白114g/L，红细胞3×10^{12}/L，白细胞7×10^9/L，中性粒细胞69%，淋巴细胞31%，血小板125×10⁹/L。照四诊方4剂。

2月13日六诊：病情平稳，照五诊方加党参15克。4剂。

2月27日七诊：症平，照上方4剂。

1971年5月追访。完全恢复健康。

按：《素问》："阳热怫郁，干于足阳明而上热甚，则血妄行为鼻衄也。"然鼻衄病发，却不只于阳明胃热和外感风温。《景岳全书·衄血论治》："衄血虽多由火，而阴虚者为尤多。"本例少年因"阳常有余，阴常不足"，发为鼻衄。鼻衄日久，去血过多，血者阴之类也，血虚则往往阴亦虚，阴虚生内热，故蒋老除清热凉血外，亦加养血滋阴药。气为血之帅，血为气之母，今血虚气亦虚，故治中补益阴血的同时，还要补气摄血。诸药合用，火退衄止，病不复发。

【案4】李某，女，27岁。1964年3月27日初诊。

尿血两天。病起于生气后，昨天中午发现尿血频数，尿时热烫，小腹下坠，尿色红黄且浊，身有先怕冷后发热感，不出汗，腰及下肢酸困，口干不苦，胃纳不好，大便尚可，两颧红。舌质红少苔，脉细数，左略弦。尿常规：尿蛋白（±），红细胞（+++），白细胞（+），上皮细胞（−），管型（−）。辨证：尿血（心肝郁火下干小肠）。治法：平肝导赤。方用柴胡疏肝散（《景岳全书》方）合导赤散（《小儿药证直诀》方）加减：柴胡9克，白芍12克，茯苓9克，甘草梢6克，生地黄12克，木通12克，淡竹叶9克，当归9克，牡丹皮9克，青皮4.5克。1剂。

3月28日二诊：小便已无血，但疼甚，色黄，往来寒热，口苦乏味，不欲食，便干。舌红，脉沉弦。方药：柴胡9克，当归6克，生白芍18克，薄荷6克，茯苓18克，生地黄18克，白术9克，生姜9克，木通9克，甘草6克，淡竹叶9克，白茅根15克。2剂。

3月31日三诊：尿痛白天减轻，夜间依然，寒热减少，不欲食，尿不黄，大便平，头痛且晕，乏力。舌红，脉沉弦。方药：当归9克，白芍9克，薄荷9克，茯苓15克，柴胡6克，白术6克，甘草6克，木通9克，竹叶9克，生地黄18克，乌药6克，萆薢9克。2剂。

5月6日追访，药后痊愈。

按：本例为心肝郁火，下干小肠。蒋老说：女子以肝为先天，良由水不涵木，肝火上腾，迫血妄行，又肝主藏血，血生于心，心与小肠相表里，遗热于小肠，小便赤涩，致尿血，故治疗上既疏肝解郁，又清心凉血，药后获愈。《黄帝内经》云："百病皆生于气。"证之临床，确有其事。

【案5】田某，男，10岁。2016年12月21日初诊。

患儿双下肢出紫斑、血尿1个月。1月前，患儿外感发热后，双下肢及足背部可见散在针尖大小红色皮疹，2~3天即消退，但时有腹痛，大便色黑。潜血试验（＋），红细胞（＋＋），尿中蛋白（＋＋），血小板正常，无浮肿。当地医院诊为紫癜性肾炎。曾采取中西医结合治疗，效果不著。目前：患儿精神尚可，面色黄白无华，体瘦，双下踝部可见暗紫色斑点，无浮肿征，尿呈茶色，略浑浊，纳差，腹部隐痛。舌淡红，苔薄白，脉细弱。尿检：红细胞多数，尿蛋白（＋＋＋）。

辨证：血证（脾肾两虚，气滞血瘀）。治宜健脾补肾、益气活血养血。方药：生黄芪9g，当归9g，山药9g，白芍9g，甘草6g，淫羊藿15g，茯苓9g，仙鹤草20g，茜草9g，丹参6g，生薏苡仁15g，鸡内金12g。

12月28日二诊：服上方7剂后，尿蛋白减为（+），尿中红细胞明显减少，紫斑颜色转淡，未见新出紫斑。舌红少苔，可见剥苔。一诊方加党参9克、女贞子12克、墨旱莲12g。

2017年1月4日三诊：上药服7剂，面色明显转红润，纳食增加，腹痛一直未作，大便黄软，原有紫斑已消退。舌红苔薄，剥苔处已长出新苔。尿常规：尿蛋白（±），红细胞1~2个/HP。照二诊方：加血余炭6g、藕节炭9g、蒲黄炭9g。

上方间断服96剂，2021年3月追访，患儿病愈，身体健康。

按：此患儿虽由外感引发紫癜，但就诊时湿热之象已不显现，主要表现为脾肾两虚之本象，故蒋老治疗以健脾补肾、益气养血入手。后见患儿出现剥苔，为阴虚之证，故加用党参、女贞子、墨旱莲以滋补脾肾之阴。所用方剂中以生黄芪、当归益气养血，茯苓、山药、生薏苡仁、鸡内金、淫羊藿健脾补肾，白芍、甘草酸甘化阴，仙鹤草、茜草止血消斑，丹参活血化瘀。全方共奏健脾补肾、益气活血之功用。患儿服药后，病情明显减轻，为防止复发，嘱其除了服药巩固之外，平时预防外感诱发。历经百余剂药治疗，患儿终获痊愈。

【案6】李某，女，43岁。1971年3月13日初诊。

尿血3天。曾在10余年前有血尿史，当时治愈。现症：尿血肉眼可见，腰痛，性情急躁，体瘦，心烦，纳食一般，夜眠差，舌质偏红苔薄黄，脉细数。尿常规：红细胞（+++）。辨证：湿热内蕴，脾肾气虚。治法：清热利湿、健脾益肾。方药：小蓟15克，大蓟15克，蒲黄炭9克，仙鹤草20克，怀牛膝12克，生地黄15克，白茅根20克，滑石9克，藕节炭9克。

3月17日二诊：4剂药后，尿血渐少，腰痛颇甚，苔脉如前。一诊方加党参10克、芡实15克、金樱子15克。

3月21日三诊：服4剂药，血尿明显减少，然停药后或稍劳累，则血尿又复增多。二诊方加补骨脂12克、菟丝子12克、乌药6克、益智仁6克、川续断15克。

3月25日四诊：诸症明显好转，小便检查均阴性，精神转佳，纳食好，守三诊方继服。

共服23剂方药后，尿常规正常，症情未见反复，继续按原方间断服药20剂巩固疗效。两年后随访，未复发。

按：血尿一般多为湿热下注蕴结膀胱所致，湿热之所以下注，又往往与脾虚肾亏有关。本病例病情较重，曾在多处医院治疗而罔效，患者体质渐弱，蒋老抓住其病因系湿热，病变在脾肾，因之取法清利，用小蓟、大蓟、白茅根、藕节炭等以解热利尿止血，并少佐益肾之品。药后尿血减少，继转以清利与固涩并用，寓收涩于清利之中，药后血尿明显减少。病者自觉腰痛颇甚，"腰为肾之府"，肾虚为本，湿热为标，虚实夹杂，乃转以益肾为主，取补骨脂、菟丝子、川续断、怀牛膝之品参以清利，寓清利于益肾之中，自此，血尿不复见，尿检亦均正常，且疗效巩固，可见治肾实治病之本也。

/痰 饮/

痰，古作"淡"，通"澹"，指水液摇动；饮指水。痰饮指人体内水液运化敷布失常，停积在某些部位的一类病证。痰饮之为病，随处留积，正如《金匮要略·痰饮咳嗽病脉证并治》中的描述："水走肠间，沥沥有声，谓之'痰饮'；饮后水流在胁下，咳唾引痛，谓之'悬饮'；饮水流行，归于四肢，当汗出而不汗出，身体疼重，谓之'溢饮'；咳逆倚息，短气不得卧，其形如肿，谓之'支饮'。"

由于外感寒湿、饮食不节、阳气虚弱等原因，导致肺、脾、肾三脏功能失常，三焦气化失宣，津液停积机体，其中尤以脾阳不运为发病之关键，因脾阳虚，则上不能输精以养肺，水谷不归正化，反为痰饮而干肺，下不能助肾以制水，水寒之气反伤肾阳，由此必致水液内停中焦，流溢各处，波及五脏。

一、临证体会

痰饮为阴盛阳虚所致，遇寒则聚，得温则行，故蒋老强调"病痰饮者，当以温药和之"。温，具有振奋阳气、开发腠理、通行水道之功，水道通调则饮邪无以生；和，指温之不可太过，应以和为原则。饮邪虽属阴，但停聚日久，气机阻滞，亦能郁而化热，过用温药，必然助热伤阴。

水饮壅盛者先驱饮治标，待水饮渐去，蒋老转予温化之法以振阳气，使饮邪不再复停。温化治本，可健脾温肾。外饮治脾，内饮治肾。外感寒湿，饮食生冷，水谷不化精微而生痰饮者，责之脾；肾阳虚衰，阳不化阴，饮从内生者，病属肾，故健脾温肾必须力图之。

凡饮邪在表，当温散发汗；凡饮结于里者，则当温化利水，使饮从水道分消，即蒋老所说的"治饮不在利小便，而在通阳化气，气行则水行"。

二、医案存真

【案1】刘某，男，67岁。1974年1月18日初诊。

心下憋闷半年。现症：心下憋闷，食后或饮水后加重，必须躺下用手推压，下转后才舒服，咳嗽，痰多、色白，纳食尚可，夜尿每晚3次，大便不畅，头晕，腿或肿，后背怕冷。舌质红，苔薄白，脉弦滑。胸透：右下胸膜增厚与粘连，心脏呈主动脉弓延长与增宽。血压160/90mmHg。辨证：饮证（肾虚停饮）。治法：温阳化饮。方用真武汤（《伤寒论》方）：茯苓30克，白术12克，白芍12克，附子（先煎）15克，生姜9克。3剂。

3月11日二诊：服一诊方后诸症除。至2月26日，再次病作。照一诊方服4剂。

3月31日三诊：心下憋闷减轻，血压120/80mmHg。照一诊方服4剂。

4月28日四诊：心下憋闷已除，纳食好，口不干苦，二便调，头晕、背困、腰痛已不复。舌苔薄白，脉弦。

按：本例系肾阳不足，水不化气，停而为饮。寒饮射肺则咳，饮停心下则憋，饮干于肠则大便不畅，饮溢皮肤则肿……凡此种种，不一而足。蒋老取《伤寒论》之真武汤，温阳以利水，肾阳壮，水饮去，诸症遂平。

【案2】张某，男，61岁。2014年1月5日初诊。

胃脘痞胀3年。曾患慢性胃炎10余年，经多方治疗，胃痛缓解。现症：胃脘痞满胀气，腹中肠鸣沥沥有声，身体晃动时也可听到振水音，大便或干结或溏泻，口干舌燥，体重日趋减轻。苔白黄，脉沉弦。辨证：痰饮（留饮胃肠）。治法：攻下逐饮。方选甘遂半夏汤、己椒苈黄丸合用加减：煨甘遂（研面冲服）1克，半夏9克，白术12克，茯苓18克，葶苈子12克，川椒目9克，防己15克，大黄9克。

1月8日二诊：上药服3剂，每次药后，大便稀水和泡沫混下。脘腹痞满胀气减轻，胃中振水音及肠鸣音亦减弱，食欲不振，呕逆。方药：党参15克，半夏9克，干姜6克，川椒目6克，炙甘草6克，生姜9克，大枣3枚，鸡内金12克。

1月14日三诊：服上药6剂，脘痞消，呕逆止，纳食好，振水音、肠鸣音消失，二便正常。舌淡，苔薄白，脉缓弦。方药：茯苓12克，桂枝9克，白术9克，甘草6克，法半夏9克，陈皮6克，山药9克。

按：患者虽然素有胃疾，但肠鸣沥沥有声，胃中振水音，即所谓"心下有留饮""肠间有水气"。初诊蒋老用甘遂、半夏逐胃中留饮，葶苈子、川椒目除肠中水气，大黄导水下行，共奏逐饮之功。其中半夏、川椒目不失温药和之之意。药后大便数下，饮邪去而脘腹胀满、腹中水声俱减。继用生姜泻心汤辛开苦降，泻痞满而调脾胃，故数年留饮得以清除。

【案3】阮某，女，42岁。2013年10月17日初诊。

咳喘5天。素有痰饮喘咳，久治未效。现症：咳时胸痛，咳吐清涎，气喘不渴，背及肩胛骨下冰冷，入暮尤甚，冷后有汗，食欲欠佳。舌苔白，脉沉滑有力。辨证：悬饮。治法：温肺逐饮。温肺平喘方（经验方）加减：黄芪15克，山药9克，白芥子12克，干姜6克，白芍9克，桃仁6克，茯苓12克，甘草3克，五味子9克，细辛3克。

10月20日二诊：服药3剂后，背冷、咳嗽减轻，仍汗出、短气。一诊方加白术9克、防风9克。

10月26日三诊：服药6剂后，背冷、咳嗽继续好转，但两太阳穴部位痛，吸气困难，夜间咳甚，吐痰清稀而咸，微渴。舌红润，脉左沉弱，右略大。拟补虚定喘汤（经验方）主之：熟地黄18克，山药12克，五味子9克，丝瓜络6克，黄芪18克，补骨脂12克，白芥子12克，干姜9克，茯苓9克，甘草3克，细辛3克，地龙6克。8剂而愈。

按：痰饮源于水停，水为阴邪，得寒则聚，得温则行。蒋老遵循"当以温药和之"之则。但痰饮毕竟是本虚标实之病，治标必须兼顾其本。《金匮要略·痰饮咳嗽病脉证并治》："夫心下有留饮，其人背寒冷如手大。"故初诊先以温肺平喘方加味温肺散寒治其标，二诊时里则寒饮未解，外则卫阳不固，温肺固卫与蠲饮并进，三诊肾虚不能鼓邪外出，则肺肾双补，标本兼顾，继以补虚定喘汤加减滋肺肾善其后，实得治饮之要旨。此案可看出蒋老匠心遣方用药，故使得顽疾得除。

/ 内伤发热 /

内伤发热是指以内伤为病因，脏腑功能失调，气、血、阴、阳失衡为基本病机，以发热为主要临床表现的病证。一般起病较缓，病程较长，热势轻重不一，但以低热为多，或自觉发热而体温并不升高。七情过度，气郁固然化火，五志亦能化火。《黄帝内经》曰"阳盛则热"，丹溪谓"气有余便是火"。饮食劳倦，损伤脾胃，致清阳下陷，脾湿下流，郁遏化热，东垣云："脾胃虚则火邪乘之而生大热。"房劳伤肾，肾中阴阳、水火失去平衡，或阴虚不足相对阳亢，或阴不恋阳，相火外越，《黄帝内经》谓"阴虚生内热"即此。另有失血过多、汗多亡液、热甚耗津、久热伤阴等皆属此类。此外，还有人体的某些病理产物，如宿食、痰饮、瘀血等留积不去，阻碍气血的正常运行，也可造成发热。蒋老认为，内伤发热可由一种也可由多种病因同时引起发热，久病往往由实转虚，由轻转重，其中以瘀血病久损及气、血、阴、阳而成为虚实兼夹之证多见，气郁发热日久伤阴则转化为阴虚发热，气虚发热日久病损及阳则发展为阳虚发热。内伤发热多低热，虚证治疗应选用益气、养血、滋阴、温阳的方剂，使肝郁能解、瘀血得化，浮游之火下潜，发热自解，阴虚发热需配伍清退虚热的药物，实证治宜解郁、活血、化湿为主，对虚实夹杂者，则宜兼顾之。

一、临证体会

蒋老根据不同临床症状判定发热的病因、病位、病性等。翕翕发热属外感，蒸蒸发热属实热，倏忽发热属虚热，上午发热多阳虚，下午或晚上发热多阴虚，定时寒热为疟疾，手背热甚于手心者属外感，手心热甚于手背者属内伤，骨中蒸热属阴虚，肌肉发热属脾热，皮肤发热属肺热，心烦掌热属心热，热在筋肉属肝热，热蒸在骨属肾热，表寒而按腹灼手者属真热假寒，太阳病、卫分病、上焦病发热、恶寒同作，阳明病、气分病、中焦病则发高热不恶寒，厥阴病则热厥胜复。

脾胃虚衰，清阳下陷，郁而化热，则见气虚发热；劳倦内伤，或妇女行经产后，或伤阴失血过多，则见血虚发热；热病后期，邪热未尽，阴液已伤，热邪留恋阴分，或素体阴虚，虚火内伏，致阴血自伤不能制火，阳气升腾而内热，则见阴虚发热；阳虚多由气虚发展而来，以脾、肾二脏功能亏损为主，虚阳外越，则见阳虚发热。

情志不畅，遇事忧郁，肝气郁结，气血不行，郁久化热，则见郁证发热；痰饮停滞，三焦阻隔，则见积痰发热；热传下焦，与血相结，或妇人经期感受热邪，致气血瘀滞，久而化热，或热入血室，或跌打致瘀，则见瘀血发热。

对于内伤发热用药，蒋老提出阳虚发热须用温补之药，而不宜用宣发之品，因阳虚之热无风邪可散；阴虚发热，不仅苦寒之药不适用，淡渗之品亦少用，因苦寒之药伤阳，淡渗之品伤阴。

《黄帝内经》："重阳必阴，重阴必阳""重寒则热，重热则寒。"这种互相转化的过程，常在各种发热中引起变化。外感风热，经久不愈也可以发展成内伤发热，而内伤发热有时也会兼夹外感。因此，辨证准确，论治严谨，收效才会良好。

二、医案存真

【案1】卫某，女，6岁。2012年11月29日初诊。

发热两周。患儿两周前发热，体温39℃以上，伴咽痛、咳嗽。口服小儿速效感冒颗粒及阿莫西林6天，高热已退，4天后又发热，体温37.5~37.8℃之间，再次服用上药无效。现症：晚上体温高于白天，口干不欲饮，时轻咳，大便干，手心热，纳可。舌红，少苔，脉细数。查体：咽红，扁桃体Ⅱ°肿大。听诊：心肺未见异常。辨证：阴虚发热。治宜养阴清热。青蒿鳖甲汤加减：银柴胡9克，玄参9克，麦冬6克，醋鳖甲12克，地骨皮9克，青蒿9克，知母9克，牡丹皮9克，甘草3克。

上药服6剂，患儿痊愈。

按：患儿因感冒高热伤津引发阴虚发热，蒋老治以养阴、透热并进。《温病条辨》："邪气深伏阴分，混处气血之中，不能纯用养阴，又非壮火，更不得任用苦燥。"方中鳖甲入至阴之分，滋阴退热，入络搜邪，青蒿芳香透络，引邪外出，牡丹皮泻血中伏火，知母清气分之热，银柴胡、玄参、麦冬清热养阴，故养阴清热则病止。

【案2】李某，女，40岁。1973年4月21日初诊。

咽痛3年多。近三四年常患扁桃体炎，逢感冒、受凉、生气即发作，1973年2月至4月，病发7次。现症：发热38.2℃，怕冷，咽痛，口干，纳食欠佳，平素肠胃不好，每次月经提前12~13天。舌质淡红，苔薄白，脉浮大无力。查体：咽部充血，扁桃体Ⅱ°肿大。辨证：气虚发热。治宜甘温除热。补中益气汤（《脾胃论》方）加味：黄芪15克，白术9克，陈皮9克，升麻6克，柴胡6克，党参9克，当归9克，紫花地丁15克，金果榄12克，青果12克，连翘9克，甘草6克。水煎服。

8月3日二诊：上次服完2剂药即痊愈至今，且月经准期。这次因受凉又患嗓子痛4天，发热37.8~38℃，下午明显，不怕冷，头发碰之则抽痛，身痛无定位，心里害怕，咳嗽，口干不思饮，尿黄，每早必如厕，便稀。舌质红，苔黄腻，脉沉细。查血常规：血红蛋白139g/L，红细胞4.4×10^{12}/L，白细胞8.75×10^9/L，中性粒细88%，淋巴细胞9%，嗜酸性粒细胞3%。照上方加生姜2片、大枣3枚。2剂。

8月15日追访，服完2剂即痊愈。

按：患者平素肠胃不好，中气虚陷，致经常感冒喉痛，虽发热，其脉浮大无力或沉细，蒋老投予补中益气清利咽喉之剂，两次皆能取得较好的效果。

【案3】高某，男，10岁。1980年4月28日初诊。

发热1周。患儿7天前发热，体温38.4℃左右，每晚为甚，不思饮食，恶心、呕吐。现症：发热，面红，纳呆，手足心热。查体：咽部无明显充血，扁桃体正常，腹部热。舌红，苔白厚，脉滑数有力。辨证：食滞发热。治宜消食导滞。保和丸（《丹溪心法》方）加减：神曲6克，山楂9克，茯苓3克，法半夏9克，陈皮6克，连翘6克，炒莱菔子6克，槟榔3克。

4月30日追访，服完1剂即烧退进食，尽3剂，诸症悉平。

按：蒋老常说小儿之病，常见内伤饮食。《素问·痹论》："饮食自倍，肠胃乃伤。"小儿饮食不知节制，加之小儿恣食肥甘厚味或生冷油腻等难消化食物，以致脾胃运化失职，升降功能失调，食积内停，郁久化热，此种发热由伤食引起，故用一般解热消炎之剂治之无功。保和丸恰是此证良方，投之使食积可消，热清湿去，胃气和降，诸症自愈。

【案4】李某，女，59岁。2014年4月27日初诊。

五心烦热3年。患者3年来每年春、夏之交即感骨蒸发热，渐至手心、足心及心口灼热，心烦不安，神疲乏力，小便色黄且热痛，曾经中、西医多次治疗，均无显效。现症：虽然自感身体发热，但体温一直正常。舌质红绛，苔黄，脉虚数。辨证：阴虚发热。治宜治宜滋阴清热。清骨散加减：生地黄20克，银柴胡9克，胡黄连9克，醋鳖甲15克，地骨皮12克，青蒿12克，知母9克，黄芩12克，甘草6克，麦冬9克，大枣3枚。

5月4日二诊：服上方7剂，五心烦热及蒸热等症已减大半，舌红绛转为舌红，黄苔渐退，脉仍虚数。继滋阴壮水以除余热，一诊方加沙参12克、山茱萸12克、牡丹皮9克、山药12克、泽泻6克、茯苓6克。

此方服后，其家人来调方：烦热尽退，诸症悉除。嘱原方再服7剂以巩固。

按：此患者五心烦热、骨蒸发热虽系阴虚发热，但因虚热偏盛，故蒋老首诊方中入黄芩意在清热，后又加入六味地黄汤滋阴壮水，以获佳效。

/ 不 寐 /

不寐是以经常不能获得正常睡眠为特征的一类病证，主要表现为睡眠时间、睡眠深度不足，轻者入睡困难，或寐而不酣，时寐时醒，或醒后不能再寐，重则彻夜不眠。《灵枢·邪客篇》说："今厥气客于五脏六腑，则卫气独卫其外，行于阳，不得入于阴。行于阳则阳气盛，阳气盛则阳跷陷，不得入于阴则阴虚，故目不瞑。"由此得知不寐的病理变化，总属阳盛阴衰，阴阳失交。"补其不足，泻其有余，调其虚实，以通气道而去其邪……阴阳已通，其卧立至。"治疗当以补虚泻实、调整脏腑阴阳为原则，即重在调治五脏六腑，消除内因，疏通阳气出入之道。

一、临证体会

蒋老认为不寐多因痰涎沃心，心气不足，若凉心太过，则心火愈微，痰涎愈盛，渐至难治，故蒋老以理痰顺气、养心安神为主，常用温胆汤合酸枣仁汤加远志、龙牡。若劳倦思虑太过者，必致血液耗亡，神魂无主，所以不寐，而有微痰微火，皆不必顾，只宜培养气血，血气复则诸症自退，若兼顾而杂治必难愈，蒋老单用黄连阿胶汤，或归脾汤、养心汤等即可见效。

不寐主要由于脏腑阴阳失调，气血不和，蒋老重在调治所病脏腑及其气血、阴阳，"补其不足，泻其有余，调其虚实"，使气血调和，阴阳平衡，脏腑的功能得以恢复。虚者宜补其不足，重在益气养血、健脾宁心、滋肾益肝；实者宜泻其有余，重在清热降火、疏肝解郁、祛湿化痰、消导和中；虚实夹杂者则当补泻兼顾；久治不愈者，配合活血化瘀。

不寐的关键在于心神不安，在辨证论治的基础上蒋老施以安神镇静。如养血安神、清心安神、育阴安神、益气安神、镇肝安神及安神定志，随证选用。不寐的分型各证，各有主方，但临床各症状往往无法严格区分，因此在主证主方外，蒋老会酌加化痰、泻火、解郁、疏肝、导滞、和胃、安神等药，随症选药，标本兼顾。根据不同证候，选用适当药物，可使疗效倍增。交通心肾可用肉桂、黄连；交通心肝可用夜交藤、合欢花；交通心脾可用合欢花、砂仁；交通上下可用怀牛膝、葛根；交通阴阳可用法半夏；调和营卫可用桂枝、白芍、生姜、大枣。

蒋老临证时还注重精神治疗的作用。他通过和患者聊天以消除其顾虑及紧张情绪，使其保持精神舒畅，特别是对情志不舒或紧张而造成的不寐，开导精神治疗更有助于药物的治疗。对一些顽固失眠患者，如靠药物不易取效的，除药物治疗外，还可配合针灸、按摩等疗法，以取得佳效。

二、医案存真

【案1】杨某，女，37岁。1969年7月21日初诊。

失眠2~3年。现症：失眠，每晚睡2~3小时，无法深度睡眠，噩梦连连，心悸，或头痛，或浮肿，大便或干或稀，小便尚平。舌质淡红，苔薄白，脉弦细。辨证：心脾俱虚。治宜补益心脾、养血安神。归脾汤加减：白术9克，党参9克，炙黄芪12克，当归6克，炙甘草3克，茯神9克，远志3克，炒酸枣仁12克，木香2克，龙眼肉9克，生姜2片，大枣3枚，杭菊6克，生龙牡各15克。

服上方4剂，每晚即能睡6~7小时，噩梦减少，其他症状亦平。

按：该患者平时工作劳作甚，思伤脾，必耗心血，则心悸不安。《灵枢·营卫生会》说："营气衰少而卫气伐内，故昼不精，夜不瞑。"此案主证在心，病因在脾。药物当以益气补脾养荣，少佐清火镇静之品，清心静养，自能痊愈。

【案2】周某，女，62岁。1990年7月22日初诊。

失眠半个月。因家人患病焦急引起。当前：每晚要靠服安定才能睡0~2小时，伴有虚烦、头晕、口干、口苦、纳差等症状。舌质红，脉沉细而弦。血压170/100mmHg。辨证为：胆热扰心、肝虚虚烦。治予清胆化痰、安神养肝法。选《备急千金要方》温胆汤合《金匮要略》酸枣仁汤增损：法半夏10克，茯苓10克，菊花10克，陈皮6克，川芎6克，炙甘草6克，枳实9克，鸡内金12克，竹茹15克，炒酸枣仁90克，柏子仁30克，钩藤（后下）60克。水煎，每日1剂，早、晚空腹分服。

上方服3剂，睡眠不再依赖安定，每晚能熟睡5小时，食纳增加1倍，余症亦相应改善，血压降至正常，守方再进。

按：正常人阳入阴中即寐，阳出阴中即寤，水火既济，心肾互交，寤寐正常。若外因六淫、内因七情、饮食劳倦、跌扑损伤等，均可导致水火失衡（阴不平，阳不秘），心肾不交，则寤寐失常。本例患者年过花甲，焦虑伤心动肝，君火动于上，雷火应于下，两火相并，生热动痰，痰热扰心，心火不下交于肾水，雷火不蛰藏于肝木，动肝生虚烦（胆附肝中），而有碍心肾之交，故虚烦不眠遂作。蒋老取温胆汤清化胆之痰热，酸枣仁汤除虚烦而安心神，热除神安，睡眠自佳。

【案3】王某，男，33岁。1968年4月2日初诊。

失眠年余。现症：每晚睡两小时，心烦，梦多，心悸易惊，口干、口苦，纳食较差。脉弦迟缓。辨证：心胆气虚证。治宜益气镇惊、安神定志。酸枣仁汤加味：茯苓9克，甘草6克，远志6克，生龙牡各20克，炒酸枣仁30克，知母6克，川芎9克。

服上方只4剂，每天能睡8小时，心悸、多梦消失。

按：蒋老认为肝虚不能藏魂。《金匮要略》曰："虚劳，虚烦不得眠，酸枣仁汤主之。"酸枣仁汤适用于肝不藏魂的虚烦证，方中酸枣仁不仅养肝血、敛肝魄，还能养心血、安心神，凡肝胆血虚不眠之证、心虚精神失守、惊悸怔忡者必用之。尤在泾注："魂既不归容，必有浊痰、燥火乘间而袭其舍者，烦之所由作也，故以知母、甘草清热滋燥，茯苓、川芎行气化痰，皆所以求肝之治而宅其魂也。"方中川芎辛温走窜，在诸多敛润药中，起到疏肝解郁、调和阴阳的作用。

【案4】张某，男，36岁。1967年10月16日初诊。

失眠5年。现症：失眠多梦，心慌气短，口干，纳差，尿黄，神疲心烦。舌质红，有裂纹，苔薄白，脉结。辨证：阴虚有火。治宜滋阴养血。天王补心丹加减：党参12克，玄参9克，丹参9克，茯苓6克，五味子6克，远志6克，当归9克，沙参9克，麦冬9克，柏子仁12克，炒酸枣仁20克，生地黄15克，浮小麦15克，黄芪9克，甘草6克。

上方服10剂，睡眠佳，饮食好，有精神，心慌、气短亦减轻。

按：心主神明，阴血充足，水火互济，才能神志安宁。《古今名医方论》柯琴："心者主火，而所以主神者也。神衰则火为患，故补心者必清其火而神始安。"患者劳心过度，损及心肾，阴虚阳亢，虚火易动。因此滋阴、养血、益气、安神并用，补中寓清，标本兼顾，使阴血充、心火降，则神志自安，诸症亦除。蒋老临证时建议脑力劳动者可服此方，以预防心悸、失眠等症状的出现。

【案5】张某，男，35岁。1968年8月27日初诊。

失眠6~7年。现症：整晚无法入睡，或最多睡2小时，头晕健忘，或心悸，胃纳差，尿或黄，腰困，肌肉跳动。舌苔白腻，脉右虚弦、左沉细缓。辨证：肾阳式微、水气凌心。治宜温阳利水。真武汤：茯苓9克，白术6克，白芍9克，制附子（先煎）6克，生姜9克。

上方服2剂，即能睡7~8小时，心悸症状消失。

按：不寐在理论上虽然病位在心，但与肝胆、脾胃、肾相关，而临床上还有因外感而不寐的，也有因痛、因痒、因宿食、痰喘、燥屎而不寐的，种种原因，无法一一列举。除去主因，自然入睡。本案患者对影响睡眠的主因主症，可能不甚注意，只把失眠作为主诉，蒋老追究其发病的根本原由，抽丝剥茧，找出病的本质，因证处方。《素问·评热病论》："诸水病者，故不得卧，卧则惊，惊则咳甚也。"水气凌心则心悸，清阳不升则头眩，阳失温煦，阴失濡养，而筋脉挛急、肌肉跳动。蒋老通过温肾阳、暖脾土，使得阴水得制而达到理想疗效。

【案6】魏某，女，37岁。1967年12月20日初诊。

失眠3个月。1963年来患胃痛，近3月又失眠。现症：每晚只能睡4小时，不易入睡，常需2~3小时方能入睡，头痛，眩晕，背困，胃痛，大便时干时稀，小便或黄。舌质红，有裂纹，苔白厚，脉缓。辨证：胃胆失降。治宜平胃降胆。平胃散加减：苍术9克，川厚朴6克，陈皮6克，甘草3克，法半夏9克，茯苓9克，竹茹6克，枳实6克，鸡内金9克，焦神曲9克，炒酸枣仁15克，炙远志3克。

服上方2剂，睡眠增至每天7小时，再进4剂，增至每天8小时，入睡时间缩短为半小时，头晕、胃痛症状消失。

按：患者素有胃疾，"阳明者胃脉也……阳明逆不得从其道，故不得卧也"。胃络通心，胃失和降，胃气上逆，扰乱心神，引起不寐，胃和则卧自安，方中用鸡内金、焦神曲、苍术、川厚朴健脾调中，陈皮、法半夏、竹茹、枳实理气降逆和胃，脾逆降寐安，炒酸枣仁、远志养血安神定志，此为蒋老"安养心神，调治脾胃"之意，证药相投，其病乃愈。

【案7】张某，女，24岁。1967年8月26日初诊。

失眠2年。现症：每晚睡0~2小时，不易入睡，睡后易惊醒，心烦且急，心慌，心悸，胃纳不好，口干不欲饮，大便干，小便黄，头晕，耳闷，腰背酸困，小腹发凉，经行腰腹痛，经血量多且色暗红，结婚5年未育。舌质红，苔薄白，左脉略滑、右脉弦缓。辨证：胆经痰热、心气不足。治宜清胆安神。温胆汤合酸枣仁汤：焦栀子9克，竹茹6克，决明子9克，知母6克，法半夏6克，陈皮9克，茯苓6克，淡豆豉9克，炙甘草6克，枳实6克，合欢花12克，炒酸枣仁15克，夜交藤12克，浮小麦9克，川芎6克，大枣3枚。

服上方2剂症减，加远志、玄参，再进4剂，每晚睡7小时，诸症基本消失。再服调经种子之剂，获麟而归。

按：胆失常则木郁不达，胃气因之失和，继而气郁生痰化热。《成方便读》："肝藏魂，夜卧则魂归于肝，胆有邪，岂有不波及于肝哉？"痰热郁于胆经，影响肝魂，必惊悸不眠、口苦心烦，因此用温胆汤使痰热消而胆胃和，酸枣仁汤养肝血、安心神，阴阳已调，其卧立至，诸症自解，收效甚宏。

/头 痛/

头痛是指有外感或内伤，致使脉络绌急或失养，清窍不利所引起的以患者自觉头部疼痛为特征的一种病证，也是一种常见症状，可以发生在多种急慢性疾病中。凡风寒、湿热之邪外袭，或痰浊、瘀血阻滞，致使经气逆上，或肝阳上扰清空；或气虚清阳不升、血虚脑髓失荣等，均可引起头痛。头痛剧烈，经久不愈，呈反复发作者称为"头风"。

《素问·太阴阳明论》云："伤于风者，上先受之。"风为"百病之长"、六淫之首，若夹寒邪，寒为阴邪伤阳，凝滞血脉，清阳受阻，脉络不畅而致头痛；若夹热邪，风热上炎，犯于清窍，气血逆乱而致头痛；若夹湿邪，风伤于巅，湿困清阳，或中州失司，痰湿内生，清窍蒙蔽以致头痛。

"脑为髓之海"。头痛因肝者，一是肝阴不足，或肾阴素亏，肝阳失敛而上亢，二是郁怒而肝失疏泄，郁而化火，上扰清窍导致头痛。头痛因脾者，多饮食所伤，或劳逸失度，脾失健运，痰湿内生而成头痛。或病后、产后、失血之后，营血亏损，脑髓失充，脉络失荣而致。头痛因肾者，或房劳过度，损耗肾精，或肾阳衰微，或肾阴不足，均可导致头痛。

此外，外伤扑跌，瘀血内生，痹阻筋脉，或久病入络，也可致头痛。

外感头痛属实证，以风邪为主，在治疗上疏风兼散寒、清热、祛湿。内伤头痛多为虚证或虚实夹杂证。虚者滋阴养血、益肾填精，实证平肝、化痰、行瘀。

一、临证体会

头痛一般新痛为邪，久痛为虚，邪则分寒热，虚则审阴阳，但也有久痛为邪所缠，或新痛因虚而发，蒋老指出当以脉证详辨而治之。

头为诸阳之会，手、足三阳经均循头面，厥阴经也上会于巅顶，受邪脏腑、经络不同，头痛部位也会不同，蒋老治疗时会选择不同引经药，以提高疗效。

头痛偏在一侧，或左或右，寐则痛止，醒时发病，此为肝肾阴虚所致。龚廷贤云："头痛偏右者，属痰与气虚也""头痛偏左者，属血虚火盛也。"蒋老临证时在滋阴潜阳方中加入补气血之品，偏右可加黄芪等，偏左可加当归等，临床疗效颇好。

对于头痛，蒋老喜用自拟方芎芍止痛汤（川芎、芍药、细辛、甘草）随证加减治之。李东垣："头痛必用川芎。"川芎祛风止痛，又承升散之性，能上行头目，故可治外感头痛。黄宫绣又云："血因风郁，得芎入而血自活，血活而风自灭……头痛必用以除其郁。"由此可见川芎为血中气药，能入血分以行气开郁而搜剔内风，故也可治内风头痛。陈士铎《本草新编》云："细辛气清而不浊，故善降浊气，而升清气，所以治头痛如神也。"白芍养血敛阴、柔肝止痛，配甘草缓急止痛，此方由二柔二刚四药组成，刚柔相济。

对于顽固性久痛不愈且剧烈者，蒋老往往用搜风通络之虫类药物：全蝎、蜈蚣各等分，研末服用，效颇佳。

二、医案存真

【案1】张某，女，60岁。1989年9月19日初诊。

头痛20年，患高血压病10年，脑血栓5个月。现症：满头皆痛，以头顶痛最重，并伴有恶心、呕吐，头晕，耳鸣，眼花，口干、口苦，纳食欠佳，大便或干，右眼阵发性抽痛，眼球上吊，左眼流泪，嘴向右歪。舌质紫暗，有瘀斑，薄白少苔，脉沉细而弦。血压180/130mmHg。辨证为头痛（肝阳上亢、血瘀气滞）。西医诊断：血管神经性头痛。予以镇潜肝阳、活血理气治之。仿《医学衷中参西录》镇肝息风汤及《重订通俗伤寒论》羚角钩藤汤化裁：代赭石15克，杭菊花15克，炒地龙15克，怀牛膝15克，生白芍20克，川芎20克，红花20克，钩藤30克，夏枯草20克，生石决明30克，决明子30克，白蒺藜30克。水煎，每日1剂，早、晚空腹温服。

12月3日二诊：间断服上方12剂，诸症状明显减轻，脉、舌改善，血压146/100mmHg。效不改方，嘱继续照服。

按：头为诸阳之会。头顶属厥阴，今满头皆痛，以头顶为甚者，肝阳上亢可知，年届花甲，肾水不涵肝木，肝性自横，上扰巅顶，诸症由作，气血也因之逆乱，或瘀或滞。蒋老便以清肝以制阳亢，清肝以息风动。取代赭石、生石决明以重镇肝阳；杭菊花、夏枯草、决明子、生白芍以清肝平木；双钩、白蒺藜以平肝息风；炒地龙、怀牛膝以下引潜阳，红花、川芎以活血理气。如此镇之、清之、平之、息之、引之、潜之、活之、理之，何虑鸱张之肝风不息、肝阳不敛，横暴之肝性不柔，紊乱之气滞血瘀不调？善后之法，以滋水涵木、养血柔肝治之，头痛告愈。

【案2】刘某，男，17岁。2003年4月21日初诊。

头痛3年，鼻窦炎3年余。现症：头痛严重，以致影响学习、思考，以头顶及前额为重，鼻塞不闻香臭，鼻涕多，或黄或白，或口干、口苦，纳食一般，大便偏干，小便正常。舌质暗红，苔少，脉沉弦。辨证：头痛。证为寒火结鼻、肝逆头痛。西医诊断：鼻窦炎性头痛。治以散寒通窍、清肝平肝。方药选《医方集解》苍耳子散合《伤寒论》吴茱萸汤加减：苍耳子20克，辛夷花20克，白芷15克，川芎30克，谷精草25克，赤白芍各10克，党参9克，吴茱萸9克，细辛3克，生姜3片，大枣3枚，鸡内金12克，焦三仙各12克。水煎，每日1剂，早、晚餐后温服。

4月28日二诊：服上方7剂，头痛大减，鼻塞可，鼻涕亦少些，唯大便仍干，照一诊方加大黄10克。

5月5日三诊：上方服7剂，鼻可闻香臭，鼻涕量进一步减少，且为白色，头痛甚少，大便已通，纳食增加。照二诊方大黄改6克。

2003年5月12日四诊：服7剂，症状基本控制，脉、舌平。三诊方去大黄，再进28剂痊愈。

1年半后随访，病未再犯，学习成绩显著提高。

按：足阳明胃经与手阳明大肠经循行经过鼻部，且肺开窍于鼻，如果不慎起居，风寒客于鼻，影响鼻的功能，则鼻塞流涕，不闻香臭，寒可化热，则涕黄，口干且苦，妨碍肺胃功能则食少、便干秘结，久之肝阳乘虚上冲则头顶疼痛甚重而影响学习、思维。故取苍耳子、辛夷花、白芷、细辛以温肺通窍，党参、吴茱萸益气温胃，生姜、大枣调和营卫，川芎、赤白芍行气活血、平肝止痛，谷精草清郁热所致之涕黄、口苦，鸡内金、焦三仙健脾助消化，大黄畅通腑气。蒋老诊治用方如此主次分明，全面周到，患者更坚持配合，故而痊愈。

【案3】李某，女，32岁。2010年3月6日初诊。

头痛20天。患者20天前无明显诱因出现头痛。病后服多种中、西药治疗，症状无明显好转。现症：头痛、头蒙，或有针刺状疼痛，以两侧太阳穴为重，下午、晚上疼痛加剧，每晚需服止痛药方能入睡，面色少华，纳差身疲，大便正常。舌质淡红偏暗，苔白，脉沉细无力。辨证为清阳不升、脑失所养。治以健脾益气升清、活血通窍止痛。方选《东垣试效方》聪明益气汤合芎芍止痛汤（经验方）加减：黄芪20克，党参9克，白芍15克，葛根9克，升麻6克，甘草6克，川芎20克，细辛6克，当归12克，蔓荆子9克。

3月10日二诊：服药4剂，头痛明显减轻，晚上睡眠时已不需服止痛药，但只能睡5小时即醒，纳食好转，疲乏。舌脉同前。按上方加夜交藤20克、三七粉（冲服）3克。

上方6剂药服完后病愈。

按：患者头痛以两侧为甚，属少阳经，头痛兼有昏蒙，虽有针刺状疼痛，但观其舌质淡红，脉沉细无力，为脾虚失健，痰浊中阻，清阳不升，脑失所养。黄芪、党参补脾益气，葛根、升麻升清降浊，川芎乃血中气药，上至巅顶，下至血海，行气活血，当归活血通络，细辛上走以助通络止痛之力，白芍、甘草缓急止痛，同时白芍的酸寒可佐制方中辛温燥烈之品，诸药合用，共奏升清降浊、通络止痛之功。二诊时加入三七粉，除化瘀定痛之外，还取其安神助眠之效。此例是蒋老在正虚证候中祛瘀的常用治法，即瘀血之证，除运用活血化瘀药外，重点是补虚以充血脉，促进气血运行。

【案4】程某，男，70岁。2019年10月19日初诊。

头痛10余年。曾去过各大医院诊治，终不见效。其家人也多有头痛。每年冬季头痛明显重于他季，初时服用索米痛片可缓解，之后加大用药剂量也难止痛。现症：右侧偏头痛，右后脑闷痛伴眩晕，多白天痛，上午加重，每天服5片止痛药无效，痛剧而失眠，口不干、不苦，纳食可，二便调。血压正常，脑CT、头颅MRI均未发现异常。脑血流显示：脑动脉供血不足。舌质红，苔黄白厚，右脉弦紧、左脉沉弦。辨证肝胆郁火、痰热上扰、清窍蒙蔽。拟用蒋老自拟方芎芍止痛汤加减：川芎30克，白芍30克，当归12克，香附12克，郁金12克，苍术9克，白术15克，延胡索20克，丹参20克，银杏叶9克，生地黄15克，菊花9克。

10月24日二诊：服药4剂，头痛明显减轻，止痛药已停服，睡眠尚安，纳食可，二便正常，唯头蒙。舌质偏红，苔白厚，右脉弦紧、左脉沉弦。照一诊方菊花改20克继服。

11月9日三诊：服药4剂，自服中药后头痛未作。昨天感冒，服感冒药9粒，感冒症状缓解，头晕、头痛又发，腿软无力。舌红苔白，脉沉紧。进清解轻透，参养血和络。二诊方中入荆芥9克、蔓荆子9克、白芷9克。3剂。

11月16日四诊：服1剂而其痛立止。现症：头已不痛，止痛片停服近1月。太劳累时，右侧头部偶有轻微不适，休息后即消失。易感冒。舌苔正常，脉沉弦。再以三诊方去荆芥，加黄芪9克、防风9克。

2020年1月随访，服药20剂，隔日服1剂，未再复发。

按：头痛偏右者，属痰与气虚，久头痛多主痰。患者右侧头痛日久，舌红，苔黄白厚，判定为痰热上扰，古稀之年后头闷痛、眩晕且腿软，知其肾阴不足，肾水亏则无水润肝，肝燥上升脑顶，故头痛且晕。川芎止头痛，与白芍同用，尤生肝气以生肝血，当归配白芍肝肾同治，香附、郁金开郁，苍、白术健脾消痰，白芷上助川芎散头风，甘草调和滞气。风虽出于髓外痛止，但或劳，或感风，又易入髓中。故四诊时补气血善后以获良效。

/ 胃 痛 /

胃痛又称"胃脘痛"，是指以上腹胃脘部近心窝处疼痛为主症的病证。常见的胃痛发病原因有感受外邪、饮食不节、肝气郁结、脾胃素虚几个方面。胃痛与肝、脾的关系极为密切，《素问·至真要大论》中说："木郁之发……故民病胃脘当心而痛。"即是说肝郁致横，导致心下胃脘作痛。胃痛的病因虽各有不同，但胃气阻滞、胃失和降、不通则痛是其基本病机。病邪阻滞，肝气郁结，均可使气机不利，气滞而作痛，脾胃阳虚，胃络失于温煦，致脉络拘急而作痛，肝气郁结，郁而化火，火邪犯胃，可致胃痛。气滞日久，又可导致血瘀，瘀血内结，则疼痛固定不移，且病程缠绵不愈。若胃热炽盛，迫血妄行，或瘀血阻滞，血不循经，或脾胃虚弱，不能统血，则见呕血、便血等症。通则不痛，故胃痛治疗时以开其郁滞、调其升降为目的，这样才能把握"胃以通为补"的灵魂。

一、临证体会

胃为六腑之一，腑性以通而下行为顺，以不通上行为逆，故治疗胃脘痛以通为补。"通"的含义较广，《医学真传》

云："通之之法，各有不同。调气以和血，调血以和气，通也；上逆者使之下行，中结者使之旁达，亦通也；虚者助之使通，寒者温之使通，无非通之之法也。"疏通经络可以使经脉流畅，行气可以令气机宣通，活血能使血脉通达，补益脾胃可以令脾气自运等。蒋老对此证"通"的辨证运用，可谓手到擒来。如实热者宜寒下如硝、黄类，寒实者宜热下如巴豆霜，阴虚者宜滋通如增液汤，阳虚者宜温通如半硫丸。进而言之，气滞不通作痛，理气诸品也能起到通畅气机而止痛的作用，血络痹阻作痛，活血化瘀同样收到通畅血络而止痛的效果，前者是胃脘痛早中期最常用的有效治法，后者是胃脘痛中后期多用的良好措施。此外，痰湿碍中，用苦辛通降也属通法的变用，阳郁遏饮，叶氏"通阳不在温，而在利小便"亦是通法的一种。

胃痛对患者来说主症是痛，蒋老诊治首先以止痛为要务。对按胃脘部痛而拒按者，用大黄3~9克，通之痛止。对气血凝滞之胃痛，用五灵脂、延胡索、草果、没药各等分研末，每服6克，蒋老每用效显。《本草纲目》谓五灵脂能治"一切心腹、胁肋、少腹诸痛"，《本草备要》谓延胡索"能行血中气滞，气中血滞……治气凝血结，上下内外诸痛"。对于肝脾不和的胃脘疼痛，"芍药甘草汤止腹痛如神"。

《沈氏尊生书·胃痛》："胃痛，邪干胃脘病也……惟肝气相乘为尤甚，以木性暴，且正克也。"肝胃失调是胃痛常见的临床证候类型，盖肝与脾胃有着极其密切的关联，二者是疏泄与运化的关系。如果脾胃失健，自然会影响及肝，肝气郁结，横逆犯胃，而引起胃脘痛的证候，蒋老常讲治肝则可安胃，肝气顺通，胃自安和。

胃为水谷之海，多气多血，乃诸脏之交通枢纽，因此，脾胃罹疾日久，往往出现寒热夹杂、虚实交错的局面，治疗时必须视其寒热之多寡、虚实之偏胜而调之，才能取效。

胃肠病一直有"三分治，七分养"之说，蒋老一直强调要调理情志以助治疗，思虑过度伤脾，情志不畅伤肝，肝郁克脾犯胃，为胃病之大忌。平素饮食的调理也不可忽视，规律生活饮食，摄食有度，对疾病的恢复大有裨益。

二、医案存真

【案1】张某，男，55岁。2007年1月9日初诊。

胃痛半年。现症：胃脘痛牵及两胁，时痛时止，口苦，喜叹息，心烦易怒，纳呆乏力，大便干燥。舌红，苔薄白，脉弦。辨证：肝气犯胃。治宜疏肝解郁、理气止痛。四逆散合金铃子散：柴胡9克，枳实9克，白芍9克，甘草6克，川楝子9克，延胡索9克，郁李仁9克，决明子6克。

服上方4剂，胃痛减轻，腹胀除，大便正常。

按：患者胃痛连胁，乃肝气不舒，侵及胃脘所致，痛时发时止，口苦、舌红，为肝郁化火，予四逆散合金铃子散加味调和肝脾为治，服4剂即见效。蒋老临证善用四逆散疏肝理脾，效果颇佳。肝郁脾滞则气不宣通，而疏泄失常，进而血行不畅，气滞血瘀，不通则痛，故脘腹、胁肋疼痛，因肝郁随情志波动而变化，所以疼痛时发时止，肝郁日久，气郁而化火，合用金铃子散疏肝泄热、行气活血止痛，气血并治，则止痛速效。

【案2】何某，男，41岁。1967年11月1日初诊。

胃痛10年。现症：胃痛隐隐，喜热喜按，逢冷即发作，食后腹胀，二便失调。舌质淡红，脉缓略弦。辨证为脾胃虚寒证。治宜温中行气、和里缓急。香砂六君子汤合黄芪建中汤加减：党参15克，黄芪9克，白术9克，茯苓9克，甘草6克，陈皮6克，砂仁9克，木香6克，白芍9克，桂枝6克，生姜9克，大枣4枚，饴糖30克。

11月5日二诊：服4剂即胃痛程度减轻，大便正常。

上方服18剂诸症平复，随访6年未再患。

按：该患者经西医造影诊为十二指肠球部溃疡、慢性胃炎。中医诊为脾胃虚寒。蒋老认为，虚者当补，寒者当温，温补脾胃，香砂六君皆中和之品，"此手足太阴、阳明药也"，故用香砂六君子汤行气健脾醒胃。《伤寒明理论》："脾欲缓，急食甘以缓之。建脾者，必以甘为主。"合用黄芪建中汤甘温益气补虚，其效必佳。

【案3】杜某，女，11岁。2010年2月10日初诊。

间断性胃痛3年。患儿3年前曾因饮食不节引发胃脘痛。现症：时感胃脘疼痛，憋胀时隐时现，近2天疼痛加重，纳食差，大便干结，小便黄赤。查体：胃脘部轻度压痛。舌质偏红，苔白厚，脉滑数。辨证：饮食伤胃证。治宜消食导滞、理气止痛。保和丸加减：焦山楂15克，焦神曲15克，焦麦芽15克，鸡内金9克，陈皮6克，连翘6克，莱菔子6克，延胡索12克，厚朴6克，枳实9克。

2月13日二诊：服药3剂，疼痛即止，纳食好转，大便1剂药后得解，小便微黄。舌质偏红，苔白厚。上方加栀子9克。

服药3剂病愈。

按：《寿世保元·心胃痛》曰："胃脘痛者，多是纵恣口腹，喜好辛酸，恣饮热酒煎煿，复食寒凉生冷，朝伤暮损，日积月深……故胃脘疼痛。"患儿饮食不节，过食肥甘厚味，食滞内停化湿，停滞中焦，脾胃升降失职导致胃脘疼痛、胀满，故方中用焦三仙、鸡内金、莱菔子消食导滞，陈皮、厚朴、枳实、延胡索理气和胃止痛，因"痞坚之处，必有伏阳"，故用连翘散结清热。诸药配合，使食积可消，热清湿去，胃气和降，诸症自愈。

【案4】张某，男，32岁。1967年12月1日初诊。

胃痛7年。现症：胃痛，得食则缓，胁痛隐隐，恶心、呕吐，口燥咽干，大便燥结，腰困疲劳。舌质红，薄白少苔，脉虚弦细弱。造影可见大量空腹滞留液，幽门痉挛，通过不畅，十二指肠球部变形，激惹有龛影，西医诊为十二指肠球部溃疡，伴有幽门半梗阻及慢性胃炎。辨证胃阴亏耗证。治宜养阴益胃、和中止痛。一贯煎加减：沙参15克，麦冬15克，生地黄20克，枸杞子9克，川楝子6克，延胡索15克，玉竹6克，蜈蚣1条。

12月5日二诊：服药4剂，胃痛缓解，有时饭后恶心，但不呕吐，口已不干，大便偏干，腰困乏力。上方加砂仁9克、鸡内金9克、肉苁蓉9克。

继服26剂，诸症平。后坚持服药166剂，造影复查，除十二指肠球部有变形外，其激惹、龛影等病理征象全部消失。

按：肝体阴而用阳，性喜条达，肝阴不足则肝气失于疏泄，横逆犯胃，则胃脘作痛，阴虚不能上承津故口干咽燥，脉虚弦细弱，也为肝肾阴虚之证。选一贯煎滋阴养胃，加蜈蚣解痉止痛、祛瘀通络，服药近半年获临床痊愈。蒋老常说"阳虚易治，阴虚难调"，此例即是明证。

【案5】李某，男，36岁。1966年3月24日初诊。

胃脘痛19年。现症：痛势颇重，或绕脐作痛，或痛彻腰背，多在下午3～10点发作，早上却如平人，且痛发即吐清冷水，吐之痛缓，烧心吐酸，脘胀食少，摇之脘中有水咣当作声，大便干如羊屎，4～5天一次，小便黄，脉沉弦。辨证：寒邪客胃夹饮。治宜温中化饮、降逆止痛。吴茱萸汤合旋覆代赭石汤：吴茱萸9克，人参9克，旋覆花9克，代赭石9克，甘草6克，半夏9克，生姜18克，大枣4枚，川椒9克，茯苓6克，大黄9克。

3月26日二诊：服2剂，痛即减轻，大便已下，去大黄继服。

3月30日三诊：服4剂，胃脘痛去十之七八，嘱继续服药。

共服39剂，诸症平。上消化道钡餐造影复查，未见器质性病变。

按：患者胃痛势重，绕脐彻背，多在阴时，是为寒邪客胃，口吐清水且咣当有声，兼沉弦脉，此为夹饮。取吴茱萸汤温中补虚、降逆止呕，旋覆代赭石汤扶正益胃、降逆化痰，加川椒温中止痛燥湿，茯苓健脾利湿化饮，大黄导寒邪、水饮从大便出。《药品化义》谓：大黄"专攻心腹胀满，胸胃蓄热，积聚痰实，便结瘀血。"方中但其见效，中病即止。蒋老认为，疾病的分证论治是为了更好地辨证治疗，临证时常常遇到的不是单一的证，通常会有两种或几种证兼夹，因此不可拘泥于一证一方的治疗方法，一定要触类旁通、融会贯通，才可收到良效。

/黄 疸/

黄疸以目黄、身黄、小便黄为主症，古书又称为"黄瘅"。黄疸病名首见于《素问·平人气象论》："尿黄赤，安卧者，黄疸……目黄者曰'黄疸'。"汉代张仲景所著《金匮要略》中分五疸论治，元代罗天益分阴黄、阳黄两大类，有利临床辨证。它包括现代医学的溶血性黄疸、肝细胞性黄疸、阻塞性黄疸及胆红素代谢缺陷所致的黄疸。黄疸是感受湿邪或者湿热疫毒，湿阻中焦，脾胃升降功能失常，肝气郁滞，疏泄不利，致胆汁疏泄失常，胆液不循常道，外溢肌肤，上染眼目，下注膀胱而发之病证，故以化湿邪、利小便为治疗原则。"无湿不成疸"，湿在上焦且有卫表症状者，当芳香化湿；湿在中焦，困遏脾运者，当苦温燥湿；湿在下焦，小便不利者，当淡渗利湿。湿与热的交互郁蒸，是黄疸发病的基本要素。病为湿热时，清热、化湿两者兼顾，辨别湿、热偏重不同而选方处药。急黄热毒炽盛，邪入营血者，当清热解毒、清营开窍。

一、临证体会

黄疸有阴、阳之分，阳黄治疗不当，病情发展，病状急剧加重，侵犯营血，内蒙心窍，引动肝风，则转化为急黄；如阳黄误治失治，迁延日久，脾阳损伤，湿从寒化，则可转为阴黄，而阴黄复感外邪，湿郁化热，又可呈阳黄表现。

黄疸的湿与热的偏重，蒋老认为应注重辨舌苔白腻或黄腻，大便溏稀或干结，一般舌苔白腻、大便溏稀者为偏湿重，舌苔黄腻、大便干结者为偏热重，如果舌苔黄白相兼厚腻者，可以通过大便溏稀或干结来判定湿与热的偏重。

黄疸病位以肝胆为主，或以脾胃为主，要掌握因果、主次关系。初病在气病浅，久病在血病深。血瘀必致气滞，血瘀既可因湿毒蕴结，也可由热毒郁蒸所致。

因湿热、毒瘀互结所致的黄疸，肝虚往往兼有气滞、火郁或血瘀，脾虚往往兼有湿困、热郁。而肝脾同病，久必及肾，或见肝肾阳虚，或见肝肾阴虚。

黄疸病初宜利忌补，久病宜补慎利，或攻补兼施。注意小便是否通利。《金匮要略》："诸病黄家，但当利小便。"通过淡渗利湿以达到退黄的目的。还要注意补脾不可过用甘温之品，疏肝不可过用辛燥理气，以防助热伤津。

二、医案存真

【案1】樊某，男，15岁。1976年2月24日初诊。

身黄。2月15日发热4天后，出现面黄。现症：疲劳，面部皮肤黄染，上腹部胀痛，恶油腻，纳食欠佳，口干不苦，大便干，尿色深黄且急而不畅，右胁按之痛，病情日甚一日。舌质红，苔白腻，脉沉缓。查体：巩膜黄染（++），面黄如橘子色，腹平软，肝、脾未扪及，压痛（+）。尿常规：蛋白极微，红细胞0个/HP，白细胞1~2个/HP，上皮细胞1~3个/HP，肝功能（−）。辨证：阳黄（热重于湿）。西医诊断：急性黄疸型传染性肝炎。治法：清热通腑、利湿退黄。茵陈蒿汤加减：茵陈12克，大黄9克，栀子9克，白茅根15克，苍术9克，大蓟15克，小蓟15克。

2月26日二诊：服药2剂，纳食可，口干，大便不干，尿频，尿或急，黄腻苔。效不更方，栀子缺药，遂改为金钱草15克。

2月28日三诊：再服2剂。上腹部胀痛减，肢倦，偶有头晕，精神较前好转，昨天中午起食欲增加，不恶心，尿淡黄，每日5~6次，量增多，大便稀，呈黄色。舌质红些，苔黄腻，脉弦略数。查巩膜黄染（++），全身皮肤无出血点，腹平，质软，压痛（+）。血常规正常，复查肝功能：ALT 2000U/L，黄疸指数17.5mg/dL，TTT 15单位。照一诊方，更加板蓝根30克、茵陈18克，以增强清热利湿之功效。

3月8日四诊：服药8剂，小便清或淡黄，大便棕黑色，略稀，口干不苦，纳食可，头晕疲乏，肝区不痛，身瘙痒。舌质红，苔黄白腻，脉弦细数。查巩膜已无黄染，肝肋下可及边，3月1日肝功能：ALT 120U/L，TTT 12单位，黄疸指数正常。照三诊加大小蓟各15克。

3月12日五诊：服药4剂。小便黄量多，大便稀2~3次/日，纳食好，不疲乏，头晕，肝区不痛，身不痒。舌质淡红，苔黄腻。前方加减：茵陈30克，大黄9克，栀子9克，白术9克，藿香12克，佩兰9克，板蓝根30克。

3月16日六诊：服药4剂，大便每日2~3次，溏便，小便色略偏黄，自汗、盗汗，肝区略痛，余症平。五诊去白术，加猪苓、泽泻各9克，减茵陈为12克、藿香为3克。

3月22日七诊：服药6剂。胃纳好，大便每日3次，小便次数稍多，颜色正常。舌质暗淡，苔淡黄白腻，脉数。守方。

3月26日八诊：服药4剂。晨起口干，小便利，余症平。方药：茵陈15克，大黄6克，焦栀子9克，板蓝根18克，藿香6克，佩兰9克，猪苓9克，泽泻6克。

3月30日九诊：服药4剂。口略干，脸色黄已退至正常。照八诊方继服。

5月5日十诊：服药4剂。余症悉平，5月3日复查肝功能全部正常。改用补中益气汤（《脾胃论》方）加味调理善后：黄芪15克，白术9克，陈皮6克，升麻9克，柴胡9克，党参9克，甘草6克，当归9克，茵陈9克。

按：本例感受时邪，郁阻中焦，脾胃运化失职，湿热郁蒸肝胆，不能泄越，肝失疏泄，胆汁外溢，致使发黄，其黄如橘子色，属阳黄无疑。黄疸乃湿热之患，但要辨明湿与热孰多孰少，此例湿热相当，故蒋老施以茵陈蒿汤加苍术等治之，药后二便通畅，黄疸很快消退。盖便秘尿涩，邪气不得泄越，是发黄的重要原因，《金匮要略·黄疸病脉证并治》指出："诸病黄家，但利其小便。"所以通利大小便，使湿热之邪从二便而出，黄疸自除。治黄疸有清热利湿、淡渗利湿、温阳化湿、芳香化湿、苦温燥湿、健脾运湿等法，该患者初期清热利湿与苦温燥湿配合，中期清热利湿与芳香化湿同用，后期健脾运湿结合，如此步骤严谨，虽湿热缠绵，亦获痊愈。

【案2】汪某，女，51岁。1952年2月10日初诊。

面目发黄20天。刻下：面黄，双目白睛黄染如橘子色，寒热往来，口苦，咽干，渴饮，右胁闷痛，目眩，恶心，厌油腻，腹胀食少，精神萎靡，尿少、深黄，便干而秘。舌质红，苔黄腻，脉弦滑数。查体：扪及肝大右胁下二横指，质中等，叩触痛（+）；查肝功能：黄疸指数22单位，丙氨酸氨基转移酶60 U/L，谷谷草转氨酶80 U/L，TTT 12单位，TFT（++）。尿三胆阳性。此热重于湿之黄疸病。治当清热利湿。选《妇人良方》清脾饮合《伤寒论》白虎汤加减：茵陈25克，栀子9克，柴胡6克，青皮6克，厚朴6克，白芍6克，泽泻6克，木通6克，知母6克，粳米6克，黄芩9克，白术9克，天花粉9克，生牡蛎9克，生石膏9克，茯苓12克，炙甘草3克。水煎，每日1剂，早、晚分2次服。连服6剂，诸症悉减。再进18剂，症状消失，体征及肝功能恢复正常。

按：此例患者感受疫毒，湿热蕴蒸，发为黄疸。方中柴胡、黄芩、茵陈、栀子、白芍疏肝利胆为君；知母、生石膏、天花粉清热生津为臣；白术、茯苓、炙甘草、粳米、青皮、厚朴健脾理气为佐；泽泻利湿，生牡蛎软坚为使。药证丝丝入扣，自然取效良捷。

【案3】高某，男，30岁。2009年4月11日初诊。

急性黄疸型肝炎3周。3周前因劳累兼大量饮酒后全身乏力，恶心、呕吐，小便黄似浓茶，面黄、目黄、身黄，经当地医院治疗病无好转。其母找到蒋老求治。4月10日实验室检查：HBsAg、HBeAg、HBcAb均（＋），ALT 2062 U/L，AST 740 U/L，血清总胆红素379mmol/L，血清直接胆红素210mmol/L，血清间接胆红素169.5mmol/L，ALP 173 U/L，g–GT 380 U/L，尿胆原（＋＋），胆红素（＋＋＋），尿蛋白（±），潜血（＋）。彩超：胆囊体积缩小，脾大。现症：身困疲劳，皮肤深黄，巩膜高度黄染，胸脘满胀，纳食差，恶心、呕吐，小便黄而短少，大便正常。脉弦滑，苔白厚腻。辨证：黄疸（湿热型）。治法：利湿化浊、清热解毒、凉血退黄。茵陈蒿汤合甘露消毒丹加减：茵陈30克，大黄6克，栀子15克，板蓝根12克，大青叶12克，白蔻仁9克，藿香15克，滑石12克，木通6克，石菖蒲12克，黄芩9克，浙贝母9克，射干6克，薄荷6克，鸡内金15克，焦三仙各15克，黄芪20克，冬瓜皮20克，白茅根20克，大小蓟各20克，血余炭20克，葛花15克，海金沙20克，金钱草20克。

4月18日二诊：服药7剂，巩膜黄染明显减退，精神好，恶心、呕吐已除，食欲已开，大便日2次，小便赤黄变浅。4月17日实验室检查：ALT 508 U/L，AST 136 U/L，血清总胆红素475.2mmol/L，血清直接胆红素294.1mmol/L，血清间接胆红素181mmol/L，ALP 143 U/L，g–GT 215 U/L。脉弦，舌苔白厚。照一诊方：加丹参20克、当归9克、白芍12克。

4月30日三诊：服药10剂，食增神旺，肤色、巩膜已正常，黄疸消退，大便正常，小便晨起黄，下午转淡。4月27日实验室检查：ALT 132 U/L，AST 47 U/L，血清总胆红素171.8mmol/L，血清直接胆红素100.9mmol/L，血清间接胆红素70.9mmol/L，ALP 123 U/L，总胆固醇7.4mmol/L，甘油三酯

5.06mmol/L。舌苔薄白，脉弦。照二诊方：加莪术9克、制何首乌15克、决明子15克。

5月16日四诊：服药15剂，诸症平。5月16日实验室检查：ALT 33 U/L，AST 19 U/L，血清总胆红素57mmol/L，血清直接胆红素35.5mmol/L，血清间接胆红素22mmol/L，ALP 63 U/L，g-GT<40 U/L，尿胆原（+），胆红素（+），尿蛋白（-），潜血（-），总胆固醇5.7mmol/L，甘油三酯3.17mmol/L。苔薄白，脉弦缓。继服上方。

7月9日回访：上方服30剂。纳、眠可，二便调，肤色、巩膜正常。7月1日实验室检查：ALT 19U/L，AST 16 U/L，血清总胆红素13.5mmol/L，血清直接胆红素5.4mmol/L，血清间接胆红素8.1mmol/L，ALP 57 U/L，g-GT<40 U/L，尿胆原（-），胆红素（-），尿蛋白（-），潜血（-）。至此，患者病愈。

按：尤在泾说："胃热与脾湿，乃黄病之源也。"患者饮食不节，恣食肥甘，嗜酒太过，困遏脾运，湿浊内生，郁而化热，熏蒸肝胆而致，亦如巢氏所言："凡诸疸病，皆由饮食过度，醉酒伤劳，脾胃有瘀热所致。"故蒋老将茵陈蒿汤和甘露消毒丹合用，清热解毒，利湿化浊，凉血退黄。方中重用茵陈清热利湿退黄，栀子、板蓝根、大青叶清热以解毒，石菖蒲、藿香辟秽和中，宣壅滞之湿浊，白蔻仁、葛花温中化湿，解酒醒脾，木通导湿从小便而去，患者瘀热、湿毒已有动血之变，因此方中加入白茅根、大小蓟、血余炭，虽无便秘之症，但用大黄通腑泄热，使湿热火毒得以从下焦而走，且大黄兼具泻血、分实热的作用，有凉血止血之功，方中加入黄芪、鸡内金等在大量清利苦寒药中，意在注重保护胃气，使得祛邪而不伤正。诸药相合，使湿邪得去、热毒得清，黄退疸愈，疗效显著。

/ 疟 疾 /

疟疾是感受疟邪引起的以寒战、壮热、头痛、汗出、休作有时为临床特征的疾病。风寒暑湿之邪侵袭人体，正气受损，"疟邪"或"瘴毒"得以乘虚而入。其中尤以暑湿所致者最多。《黄帝内经·疟论》曰："夏伤于暑，秋必痎疟。"夏为暑湿当令之时，是蚊子最多，"疟邪"得以传播的时期。岭南地区多山岚瘴气，其邪更毒，是为"瘴毒"。疟邪侵入人体后，伏藏于半表半里，入而与阴争则寒，出而与阳争则热，正邪相争则发病，邪气伏藏则发作休止。故有"疟不离少阳"之说。因疟疾病位在少阳、膜原，治以和解少阳、邪达驱疟为则。

一、临证体会

对于疟疾，蒋老通过休作有时和脉弦两点，结合其他症状即可准确诊断。症见寒战，则脉弦紧；症见壮热，则脉弦数。一旦明确诊断，即刻施用截疟法，保护正气。服截疟药要在发作前4小时服一次，2小时服一次，1小时服一次。

疟疾证候辨证的关键，蒋老认为在于查明兼感风寒、暑湿、夹痰、夹食，如温疟多夹暑邪，寒疟多夹痰饮，湿疟常兼暑湿，瘴疟常夹秽浊，劳疟多正虚夹瘀等。辨明证候，才能分别施治。如邪在少阳者和解以邪达，偏热者清热以解表，偏寒者辛温以散邪，感染瘴疫之气者治当辟秽解瘴，夹痰者祛痰，夹食者消滞。根据不同情况，随证调治，或调补脾胃，或补养气血。疟久转为虚证，如虚实夹杂、寒热交错，则当攻补兼施、温凉并用。

新疟宜和解邪达，久疟必须扶正以祛邪。疟无补法指初起而言，久疟体虚，正虚不能祛邪外出，补之，扶正即可祛邪。

治疗疟疾药物的使用需要注意几点：青蒿不宜高温久煎；常山往往有恶心、呕吐等不良反应，可配以姜半夏、生姜等。

二、医案存真

【案1】李某，男，4岁。1972年8月8日初诊。

患儿8月2日发病，规律性地隔日发冷、发热、抽风，某医院确诊为疟疾，服氯奎治疗，症状稍缓解。现症：患儿仍身有寒热往来，食少腹胀，恶心，疲乏无力，眼睑苍白，面色萎黄。脉弦。血红蛋白：血红蛋白70g/L，红细胞2.9×10^{12}/L，白细胞12.7×10^9/L，中性粒细胞51%，淋巴细胞49%。有贫血史。辨证：疟疾。治法：和解少阳。方用小柴胡汤（《伤寒论》方）加减：柴胡6克，黄芩6克，法半夏3克，党参9克，炙甘草3克，常山6克，槟榔6克，草豆蔻9克，麦芽9克，连翘9克。

8月10日二诊：服上方2剂热退，纳食增加。照上方。

8月16日三诊：服上方4剂，诸症平复，唯面黄睑白，精神不好。方药：黄芪12克，党参9克，何首乌12克，龙眼肉9克，大枣3枚，焦三仙各9克，夏枯草6克。

8月22日四诊：服上方4剂，精神好，纳食欠佳。复查血常规：血红蛋白102g/L，红细胞3.3×10^{12}/L，白细胞10.0×10^{9}/L，中性粒细胞38%，淋巴细胞56%，嗜酸性粒细胞6%，血小板307×10^{12}/L。照上方：黄芪、枸杞子各加3克，大枣改为5枚，另加鸡内金9克。6剂，诸症悉平。复查血常规：血红蛋白116g/L，白细胞1.5×10^{9}/L，中性粒细胞56%，淋巴细胞44%。

按：《金匮要略》云："疟脉自弦。"《医门法律》也说："总一少阳主之。"《辨证奇闻》曰："疟发必有寒热，寒热往来，适少阳所主。"蒋老首用和解少阳的小柴胡汤并加截疟之味，投之6剂即止，后因面黄脸白贫血，而仿归脾何人饮意，10剂而健康恢复矣。

【案2】赵某，男，39岁。1972年8月9日初诊

发热1月。高热与低热交替出现，患病前曾去河南信阳出差，在某医院查血有疟原虫，服驱疟西药无效。现症：低烧（37.5℃）无定时，头晕，心慌，气短，嗓子痛，出冷汗，口不干苦，大便干燥。舌质红，苔薄白，脉沉细。有慢性肝炎病史。辨证：疟疾（中气虚陷）。治法：补中截疟。方用补中益气汤（《脾胃论》方）加减：黄芪30克，白术12克，陈皮9克，升麻9克，柴胡9克，常山9克，何首乌30克，当归9克，甘草6克，党参12克，草果9克，菊花12克。2剂。

8月12日二诊：热退，头晕已除，脉弦。照上方，2剂。

8月14日三诊：气短，四肢无力，出冷汗。照一诊方加龙眼肉12克、枸杞子30克。2剂。

8月19日四诊：诸症轻可，照三诊方加地骨皮15克。2剂。

8月21日五诊：诸症平，脉舌平，照四诊方去常山、草果。4剂。

按：体质素弱，不耐邪气侵袭，病之日久，正气更虚，两虚相得，脉证均符。故蒋老径投补中益气以扶正祛邪。古人治疟即有此法，如《诸病源候论》中说："凡疟积久不瘥者，则表里俱虚，客邪未散，真气不复，故病虽暂间，小劳便发。"《沈氏尊生书》中也说："疟劳，或素有弱症而又患疟，以至旧病更深，或因疟煎熬，日久顿惫，精神衰耗，内热不清，肌肉消削，渐至往来潮热，致成痨瘵，急宜察其何经受病，以补益调理之。"本例即是对先贤所云的明证。

/中 风/

中风是以猝然昏倒，不省人事，口舌㖞斜，半身不遂，语言不利为主症的疾病。由于发病急，变化快，症见多端，与自然界风邪"善行而数变"的特性相似，故古人称之为"中风"。本病的病因主要在于平素气血亏虚，脏腑阴阳失调，加之忧思恼怒，或纵酒饱食，或房帏过劳，或外邪侵袭等诱因导致气血运行受阻，肌肤、筋脉失养；或阴亏于下，肝阳鸥张，阳化风动，血随气逆，夹痰夹火，横窜经络而为㖞僻不遂，蒙蔽清窍则突然昏倒，不省人事，形成上实下虚，阴阳互不维系的危急证候。中风病理性质多属本虚标实，上盛下虚。肝肾阴虚、气血衰少为病之本，风火相煽、痰湿壅盛、气血逆乱为病之标。中经络治当平肝息风、清热涤痰、化痰通腑、活血通络。中脏腑闭证，治当开窍、豁痰、息风、通腑；脱证急宜救阴回阳，扶正固脱；对内闭外脱之证则须醒神开窍与扶正固脱兼用。恢复期及后遗症期多为虚实兼夹、邪实未清而正虚已现，当扶正祛邪、滋养肝肾、益气养血与豁痰化瘀并用。

一、临证体会

中经络与中脏腑的主要区别点在于有无神志的改变。"邪在于络，肌肤不仁，邪在于经，即重不胜。"中络与中经皆由病邪阻滞经络而成。"邪入于腑，即不识人，邪入于脏，舌即难言，口吐涎。"中腑、中脏均有神志的改变。

中脏腑者可根据邪正盛衰的情况分闭证与脱证。闭证以邪实内闭为主。闭证中，可根据有无热象来分阳闭与阴闭。阳闭是闭证兼有热象，为痰热闭郁清窍；阴闭是闭证兼有寒象，为痰湿闭阻清窍，阳闭与阴闭可以相互转化。脱证是多脏器的衰竭，多见虚证。闭证与脱证均为临床危急重症，需紧急抢救，治法不同，故需详辨清楚。

对病势的顺逆及预后主要是察"神"，观察神志和瞳神的变化。如中脏腑，若患者由神昏转为昏愦，瞳神大小不等，是正不胜邪，闭证转为脱证的证候；如同时出现呃逆、项强，或突然四肢抽搐不止，或背腹骤然灼热而手足厥冷，或见戴阳证及吐血证，均为病势逆转，病情恶化而预后不良。呃逆频频，为心气耗散、胃气衰败的表现；突然四肢抽搐不止，由肝风内动、气血逆乱而成；背腹骤然灼热而手足厥冷，或见戴阳证，均为阴阳离决，病情危重；合并吐血、便血者，是邪热迫血妄行，亡血之后气随血脱者，多难救治。

急性期中经络治疗上蒋老以息"风"清"火"为本，即以平肝息风为要；中脏腑以祛"痰"调"气"为重，即豁痰开窍为是。恢复期和后遗症期以补"虚"活"血"为则，即滋养肝肾、化痰行瘀。

中风中脏腑闭证的神昏，多为风火、痰瘀闭塞脑窍，壅滞肠腑，使腑气不通而致大便秘结。蒋老在运用辛凉开窍的同时通腑泻热，在辨证用药基础上加用生大黄后下；或大承气汤煎汤灌肠。大黄既有通腑泻下、推陈致新的作用，又有活血止血的双向作用，特别是对出血性中风闭证者可大胆使用。大便通畅，腑气得通，气机宣达，痰化、热清、瘀消，窍闭及神明渐开，见效可谓佳。

对于出血性中风急性期，蒋老大胆运用活血化瘀药。在药量上却是再三斟酌。离经之血即是瘀血，所以出血应当祛瘀。临床证明，应用必要的活血化瘀方药，对减轻脑水肿的形成、加速水肿吸收、控制和减轻脑水肿、防止脑疝形成都是极为有利的。活血化瘀方药选用性味较平和的，如三七粉、水蛭等，用量不宜过大。

恢复期是辨证治疗的重要时期，此期治疗得当与否，直接关系到后遗症的轻重。根据蒋老经验，中风急性期过后，风火上炎之势已渐减，瘀血之象愈加明显，及时应用活血化瘀法治疗极为重要。但必须辨证，因为瘀血与痰浊阻滞经络而致半身不遂，应当痰瘀同治；阴虚阳亢者，当佐以潜阳息风；若已见气虚之象，就当益气化瘀，用补阳还五汤化裁治疗。此期可选用活血化瘀功效较强的药物，剂量宜大，如丹参、赤芍、桃仁、红花、当归、地龙等，特别是川牛膝一定要用，因它兼有活血化瘀、引血下行之功。

瘀血入络久留则后遗症期见半身不遂、语言不利等症，故可使用虫类搜风药物，如地龙、僵蚕等药能逐瘀搜风通络。蒋老还强调，此时患者已多虚多瘀，补气与逐瘀配合，方能见效。

二、医案存真

【案1】周某，男，32岁。1973年3月2日初诊。

口眼㖞斜14天。始有头晕手麻，某医院诊为右面神经麻痹、末梢神经炎，予以针刺8次无效。现症：嘴向左㖞，两眼及左脸憋胀，四肢发麻且胀，口不干苦，纳食一般，进食时外流，身困，尿或黄，大便正常。舌质红，苔白，脉虚弦。查体：右眼闭合差，皱眉右侧欠佳，右鼻唇沟变浅，嘴㖞向左侧，吹口哨不响。辨证：中风（中络）。西医诊断：面神经麻痹。治宜祛风痰、通经络。三生饮（《太平惠民和剂局方》）加减：生半夏6克，生南星6克，生附子6克，川芎9克，白附子12克，白芷9克，蜈蚣5条，防风9克。水煎服。"三生"须先煎半小时。

3月7日二诊：服药2剂，病情明显好转，闭目、皱眉亦显著改善，可吹响口哨，口㖞明显减轻，胃痛。照上方加延胡索9克。

3月21日追访，2剂药后即痊。

按：风中经络，致口眼㖞斜，一般用针刺疗法或内服牵正散治之，大多获效。但本例经针刺8天无效，偏中之证，在左为瘫，在右为痪，一由于风阳之暗动，一由于痰湿之内停。患者偏于右侧，为痰湿阻滞之候。蒋老根据多年经验投三生饮峻剂治疗，2剂药后即见效，再2剂已，可谓速矣。

【案2】冯某，男，53岁。1968年6月21日初诊。

瘫痪1天。有高血压病史5年。曾在2月2日血压高达200/104mmHg。昨天下午六点半，在院中下棋"搏杀"时间较长，突然头痛呕吐，右侧口眼㖞斜，流涎水，左上肢瘫痪不用，说话不清，心里尚明白。现症：头闷、头痛，口眼㖞斜，语言不利，左上肢软瘫，沉困思睡，口干不苦，能食，小便黄，大便正常，腰困。舌质红，白苔略腻，脉弦无力。血压170/110mmHg。辨证：中风（肝阳上亢）。西医诊断：脑出血轻症。治宜平肝息风、降逆镇冲。镇肝息风汤（《医学衷中参西录》）合羚角钩藤汤（《通俗伤寒论》）化裁：代赭石15克，怀牛膝9克，生白芍15克，钩藤（后下）12克、菊花15克，地龙30克，茺蔚子45克，赤芍9克，石菖蒲6克，炙黄芪15克。水煎服。

6月28日二诊：服药4剂，语言清，流涎水，头痛，沉困思睡均可，唯头痛，其他可。血压160/95mmHg。照一诊方加川芎3克。

7月4日三诊：服上方3剂，头痛，思食，二便正常，浑身无力。血压160/100mmHg。拟方：代赭石9克，怀牛膝9克，赤芍9克，夏枯草9克，菊花12克，地龙30克，茺蔚子45克，紫贝齿30克，茯苓9克，黄芪30克，川芎6克，法半夏9克。

7月11日四诊：服药4剂，头痛减轻，思睡减少，说话清些。照三诊方加白芍12克、鳖甲12克、龟甲15克。

7月15日五诊：4剂药后，头痛及思睡均少，身软、乏力减轻，说话尚欠利，流口水。舌质红，苔薄白，脉弦缓。照四诊方加石菖蒲9克，菊花、代赭石、白芍均改为15克，龟甲改为12克。

7月22日六诊：再进4剂，说话较利，头晕可，流口水少，头痛、思睡明显减轻。舌质红，苔薄白，脉缓弦。血压160/95mmHg。嘱照方继服。

10月16日追访，患者之后只服4剂，已完全康复。

按：《金匮翼》曰："中风之病，其本在肝。"患者素有阴虚阳亢之疾，加之下棋紧张"搏杀"，以致肝阳鸱张，风阳上冒，血菀于上，出现口眼㖞斜、偏瘫失语等中脏腑之征象，欲血静循常道流行，必先息肝风之僭逆，故镇肝息风，诚为急务，但脉弦之中按之无力，因加黄芪以益气帅血。然肝风之所以妄动，缘由肾阴亏而失濡，故一俟肝风暴张得杀，旋即又加滋阴潜阳之味。瘀不去则新不生，所以自始至终皆用活血化瘀之药。本例一面主以平肝息风、滋阴潜阳，一面又辅以益气帅血、活血化瘀，因而取效良捷。

【案3】张某，男，76岁。1991年5月19日初诊。

患糖尿病27年，冠心病、脑动脉硬化症17年，白内障10年，眼底出血5年，患者于1988年7月、1990年7月曾两度中风（脑血栓形成）。目前：右半身不遂，麻、僵、痛、软，卧床不起，头脑迷糊且头痛，语言不清，左心前区胸痛，咳嗽，痰多涎长，睡眠差，夜多溲溺，两腿浮肿，视物不清。舌质暗红，苔白腻，脉沉细而弱。查尿糖（+++），空腹血糖11.1mmol/L。辨证为中风后遗症（脾肾两亏、血瘀痰凝）。治宜补脾益肾、活血涤痰法。选《医林改错》补阳还五汤加减：生黄芪30克，丹参30克，川芎30克，款冬花30克，紫菀30克，党参15克，枸杞子20克，炒地龙12克，葶苈子12克，皂荚10克。水煎，每日1剂，早、晚空腹分服。

6月2日二诊：上方服9剂，咳嗽、咳痰明显减轻，头痛亦可，左心前区胸痛及右臂痛著，上方加全瓜蒌30克、片姜黄20克，煎服法如上。

6月9日三诊：进上方6剂，咳嗽、咳痰及心前区胸痛消失，头与臂痛甚轻，唯头脑迷糊、眠差、腿软，取一诊方加炙远志、石菖蒲、怀牛膝各10克，葛根15克，生黄芪改为60克，照前法煎服。

6月16日四诊：服上方6剂，头脑迷糊及头痛减轻，睡眠改善，右半身麻僵痛软明显减轻，自己还能下地扶杖在室内走动几分钟，复查血糖7.5mmol/L，尿糖（-），照上方再进。

按：病消渴病27年，迁延失治，变证迭起，既有心、脑、肾的血管病变，又有白内障眼底出血，可谓病情复杂、病势深痼。就诊时以脑血管病变急重，因消渴日久，病及脾肾，先天、后天俱病，气血化生严重受阻而生瘀，水津四布重度不敷变痰凝，致肢体瘫痪、神志模糊，语言謇涩，咳嗽痰多，旋溺腿肿等症蜂起，唯有王清任大剂益气活血一法，方可力挽狂澜。方中重用黄芪、党参大补脾肾元真之气为君，丹参、枸杞子养血益精为臣，川芎、炒地龙活血通络为佐，款冬花、紫菀、皂荚、葶苈子化痰浊为使，药证相符，服之必效。治疗过程中，或加瓜蒌、片姜黄宽胸蠲痹；或加远志、石菖蒲定志开窍，葛根、怀牛膝上引下达，重剂黄芪以助之。总之，只要辨证论治精确，动则无不肯綮。从本例治疗中还可看出，当多种疾病集中于一身时，蒋老遵循标本缓急原则，"擒贼要擒王，打蛇打七寸"，抓住疾病的本质，因证处方，其效必如桴鼓之应。方中虽然未治血糖而糖自降，所谓解决了主要矛盾，次要矛盾也会随之迎刃而解。

【案4】郝某，女，66岁。1990年12月2日初诊。

患高血压病4年，脑血栓形成后遗症两年。当前：右侧上下肢困麻无力，神乏，怕冷，耳聋，但无头晕、耳鸣，或口中苦，心烦，失眠，清晨必如厕。舌质红，有裂纹，苔黄，脉两寸两尺无力，余部弦。血压190/90mmHg。辨证为中风后遗症，证属脾肾两虚、气血不调。蒋老予补中益气、固肾涩肠法治之。选补中益气汤合四神丸、栀豉汤增损：炙黄芪15克，煨肉蔻15克，补骨脂15克，炒山药20克，炒酸枣仁20克，升麻9克，柴胡9克，五味子9克，焦栀子9克，淡豆豉9克，当归9克，桂枝9克，党参10克，炙甘草6克。每日1剂，水煎两次，得药液200毫升，早、晚空腹温服。

服上方12剂后，上述诸症即明显改善，血压130/85mmHg，按上方做蜜丸继续服用，以巩固疗效，争取痊愈。

按：本例与上例相较，同中有异，异中有同。如同为脾肾两虚，上例则为脾肾两亏，本例则为脾肾两虚，以脉为凭，虽程度有异，但均有脾肾亏虚见证。且上例年高病重，本例相对年小病轻些；上例脾肾真元之气大亏，故用重剂芪、参、枸杞子，益真气而填肾精，本例脾气虚陷、肾虚不固，因以补中升陷、四神固涩。从以上不难看出，中医学的辨证论治既有高度的原则性，又有高度的灵活性，高度原则性与高度灵活性相统一，就显现出中医学辨证论治的科学性、实用性，也是衡量医者技术水平高低、精粗的重要标尺之一。方中以炒黄芪、补骨脂为君以益气补肾，党参、炒山药、五味子、炙甘草为臣以健脾敛气，煨肉蔻、当归、炒酸枣仁、桂枝为佐以涩肠温经安神，升麻、柴胡、焦栀子、淡豆豉为使以升清除烦。药证丝丝入扣，服药不多，疗效不菲。

【案5】王某，男，69岁。2000年5月3日初诊。

失语、偏瘫8天。8天前，晨起操持家务时，突然头痛、头晕，恶心、呕吐，语言不清，但神志尚清楚，左侧上、下肢不能活动。即入某医院急诊，头颅核磁共振检查结果示：脑干出血。平素过劳，发病前半个月，有神情焦虑情况。有高血压病史15年、脑动脉硬化史6年、冠心病史4年。某医院以"原发性脑出血"将其收入院治疗，因病灶位于外科禁区，只得行常规保守疗法，历经7天病情无改善，只好请蒋老诊治。现症：失语或语言不清，神志尚清，左侧上肢及下肢偏瘫，头晕伴胀痛，恶心、呕吐，口干且苦，口臭，食差，小便深黄，大便4天未解，腹胀且痛，寐少烦躁，面色灰垢。舌质暗红，舌尖边有瘀斑、瘀点，苔白厚淡黄，脉弦劲，上盛下虚。辨证为中风，证属肝风鸱张、气滞血瘀、痰火腑实。治宜平肝镇逆、理气活血、化痰通腑。选蒋老经验方芪芎蛭菖汤（经验方）加味：生黄芪60克，川芎20克，炒水蛭12克，石菖蒲20克，竹沥

（冲）两小杯，生石决明（先煎）30克，大黄（后下）15克，代赭石30克，郁金9克，血余炭9克，焦栀子12克。水煎，每日1剂，早、中、晚温服。3剂。

5月7日二诊：药后头痛、头晕除，恶心、呕吐止，语言清些，左侧手脚灵便些，大便通畅，舌厚苔已退，脉弦略缓，上盛下虚改善。照一诊大黄改为8克，代赭石改为25克，生黄芪改为80克，加鸡内金20克。6剂。

5月13日三诊：语言基本清，左侧手脚活动改善，脉、舌又见好转。照二诊去生石决明、代赭石、大黄、焦栀子、血余炭，竹沥改竹茹12克，川芎改为40克，生黄芪改为炙黄芪100克，加当归、炒白芍各15克。7剂。

5月20日四诊：语言已清，唯左侧上、下肢恢复慢，在室内需人扶着才能走数步。舌苔薄白，瘀斑、瘀点大部消退，脉沉弦缓。照三诊方加羌活、独活各15克，鸡血藤60克。15剂。

6月4日五诊：能自行走路，但腿软筋痛，余症平，脉沉缓。照四诊方炙黄芪改为120克，加木瓜30克、伸筋草30克。30剂。

7月6日六诊：左手握力恢复正常，左腿能走路500~750米。脉缓无力，舌质仍有瘀斑、瘀点少许。照五诊方川芎改为60克，鸡血藤改为80克。30剂。

8月8日七诊：左手活动如常人，左脚虽能走路1000~1500米，但时好时差，舌尖还有瘀点。照六诊方加地龙15克。10剂量，共研细粉，炼蜜为丸，每丸重9克，每天早、中、晚各服2丸。

2002年4月25日随访：服上述丸药2料后，一切恢复正常，至今病未复发。

按：患者数十年劳碌不已，精、气、神磨损可知，加之焦虑触发，阴阳、水火、气血、精神失去动态平衡而暴发中风。正如《素问·生气通天论》所云："阳气者，若天与日，失其所，则折寿而不彰，故天运当以日光明。"又云："阳气者，烦劳则张，精绝，辟积于夏，使人煎厥。目盲不可以视，耳闭不可以听，溃溃乎若坏都，汩汩乎不可止。阳气者，大怒则形气绝，而血菀于上，使人薄厥。有伤于筋，纵，其若不容，汗出偏沮，使人偏枯。"古之"煎厥""薄厥"，即今之中风是也。本例之阳气暴张，夹气血、痰火上冲于脑，"脑乃元神之府"（李时珍语），娇嫩无比，哪堪如此之暴虐，必然导致脉破血溢，致失语、偏瘫等中风诸症遂作。际此，医者当务之急，首要平肝潜阳，引血与痰火下行，益气补血、化瘀通络以调和气血。蒋老在首诊方中重用生黄芪为君，盖"邪之所凑，其气必虚"，正气旺则邪必伏；臣以生石决明平肝逆，代赭石镇气逆，竹沥降痰逆，大黄、焦栀子下火逆；佐以川芎行血中之气，郁金解郁和气，石菖蒲开窍而醒脑；使以炒水蛭潜吮死血而去瘀，血余炭涩养裂处而补络。二诊气火见杀，故代赭石、大黄减量，生黄芪加量，更增鸡内金以启脾胃耳。三诊气火、痰逆微乎其微，仅用归、芍养血柔肝，降气痰火药自当减去，再无出血可能，血余炭当去之列，生黄芪、川芎加量者，意在加强通络，以尽快恢复左侧上、下肢功能，改用竹茹亦属此意。四诊加二活风药取其通经络无处不到的优势，鸡血藤不仅通络活血，还能养血濡润经络。五诊加木瓜伸筋以舒筋，更加重炙黄芪以"气为血之帅""气行则血行"。六诊加重川芎、鸡血藤，也是加大通经络的力度，以加速肢体的恢复。七诊加地龙亦然。前后共服汤剂91剂、丸药2料而完全康复。本案取得此良效得益于蒋老辨证得当，诊治无误。

/癫　狂/

癫与狂都属于精神失常的疾病，癫病多静而狂病多动，癫病多虚而狂病多实，癫属阴而狂属阳，阴阳虚实之病理变化各不相同，但其致病的原因则无差异，病之轻而从阴化者为癫，病之重而从阳化者为狂，故以癫狂并称。《丹溪心法·癫狂》说："癫属阴，狂属阳……大率多因痰结于心胸间。"七情内伤，五志过极，郁则心火暴甚，灼耗津液，化为胶痰，甚者为顽痰，随气上升，滞塞于心与脑相连之窍络，神明阻隔，而成癫狂之病，治当镇心神、开痰结。

一、临证体会

癫由积忧久郁，损伤心、脾、胞络，三阴蔽而不宣，故气郁而痰迷，神志为之混淆。实者开痰泄郁，虚者养神通志。狂由大惊、大恐，病在肝、胆、胃，三阳并而上升，故火炽则痰涌，心窍为之闭塞。实者豁痰降火，虚者壮水制火。

蒋老认为此病的关键在"痰结"。癫病痰气郁结，狂病痰火上扰，因此在本病的发生、发展过程中，痰是一个重要的环节，从痰入手兼顾其他是治疗关键。

对于痰经热炼而胶结日甚，热为痰痼而难以清解，可迅猛泻下以逐痰热、瘀血、燥屎、结气，祛滞塞于脑络之浊邪，使升降、气血调畅，神志自可复明。泻下时兼以辛通，同时注意衰其大半而止。

癫狂除了"痰迷心窍"外，还与"气血凝滞脑气"有关。蒋老往往在祛除痰结的同时，还化瘀通窍，痰瘀并治，每获良效。

二、医案存真

【案1】师某，女，39岁。1972年6月26日初诊。

癫狂8年。1965年发病，某精神病医院诊为妄想型精神分裂症，行电休克10次、胰岛素休克50余次，曾缓解1年多。本次为第五次大犯病，已20多天。现症：烦躁易怒，坐立不安，妄思离奇，眠差梦多，惊恐不安，纳食一般，口干、苦，大便数日未解。舌质红，苔白，前部有剥苔，脉弦滑。辨证：狂病之痰火扰神（妄想型精神分裂症）。治法：豁痰开窍、攻逐痰火。方药：先予遂戟栀豉汤（经验方），后予温胆汤（《千金要方》）加味调理。

方一：甘遂6克，大戟6克，郁金12克，栀子9克，淡豆豉9克。共研细末，等分成6包，每天服3次，每次服1包。2剂。

方二：法半夏9克，陈皮6克，茯苓9克，竹茹9克，枳实3克，生铁落15克（煎水熬药），远志9克，生龙牡各30克，炒酸枣仁30克，生明矾6克，郁金9克，丹参9克。2剂。

7月10日二诊：经上述治疗，烦躁、惊恐略减，大便得解，色黑，量少，睡眠仍差。照方二：枳实改为4.5克，去生明矾、郁金，加琥珀9克、生姜3片、甘草6克。3剂。

7月14日三诊：烦躁、惊恐渐平，食欲增多，夜眠渐安，口干、苦除，大便仍干，数日一行，耳中痒。舌质红，苔淡黄白，前部已生薄白苔，脉弦滑减。照二诊方4剂，清宁丸4袋。

7月19日四诊：诸症平。照二诊方4剂。

7月25日五诊：除身感疲乏外无他症。照二诊方加人参（另炖服）4.5克。

7月29日六诊：2剂后，出现妄言妄为、打人伤人之举，且大便未解。拟方：大黄（后下）9克，芒硝（冲）9克，枳实9克，厚朴9克，生铁落（煎水熬药）30克，石菖蒲9克，远志9克，生龙牡各30克，竹沥膏（冲）1瓶。2剂。

7月31日七诊：神清，言语清楚，大便已解，睡眠安。照二诊方加竹沥膏（冲）1瓶、大黄3克。2剂。

8月2日八诊：神气大清，眠、食一切正常。照七诊方去竹茹，加醋香附15克。

按：肝性刚，胆附肝，因惊而胆落，则肝强胆弱，心不能取决于胆。肝疏泄之职，厥阴火炽，加之阳明腑实，两经之火致痰随火升，痰热上扰清窍，神明混乱。方中安神定志主在铁落，铁落最抑肝邪又不损肝气、伐肝气，引诸药直入胆而生胆汁。蒋老用法半夏、陈皮、茯苓利气化痰，远志、石菖蒲祛痰开窍、醒脾安神，龙牡重镇安神，竹茹清心解热，香附疏肝解郁，丹参活血祛瘀，全方生铁落为引，切合病机，共奏良效。五诊时见疲乏，补之以人参，马上出现狂证，即予大承气汤推荡痰火，病又得安，可见癫狂一证，用补剂当慎。

【案2】贺某，女，25岁。2005年9月12日初诊。

时欲哭笑，手指抽搐年余。病起于情志不畅。初为受精神刺激方作，或数月一作，刻下不受精神刺激亦发作，至一日数作，大发作则哭笑不已，四肢抽搐，历10余分钟方止，小发作则症状较轻，历数分钟即平，呵欠连连。失眠多梦，夜寐亦惊，头晕，气短，怔忡健忘，情志抑郁，胸胁憋胀，心烦易怒，口干、苦，喜太息且胆怯，胃脘疼痛，恶心食少，身麻困、乏力。舌苔薄白，脉弦缓。查脑电图：异常。诊断：肝郁化火生风，血少而心神失养，脾虚而健运失职。治宜疏肝解郁、健脾安神。拟方：当归9克，白芍9克，柴胡2.4克，白术9克，薄荷3克，钩藤30克，炒酸枣仁12克，知母9克，川芎3克，茯神9克，党参9克，熟地黄9克，桂枝9克，生龙牡各18克，生铁落24克，炙甘草6克。6剂。

服药6剂病未发作，诸症悉减，照上方再进。后因蒋老出差转他医诊治，病势又有抬头，大、小发作交替，诸症参差出现。蒋老再次接诊后改用下方：法半夏9克，陈皮6克，茯苓9克，竹茹6克，枳实9克，胆南星9克，天竺黄9克，川芎9克，生龙牡各30克，丹参12克，大枣3枚，鸡内金12克，炙甘草6克。每天1剂，连服20天，病愈。

按：患者情志抑郁，木失条达，郁而致横，致脾失健运，又逆乎心，则神失所藏而哭笑不已，郁久则化火生风，而抽搐连连，凡此种种，皆肝气郁结，化火生风所致。本案为肝郁犯脾，渐致脾失健运，营血虚少，心无所养，神失守藏而为病，故蒋老首用逍遥散合酸枣仁汤加减以疏肝解郁、养肝除烦。并加桂枝、龙牡、铁落之类以通心阳定心神。继用温胆汤合酸枣仁汤以调肝脾、养肝除烦；加胆南星、天竺黄、竹茹除痰湿热郁，以增强温胆汤的作用；加丹参、龙牡与甘麦大枣汤养肝安神。

【案3】吴某，女，21岁。1977年12月12日初诊。

精神失常6年。某精神病医院诊为精神分裂症，经用氯丙嗪、奋乃静稍缓解。现症：精神恍惚，头脑乱想，自感有人打架，言语无序，坐立不安，心烦意乱，每夜服镇静安眠药入眠，现妊娠5个月。苔薄白，脉弦滑，左寸沉细无力。辨证：癫证（心脾两虚）。治法：安神养心、清心定志。方用栀豉汤（《伤寒论》方）加减：栀子9克，淡豆豉9克，炒酸枣仁21克，夜交藤30克，合欢花15克，远志9克，龙眼肉15克，黄连6克，生龙牡各15克。6剂。

12月31日二诊：神志安静，不复妄言，眠好。照一诊方加柏子仁12克、分神木12克。

1978年3月23日三诊：服16剂。2个月余诸症平，未再发病，大便偏干。照二诊方去炒酸枣仁，加杭菊15克、火麻仁18克。

1978年底追访，经上述治疗后，病愈，顺利生产一男婴。

按：本案患者癫证日久，脾失健运，生化乏源。脾为心子，脾病心必来援，心见脾伤，以致失志，则心中无主。此以补脾以定志为则。此例系癫证又妊娠，故用安神清心之品治之，心脾同治，消痰不耗气，既不碍胎，又清其心，一举两得。

/ 痫 病 /

痫病是一种发作性神情恍惚,甚则昏仆不知,口吐涎沫,两目上视,强直抽搐,或口中怪叫,移时苏醒的神志异常疾病。此病多因先天禀赋受损,或七情六淫,或外伤瘀滞,或惊恐,郁而生涎,闭塞诸经,致肝、脾、肾三脏功能失调,痰涎聚集经络,上扰清窍而痫病发作。

大凡痫病,发作时大多涎沫涌出。《丹溪心法·痫》云:"痫症有五……无非痰涎壅塞,迷闷孔窍。"张景岳言:"癫痫多有痰气,凡气有所逆,痰有所滞,皆能壅闭经络,格杀心窍……此候发候已者,由气之候逆候顺也。"由此可知,痫病发病均有"痰涎"和"气逆"。当痰涎阻络时,清阳之气无法顺经游走于脑以养心神,发生气之候逆,出现突发猝倒。痰即津液所化,肾主津液,涎者脾之液,肾邪入脾则多涎,蒋老谓此病之痰涎由肾脏而来。痰涎伏藏于肾,逢肾中相火暴动,煽动肝风,夹痰上升,窜于经络,上闭心窍,神志顿失其常,而有昏仆、抽搐之象,待痰涎外出,气机复顺,则又苏醒,而病乃暂退,仍伏于肾。治当行痰涎、畅气机。

一、临证体会

蒋老以为"痰涎"是痫病的主要病理因素。先天禀赋不足者,多为脾肾虚而生痰;惊而气乱者,肝失调达,痰随气升;

恐则气下者，肝风内动；怒则气上者，若兼脾虚，则痰火互结；外伤者，血瘀阻滞；外感六淫之邪，脏腑之气失衡，则调畅气机。

痫病之本在于肾，肾气足则经络之气流畅无阻。虽痰自脾生，但痰涎来源于肾。补气健脾，杜绝生痰之源；滋肝益肾，以潜阳求本。

痫病有许多病因，其中久病入络者居多，络脉瘀滞，所以反复发作不易治疗，更难取得根治的效果。对痫病的治疗，一般多以化痰为主，虽有一定疗效，但实属难以令人满意。蒋老认为，久病多瘀，在治疗过程中要配合活血化瘀的药物，对于久病入络体实者，可用劫痰之剂，所用药物的药性较猛，体弱者则须慎重。

二、医案存真

【案1】杜某，男，25岁。1974年4月22日初诊。

患癫痫8年。病起于1966年从山上摔下后，致经常发作性意识障碍及肢体抽搐。前天晚上发作，手足抽搐，口吐涎沫。现症：身乏，痰多，恶心欲吐，纳食可，二便正常。舌质红，苔白，脉弦。辨证：痫证（痰涎闭阻）。治法：豁痰顺气、开窍定痫。方用温胆汤（《千金要方》）合白金丸（《外科全生集·新增马氏试验秘方》）加味：法半夏9克，陈皮9克，茯苓9克，竹茹12克，枳实6克，浙贝母9克，蝉蜕12克，郁金12克，生明矾（研末冲服）9克，甘草6克。水煎服。2剂。

4月25日二诊：服药后，痫病未发作，痰多，脉弦。照一诊方加合欢花21克、香附12克、当归9克、丹参9克。12剂。

5月13日三诊：症平稳，照二诊方，再守方服16剂。

7月16日追访，经治后未再发病。

按：患者病起于从山上摔下，不免受惊，《素问·举痛论》云："惊则气乱……惊则心无所倚，神无所归，虑无所定，故气乱矣。"盖气乱则水津代谢亦紊乱，痰由是生，心神既无所倚归，痰气阻塞心窍，痫证由之而作。蒋老从痰气环节着手，取二陈燥湿化痰理气和中，又加枳实以下气，竹茹以清热，浙贝母、生明矾、郁金以豁痰，当归养血，丹参通络和窍。如此湿去则痰不生，气顺则津自行，痰豁则窍自开，心窍之痰气开，神自安然，痫证自除。

【案2】白某，女，12岁。1973年3月1日初诊。

患癫痫11年余。患者自七个月大时发作至今，近来发作愈发频繁。经多个医院诊为癫痫，曾服大量镇静西药治疗，均未见好转而来诊。现症：每晚睡眠时发作2次，手脚拘挛，或口吐白血沫，或眼球上翻，由于长期发病，神志迟钝近呆，精神萎靡不振，面色萎黄不泽，舌僵不语，只能说两个字的简单语言，生活不能自理，口干渴，纳食不好，大便干，2~3天一行，小便黄。舌质红，苔淡黄，脉沉细数。查体：膝反射亢进，二头肌、三头肌反射增强，巴宾斯基征弱阳性。辨证：痫证（痰气久郁、化火生风）。治法：攻逐痰火。方药：（经验方）甘遂1.5克，大黄9克，黄连9克，郁金12克，生明矾12克，全蝎3克，石菖蒲6克。共研细末，等分成6包，每天早、中、晚各服1包，服时用竹沥膏9克冲开水送服。1剂。停用其他药物。

4月17日二诊：口渴，纳食可，大便干，仍3~4天一行，睡中仍有发作。改汤剂攻逐：甘遂3克，大黄12克，番泻叶9克，枳实6克，竹茹12克，竹沥膏两瓶（冲）。2剂。

4月26日三诊：服第一剂大便未解，服第二剂后泻四五次，发病程度减轻，神志略清。舌质红，苔灰黄白腻，脉滑。照二诊方：大黄改为后下，再加芒硝（冲服）9克、决明子30克、生铁落（煎水熬药）15克。4剂。

4月29日四诊：药后大便泄出暗褐色糊状便，日数次，抽搐发作明显减轻，三个星期来仅发作3次，程度亦轻，神志清醒，生活已能自理，流黄稠鼻涕。舌质红，苔白，脉沉细。改用调理之剂。

按：患者自襁褓之时患病，所谓"病从胎气而得之"。至今十又一载，痰气郁久，必然化火生风，痰火阻心则神志呆乱，动肝则抽风拘挛，塞肠则便秘不通，虽病久，然邪之不去，正终无安时，故初用散剂攻逐痰火，由于病重药轻，未获寸效，二诊改用汤剂荡逐得效，三诊加强坠痰泻火，十年沉疴，一旦得起，可谓幸矣！

╱ 痹 证 ╱

痹者闭也，闭塞不通之意。当人体肢体筋骨、关节、肌肉等处遭受风、寒、湿、热等邪气闭阻经络而发生疼痛、重着、酸楚、麻木，或关节屈伸不利、僵硬、肿大、变形等症状时，统称为痹证。《素问·痹论》云："风、寒、湿三气杂至，合而为痹也。其风气胜者为行痹，寒气胜者为痛痹，湿气胜者为着痹也""其热者，阳气多，阴气少，病气胜，阳遭阴，故为痹热。"《济生方·痹》云："皆因体虚，腠理空虚，受风、寒、湿气而成痹也。"此皆说明痹证除却风、寒、湿、热的外邪，正气不足，卫外不固是内在条件，使得气血痹阻而致病。痹证日久，邪留伤正，虽由实转虚，大多因实致虚，或实多于虚，或虚中夹实，出现痰瘀互结、肝肾亏虚等虚实夹杂证。

一、临证体会

痹证治疗根据邪气偏盛，分别以祛风、散寒、除湿、清热、化痰、行瘀，兼顾宣痹通络。即蒋老常说的"寒者温之，热者清之，留者（湿、痰、瘀等有形之邪）去之，虚者补之"。对于风盛者用散风之品，当中病即止，以防伤阴、燥血、耗气。"治风先治血，血行风自灭。"治风的同时要养血活血；寒盛者在散寒的同时温阳补火，使阳气充足，则血活寒散、滞通痹畅，即"阳气并而阴凝散"；湿盛者在渗湿化浊的同时，佐以健脾益气之品，使其"脾旺能胜湿，气足无顽麻"。热胜者，以清泄郁热为主，佐以活血通络，亦须防苦寒伤阳、滞湿过之。久痹正虚者，补肝肾、益气血是常用法。

痹证是风、寒、湿、热诸邪痹阻经络，气血运行不畅，如果留邪与气血相搏，津液不得随经运行，凝聚成痰，血脉涩滞不通，则着而成瘀；如气血不足，不能运行、布散、津血，则导致痰、瘀的生成。痰与瘀又可因果为患，而致痰、瘀痹阻，表现为关节肿大畸形、僵硬不利、活动障碍。由于邪伤气血阴阳，病及脏腑及其五体而致虚，轻则气血不足，重则损及阴阳；蒋老认为痹证的脏腑之虚重点在肝肾，肝主筋，肾主骨，筋脉拘急，僵直不利，骨节硬肿变形，未有不涉及肝肾者，故临证当辨病损性质，针对病变主脏治以扶正补虚，五脏之伤以肾为本，因而益肾为治本之原则。

久痹入络及顽固性的痹证患者，蒋老临床喜用活血化瘀及虫类药物，如炮甲珠、土鳖虫、全蝎、蜈蚣、地龙、僵蚕、白花蛇等虫类药，以活血脉、搜剔逐邪、宣通络脉，往往获得良效。

对于痹在不同部位者，选药恰当可事半功倍。痹在上肢项背可选片姜黄、羌活、葛根、白芷等；痹在下肢腰背可选独活、桑寄生、川续断、牛膝等；痹在全身关节经脉，可用千年健、伸筋草、松节等；痹在四肢小关节者，可选露蜂房、威灵仙等。除此之外，还可选用相应藤类药通络活络以增药效，如青风藤、海风藤、络石藤、鸡血藤、丝瓜络等。

二、医案存真

【案1】王某，女，55岁。1973年5月14日初诊。

患风湿性关节炎3年。1971年11月膝关节X线片所见：膝关节轻度骨质增生。现症：两膝关节痛，屈伸不利，不良于行，家人用自行车推来就诊，逢阴雨加重，心悸，气短，腰膝酸软，畏寒喜温，纳食不好，口干不苦。舌质红，苔淡黄白，脉沉细。辨证：痹证（风湿侵入肝肾）。治法：祛风湿、补肝肾。方用独活寄生汤（《千金要方》）加减：独活9克，桑寄生30克，秦艽9克，防风6克，细辛6克，川芎9克，当归9克，熟地黄12克，白芍6克，桂枝9克，茯苓9克，川续断30克，牛膝9克，党参12克，黄芪30克，炙甘草6克。2剂。

5月16日二诊：药后便稀。照一诊方去秦艽，加松节12克。4剂。

5月21日三诊：膝关节痛减轻，原走路时膝关节痛、跛行，要晃动腰部前行，现已无此现象，纳食好，口不干，大便正常。舌质红，淡黄白苔退些，脉不如前沉细。照二诊方4剂。

5月25日四诊：膝关节痛明显减轻，能自己步行至门诊就诊了。照二诊方4剂。

5月29日五诊：总的病情减轻40%，二诊方松节缺货，改用千年健18克。

按：本案邪气留连，着于筋脉肌骨，荣卫凝涩不通，气血运行不畅，日久病深，肝肾失养，加之患者年过半百，气血失荣，而成肝肾不足、气血两虚之证。《素问·痹论》说："痹在于骨则重，在于脉则血凝而不流，在于筋则屈不伸，在于肉则不仁。"《素问·逆调论》又说："营气虚则不仁，卫气虚则不用，荣卫俱虚，则不仁且不用。"心悸气短、畏寒喜温俱是气血俱虚之征。独活寄生汤乃治风湿侵入肝肾之效方，用之得当，屡收殊功，方中独活善祛腰以下之风寒湿邪，桑寄生、川续断、牛膝强筋健骨，祛风湿兼补肝肾，牛膝合独活引药下行，细辛搜剔筋骨风湿以止痛，防风、秦艽祛风胜湿舒筋，当归、川芎、熟地黄、白芍养血又兼活血，黄芪、党参、茯苓补气健脾，桂枝温通血脉。诸药祛邪扶正，使血气足而风湿除，肝肾强而痹痛愈。

【案2】方某，女，22岁。1976年10月27日初诊。

左颞颌关节痛5天，右膝关节痛6年，逢天冷痛加。当时查"抗链O"为1：400~500，北京某医院诊为风湿性关节炎。现症：左颞颌关节痛，有碍咀嚼，活动时有弹响声，右膝关节痛，喜热饮食，二便正常。苔薄白，脉沉细。近查"抗链O"1：200（+）。辨证：痹证（血痹）。治法：补气血、蠲痹痛。方用黄芪桂枝五物汤（《金匮要略》）加减：黄芪30克，桂枝9克，白芍9克，生姜12克，大枣3枚，片姜黄12克，白芷9克。2剂。

12月31日追访，服上方后左颞颌关节痛已好。

按："邪之所凑，其气必虚"（《素问·评热病论》），风湿之邪乘人体气血不足之时，可侵入人体任何部位，痹着作痛。《素问·痹论》曰："营气虚则不仁。"今风湿侵入颞颌，发作疼痛，有碍咀嚼，蒋老取《金匮要略》的黄芪桂枝五物汤，补气血、蠲痹痛，黄芪、桂枝以益气通阳，白芍养血和营，生姜、大枣调和营卫，片姜黄通经止痛，白芷祛风止痛且引药上行，使邪去则血痹自通，而获良效。

【案3】芦某，女，19岁。1973年1月15日初诊。

右腿关节痛5个月。疼痛游走不定，不良于行，局部微有红肿，伸屈不利。舌苔黄白，脉弦。西医诊断：风湿性关节炎。辨证：痹证（风痹）。治法：祛风蠲痹。方用豨桐丸（《集验良方拔萃》）加减：豨莶草15克，海桐皮15克，桑枝30克，防己15克，川牛膝9克，木瓜15克，独活9克，松节

12克，当归15克，白芍9克，知母9克。2剂。

2月12日二诊：关节痛减轻。照一诊方4剂。

3月6日随访，关节痛除。

按：风痹即行痹，"风、寒、湿三气杂至，合而为痹也。其风气胜者为行痹"（《素问·痹论》），治疗时以祛风为主，兼以散寒利湿，本案即例。蒋老分析其舌象，知其证候有化热之象，遂加知母、白芍以清其热，故速见之效。

【案4】张某，男，51岁。2006年4月3日初诊。

双膝关节积液1年余。患者10年前患关节炎，曾服泼尼松、地塞米松1年。2005年9月8日在当地医院拍X线片示：双膝骨性关节炎，骨质增生。2006年3月31日在省某医院抽取关节液，检查结果示：左侧关节液颜色淡黄，透明度混浊，红细胞（++）；右侧关节液颜色为血色，透明度混浊，白细胞（+），红细胞满视野。现症：双膝关节漫肿无头，皮色正常，不定位针刺状疼痛，无法上下楼，腰困痛，精神疲惫，口不干不苦，纳食可，二便正常。舌质淡，苔白腻，脉沉细弦。证属阳虚寒凝，治宜温阳活血、散寒通滞。方选《外科全生集》阳和汤加减：熟地黄30克，麻黄1.5克，白芥子20克，炮姜炭6克，甘草6克，肉桂6克，鹿角胶12克，骨碎补20克，煅自然铜20克，牛膝30克，桑寄生20克，杜仲15克，川续断15克，土鳖虫15克，黄芪20克，制乳没各9克，生姜4片，血余炭20克，汉防己20克。

4月7日二诊：4剂药后，双膝肿痛减轻，可慢慢上下楼，腰痛、神疲均减轻三成，纳、眠可，大便偏稀。舌质淡，苔白腻，脉沉弦。照一诊方加炒山药20克，苍、白术各15克。

4月11日三诊：服药4剂，因天气原因，7日、8日两天腿痛加重，现自感左腿明显轻松。余症平。舌质淡，苔白，脉沉。照二诊方去苍术，加煨甘遂1克、大枣4枚。

4月15日四诊：服药4剂后，腿痛减轻近半，膝盖肿也消过半，精神可，纳、眠好，除大便偏稀之外，余均可。效不更方。

7月26日五诊：四诊方间断服40剂，双腿疼痛减轻九成以上，唯有走上、下坡路时略感不适，双膝积液经检查已消失，精神好，纳、眠可，口不干、不苦，二便正常。舌质淡红，苔白，脉沉。为巩固疗效，继服15剂药善后。

2006年9月28日及2008年6月8日回访，家人述病痊愈后一直未复发。

按：中老年患者，天癸渐衰或已经衰竭，则势必肾气亏虚，进而水不涵木，精不养血，则肝气衰。肝肾两虚，则肝所主之筋、肾所主之骨失于精血之充养和阳气之温煦。"邪之所凑，其气必虚"，必致风、寒、湿诸邪乘虚而入，侵袭骨关节，痹阻筋脉、气血、津液，致骨关节"不荣则痛，不通则痛"。气血、津液瘀滞日久，导致骨关节变形，屈伸不利，影响关节功能。蒋老以阳和汤温补肝肾、填精补血、散邪通滞，可散结于寒滞、痰凝、血瘀之间，祛邪于脉络、骨肉之处。桑寄生、杜仲、川续断、骨碎补以补肾髓、强筋骨，煅自然铜、制乳香、制没药、血余炭散瘀化瘀、活血止痛，黄芪、山药、白术健脾养血补气，汉防己利水消肿，甘遂善行经遂之水湿，土鳖虫剔邪通脉，牛膝引药下行，诸药合用，遂收良效。

【案5】原某，男，70岁。1989年11月26日初诊。

两手麻木半年多。现症：两上肢麻木，头晕，失眠，耳欠聪，口中尚和，食纳一般，大便干结，2~3日一行，小便正常。舌质紫暗，有裂纹，苔水滑、薄白，脉弦。既往史：患慢性支气管炎20年，肺气肿10年，矽肺11年。颈椎X线片示：$C_{5~7}$椎体前、后缘骨质增生，椎间隙变窄，周围软组织内可见条状钙化影。脑血流图检查：大脑动脉轻度硬化。查血脂偏高。西医诊断：颈椎病，脑动脉硬化症。辨证属水不涵木、血瘀肝风。治宜滋水柔肝、息风活血。方用《医宗己任编》滋水清肝饮化裁：生地黄15克，白芍12克，黑木耳12克，菊花12克，当归20克，炒酸枣仁30克，生石决明30克，决明子30克，丹参30克，肉苁蓉30g，怀牛膝10克，制乳香10克，制没药10克，川芎9克。水煎，每日1剂，早、晚空腹分服。

用上方略事加减，共7诊，服药42剂，症状基本消失，将上方改制蜜丸继服以善后。

按：麻木指肌肤、肢体发麻，甚或全然不知痛痒。麻木在《黄帝内经》中称"不仁"，至金元时期，《儒门事亲》叫做"麻木不仁"，明·《赤水玄珠》直呼为"麻木"。病因病机有气虚不运、血虚不荣、风湿痹阻、痰瘀阻滞等。蒋老认为本例麻木由木失水涵，血瘀肝风引起。盖肾水生肝木，肾阴亏虚，肝木失却肾水之滋涵，肝柔变横，肝风肆虐，故头晕、耳聋、肢麻、失眠等症蜂起；又肾主骨，肾阴一亏，骨失所主，而见骨质增生、椎间隙变窄，阻塞压迫经络，气血瘀滞不荣，遂感两手麻木。上方中四物、丹参、肉苁蓉滋肾养血，归、芍、二决、菊花养肝清肝、平肝息风，黑木耳祛风活血，炒酸枣仁安神，当归、川芎、丹参、牛膝、乳香、没药活血化瘀，如此则肾阴得充、肝木得养，风息骨坚，气血畅通，麻木焉能不除？

/ 痿 证 /

痿者，谓手足痿弱也，是指肢体筋脉弛缓，软弱无力，不能随意运动，或伴有肌肉萎缩的一种病证。《儒门事亲·指风痹痿厥近世差玄说》云："弱而不用者，为痿。"《临证指南医案·痿》中说："夫痿症之旨，不外乎肝、肾、肺、胃四经之病。盖肝主筋，肝伤则四肢不为人用，而筋骨拘挛；肾藏精，精血相生，精虚则不能灌溉诸末，血虚则不能营养筋骨；肺主气，为高清之脏，肺虚则高源化绝，化绝则水涸，水涸则不能濡润筋骨；阳明为宗筋之长，阳明虚，则宗筋纵，宗筋纵，则不能束筋骨以流利机关。此不能步履、弱筋缩之症作矣。"此对其病因病机的阐述可谓详尽。除肺热叶焦发生痿证外，临床对因虚、热、湿、瘀等诸因致痿者，在辨证上主张辨何脏受邪、虚实缓急、热之深浅、湿之多少、有无瘀阻，虚证宜扶正补虚，实证宜祛邪和络，虚实兼夹者，又当兼顾之。

一、临证体会

蒋老治痿源于《素问·痿论》："治痿独取阳明""阳明者，五脏六腑之海，主润宗筋，宗筋主束骨而利机关也。"痿证之机主为内热致精气、津液亏耗，而精气、津液源于阳明谷气。故治痿或清养肺胃之津，或温补脾胃之气，或行瘀以养经脉，或滋填肝肾之精血，或清利湿热之邪以复中运、利经脉。

痿证不可妄用风药、表药，散风邪、开腠理之药多辛燥，不仅会伤及阴血，而且助阳生热，使阴血愈燥而病重；也不可误投热药，误用乌、附则阴被劫而速亡。

痿证日久可导致气血不行，因此应配合活血消瘀之品。若元气亏损，气虚血滞成痿，又当补气化瘀。手足麻木，舌痿不能伸缩者，可用橘络、炮甲珠、三七、赤芍通络；妇人产后因气血亏损而致痿者，可大补气血以荣养筋脉；久痿者，可间服六君子汤加黄柏、苍术、竹沥；瘦人血虚多燥，宜间服二妙地黄丸；胖人多气虚及痰，宜间服当归补血汤加竹沥。

二、医案存真

【案1】袁某，男，10岁。1969年11月26日初诊。

右下肢瘫痪9年。经多次"割治"及其他治疗无明显效果。现症：右下肢大腿及脚心肌肉萎缩，腿既痛又凉、外翻，无法伸直、抬脚，口苦，纳食可，尿黄，便干，右侧头痛，身起疙瘩发痒4年。舌质红，苔淡黄薄白，脉弦细。西医诊断：小儿麻痹后遗症。辨证：痿证（肝肾亏虚）。治法：补益肝肾、滋阴清热。方用虎潜丸（《丹溪心法》）加减：豹骨（可用狗骨代替，先煎）12克，陈皮6克，熟地黄9克，锁阳9克，龟甲（先煎）9克，干姜6克，当归9克，知母6克，黄柏6克，白芍9克，木瓜12克，怀牛膝6克。2剂。

12月3日二诊：患腿觉发热、发麻，纳食好，大便干，头不痛。照一诊方4剂。

12月17日三诊：腿部觉热有劲些，脉缓弦。照二诊方加地龙9克。4剂。

1970年11月18日四诊：下肢麻痹好转，唯晚上瘙痒，时好时作。方药：蝉蜕6克，蛇蜕6克，黄柏9克，苍术9克，白鲜皮9克，地肤子30克，当归6克，白芍9克，炙甘草6克。2剂。

1972年9月14日五诊：服1969年11月26日方20剂，腿发热能伸直，萎缩的肌肉有所生长，不良反应是口角生疮、头痛。近两年因停药病情又有些发展。现症：大、小腿的肌肉萎缩，不能伸直，腿发凉，走路呈颠跛状，口不干、苦，纳食好，小便黄，大便干，右眼视物模糊。舌质淡红，苔白薄，脉沉细弦。照1969年11月26日方2剂。

1972年10月6日六诊：症如上述。①照1969年11月26日方2剂。②独活15克，桑寄生15克，秦艽15克，防风20克，细辛2克，川芎15克，当归20克，熟地黄10克，白芍10克，桂枝8克，茯苓8克，炒杜仲10克，怀牛膝8克，高丽参20克，炙甘草5克，白花蛇2条，麝香2克，全蝎5克，木瓜40克，马钱子200克，蟅虫10克，西红花4克。马钱子按法炮制：热水泡三昼夜，去皮，香油炸至纯黑，沙炒尽油气，与上诸药共研细末，麝香另研后兑入，炼蜜为丸，每丸重约4克，按医嘱服。

1973年2月13日七诊：上药共做成210丸。从1973年1月20日起服药，白天服15丸，晚上服半丸，连服3天，出现抽筋感后，减量为早上1丸、晚上半丸，偶尔出现抽筋感（饥饿时有之）。从2月6日起，改为早、晚各服1丸，间或有抽筋感，但程度要轻。照计划继续服丸药观察。

4月5日八诊：丸药已服100丸，现在自感患肢较前有力且能抬高些，双下肢肌肉长大2厘米，服药1小时后，两腿发热，头晕，近4天右胁下痛，纳食、二便、睡眠均好。舌质淡红，苔薄白，脉沉细。继续服丸药观察。

4月11日九诊：患肢自服丸药后大有进步，查肝功能正常。晚上服1.25丸，早上服半丸。

按：本例分两个阶段治疗。第一阶段（一至六诊），用虎潜丸做成汤剂治疗，服药后腿有劲些，腿发热，能伸直，萎缩的肌肉也开始恢复。此方临床上用于肝肾有热，阴血不足，不能濡养筋骨者，有滋阴降火、强壮筋骨之功。第二阶段（七至九诊），用独活寄生汤（《千金要方》）加活血通络散结之品，制成丸剂缓进，服药后患肢有力，较过去能抬高些，且肌肉长大2厘米。此方主治肝肾两亏，风寒湿痹，腰膝冷痛，腿足屈伸不利，或痹着不仁，有益肝肾、补气血、祛风湿、止痹痛之功。其中值得一提的是马钱子，它的性味苦寒，有大毒，入肝、脾经，有通络、止痛、消肿、散结之功用。对风湿疼痛、筋络拘挛、半身不遂、小儿麻痹后遗症，以及痈疽肿毒、面神经麻痹等有一定的疗效。马钱子中含生物碱，主要有马钱子碱，前者口服后吸收很快，对脊髓有强烈的兴奋作用，能引起强直性惊厥，后者有箭毒样肌肉松弛作用和较强的止咳作用，因系剧毒药，要特别注意用量（内服0.3~0.6克）及炮制法。

【案2】王某，男，53岁。1973年5月14日初诊。

上肢瘫痪4年。某医院神经科诊为肌萎缩侧索硬化症，用维生素B_1有200支，维生素B有2100多支，维生素B_6、ATP等治疗1年，针灸治疗1年多均无效，且病情日趋加重。病起于生气后。现症：两手虎口部的肌肉萎缩，握力差，不能举拿东西，且抬不高，两臂发抖明显，纳食可，口不干苦，咳嗽，痰较多，小便正常，大便两天一行，腰困。舌质红，苔白，脉弦。查两手合谷穴部及肩部的肌肉明显萎缩，以两手骨间肌为显著，肱二头肌、肱三头肌反射减弱，感觉正常，有肌束震颤，膝腱反射亢进。辨证：痿证（气虚血瘀、筋肉失营）。治法：益气活血。方用补阳还五汤（《医林改错》）加减：黄芪30克，桃红各12克，归尾12克，赤芍12克，川芎15克，地龙30克，片姜黄15克，桂枝12克，桑枝30克。2剂。

5月16日二诊：吐痰减少，余同前，照一诊方4剂。

5月21日三诊：两手能高举起1~1.5千克用物，两臂发抖减轻，咳嗽、吐痰减少。照一诊方4剂。

5月25日四诊：两手握力增加，持筷有力，腰痛可。舌质紫红，苔白，脉沉弦。照上方4剂。

按："百病皆生于气也"（《素问·举痛论》），人之心情舒畅，气血调和，百病不生，若情志抑郁，气滞血瘀，诸症蜂起。本例病初因生气而作，气行则血行，气滞则血亦瘀，血不营养肌肉筋骨，致萎缩、痿软不用，蒋老用补阳还五汤益气活血通络，使气血流畅，肌筋得养，功能自然容易恢复。

/ 崩　漏 /

　　妇女不在行经期间，阴道的不规则出血，称为"崩漏"。《诸病源候论·崩中候》云："忽然暴下，谓之崩中。"《诸病源候论·妇人杂病诸候》云："血非时而下，淋沥不断，而成漏下也。"

　　崩漏为经乱之甚，缘于冲任不固，不能制约经血，使子宫藏泻失常。李东垣说："妇人血崩是肾水阴虚不能镇守胞络相火，故血走而崩也。"崩漏为肾阴虚损，阴不维阳，从而导致肝火、心火偏亢的阴阳不平衡。因此肾虚是致病之本。若肾阴不足则水不涵木，以致肝阴不足、肝阳偏亢，因而导致肝不藏血；肾阴不足则水不济火，心火亢盛以致血热妄行。肾阴不足而波及肝、心两经，都可使冲任不固而致崩漏。阴损可以及阳，或由于体质或久病也可以导致肾阳虚，肾火不足则不能温煦脾阳，致使脾虚不能统血也成崩漏。

　　因脾、肾"虚"是病变的本质，血"热"或血"瘀"是病变过程的一种兼见现象，故治法应以补虚为主，亦如《医宗金鉴·妇科心法要诀》中说："若去血过多，则热随血去，当以补为主。"失血是崩漏的主要症状。止血即为首要之务，以防厥脱；血止后，复旧正本清源。

一、临证体会

蒋老认为肾主先天，五脏之气靠肾阴来滋养，赖肾阳来生发，月经的正常出现与停止，取决于肾气的盛衰。崩漏采取补脾摄血之法有赖于"脾统血"之说，在出血期间此法可取效，但容易反复发作。李东垣云："下血证，须用四君子补气药收功。"蒋老以为，此确属经验之谈。因崩漏使得脏腑气血有亏，加强生化之源，取其精微，以求健脾固冲，但切不可忽视补肾，因冲任之本在肾之故。

出血期间，蒋老对于当归、川芎等辛散之品的用量非常谨慎。当归虽是妇科调经补血圣药，但出血期间用之反而增加其出血。《景岳全书·本草正义》："当归气辛而动，故欲其静者当避之。凡阴中火盛者，当归能动血，亦非所宜。"川芎也是性味辛温升散、活血行气之药，而欲其止血，需使血脉宁静，才能达到目的，因此临证遣方用药时一定要慎重。

崩漏的本质是虚，治法以补虚为多，兼顾化瘀清热。崩漏即使有瘀阻，也为虚中有实，瘀去之后也应补虚，或寓攻（祛瘀）于补，施用清热之法也同理。

崩漏血下如注，体内精血津液迅速亡失，此时有形之血不能速生，而无形之气所当急固。蒋老说："治血先治气。"急用独参汤、参附汤配合摄血药，可救生命于垂危。

二、医案存真

【案1】王某，女，60岁。1990年12月23日初诊。

阴道出血1个月。刻下：每5~10天阴道出血1次，量或多或少，色鲜红，淋漓数日，平素无带下，除神疲外，余无特殊不适。14岁初潮，47岁绝经，婚后孕5胎，足月顺产3胎，流产2胎。舌质稍淡，苔薄白，脉两尺无力，余部弦细。宫颈刮片病理检查报告示：核异质细胞，巴氏ⅢA级。妇科检查：老年性阴道炎，出血原因待查，可疑宫颈癌。西医建议进一步活检或行宫颈锥形切除术，患者因恐惧手术，求诊于蒋老。辨证为崩漏，证属肾阴亏虚、血热妄行。治宜滋肾养阴、凉血止血。选六味地黄汤合十灰散加减：熟地黄炭12克，生地黄炭12克，侧柏叶炭12克，山茱萸12克，藕节炭12克，牡丹皮炭20克，枸杞子20克，血余炭15克，墨旱莲30克。水煎，每日1剂，早、晚空腹分服。

12月30日二诊：服上方6剂，血止，腹微胀，腰或困，守一诊方加枳实6克、大腹皮6克、鸡内金9克、炙黄芪12克。

1991年1月6日三诊：服二诊方6剂，诸症悉平。复查宫颈刮片巴氏Ⅱ级。仍依上方适当减量，并少用炭类止血药，以图根治。

按：患者已年届花甲，气血已衰，阴道出血，诚非佳兆，中医辨证为肾阴亏虚、血热妄行，由于肾阴不足，血热沸腾，致阴道下血，色鲜红。蒋老根据"虚则补之"，以滋补肾阴、凉血止血治之。方中二地、枸杞子、山茱萸滋补肾之阴精，诸炭类药收涩止血，生地黄炭、牡丹皮炭、墨旱莲、侧柏叶炭凉血止血。药证相适，其效也彰。

【案2】韩某，女，37岁。2002年11月29日初诊。

月经量过多半年。患者半年前因生气着急后，出现月经先后不定期，每行月经量多，行经时间长，淋漓10余天方止。现症：月经11月26日来潮，量较之前更甚，色鲜红，无血块，心慌，气短，身倦乏力，腰酸腿软，睡眠差，纳食一般，二便正常。查眼睑苍白。舌质淡，脉弦细。中医辨证：崩漏（脾肾不足、冲任不固）。治法补脾滋肾、益气固冲。选《济生方》归脾汤加减：黄芪30克，党参15克，白术15克，炒酸枣仁12克，远志9克，茯神9克，龙眼肉9克，炙甘草6克，熟地黄12克，川续断12克，仙鹤草20克，棕榈炭12克，侧柏叶炭12克，阿胶12克。

12月2日二诊：服一诊方3剂后，血量明显减少，只有点滴未净。照一诊方继续服用3剂。

12月5日三诊：月经12月2日干净，现仍感气短、乏力，眠差。舌质淡，脉沉弱。一诊方加夜交藤20克，党参改为30克。4剂。

12月23日四诊：三诊方服后，睡眠可，精神明显好转。近几日，腰酸困，自感月经将至。方药：黄芪30克，党参30克，白术15克，炒酸枣仁12克，远志9克，茯神9克，龙眼肉9克，炙甘草6克，熟地黄12克，山茱萸9克，川续断12克，仙鹤草20克，棕榈炭12克，侧柏叶炭12克，阿胶12克，夜交藤20克。4剂。

2003年1月9日五诊：月经于12月25日行，至12月31日结束，行经7天，血量较之前减少1/3，精神、体力均好，腰酸腿软不明显。予下方巩固：黄芪30克，党参30克，白术15克，炒酸枣仁12克，远志9克，龙眼肉9克，炙甘草6克，熟地黄12克，川续断12克，仙鹤草20克，阿胶12克。7剂。

2021年4月12日随访，据其家人述，药后至今月经规律，经量正常。

按：患者月经先后不定期、量多、行经日久，逐渐发展成崩漏。此次月经血量特多，已出现贫血现象。此为脾肾两虚、冲任不固之象。因此蒋老选方用归脾汤去当归、木香，加川续断、熟地黄、阿胶补肾养血，仙鹤草、棕榈炭、侧柏叶炭收敛止血治其标。3剂药后，血量明显减少，血止后重在健脾补肾、养心安神。后为了防止再次行经量多而复用第一方，月经按期而至，经量显著减少。本例始终抓住脾肾两虚的本质，健脾补肾以固冲任。

【案3】章某，女，30岁。2005年7月17日初诊。

患者自14岁月经初潮起，月经后期，经量中等，经期5~7天。2004年1月人工流产一胎。近半年来，经净后3~5天少量出血5~20天。本次月经推迟18天，于6月26日来潮，量多，经行3天，以后量很少且淋漓不净，至今已22天。服中、西药未见效。现症：仍有少量出血，血色暗，两少腹坠痛，畏冷，头昏倦怠。舌淡红，苔薄白，脉弦细。B超检查：子宫及双侧附件未见异常。诊断：崩漏（脾虚气陷，冲任不固）。治法：益气升阳、固冲止血。选《脾胃论》补中益气汤加减：黄芪20g，党参12g，白术9g，升麻9g，柴胡9g，炙甘草6g，地黄炭12g，当归3g，白芍12g，陈皮6g，仙鹤草20g，蒲黄炭9g，阿胶9g。4剂。

7月22日二诊：服上方后，阴道出血明显减少，白带中夹少许血丝，小腹及腰痛。舌淡红，有齿痕，苔薄黄，脉弦。照一诊方加山茱萸9克、川续断12克。6剂。

8月14日三诊：7月25日血止，8月12日来潮，经期第一、二天量多，心慌，气短，腰腹不痛，舌、脉如前。照一诊方去蒲黄炭。4剂。

8月19日四诊：月经今日净，略感腰痛，少腹已不痛、不坠，余症同。三诊方加川续断至15克。6剂。

服完后诸症减轻。据其家人说9月15日如期来经，6天净。

按：气为血帅，血随气行。若脾虚气弱，气虚下陷，气不摄血，则发为崩漏。补中益气汤为治崩漏不止、气虚下陷、小腹会阴下坠之良方。对于崩漏迁延甚至月余不止者，蒋老常辨证选用本方治之。该患者崩漏不止，小腹坠痛，头昏，经量多，淋漓不净，故用补中益气汤益气升阳、固冲止血。加仙鹤草涩血固冲，蒲黄炭活血止血，阿胶养血止血。4剂即崩漏向愈，继守前方治疗。腰为肾之府，精亏则腰酸痛，故加山茱萸、川续断，意在补脾不忘补肾，以求固本。

【案4】赵某，女，28岁。1974年3月13日初诊。

患者于16岁月经初潮，每23天左右行经1次，经量特多，经期约12天，前5天量多，后7天经色淡红如水，每于经前两三天开始小腹痛。本次月经3月11日，提前1周来潮。现症：经量多，伴腰腹胀痛。舌质红，舌苔黄，脉沉弦。诊断：崩漏（血热夹瘀型）。治法：清热凉血、活血止血。选《傅青主女科》生化汤合《太平惠民和剂局方》失笑散加减：当归9g，川芎6g，桃仁6g，姜炭6g，甘草3g，续断9g，蒲黄炭9g，五灵脂9g，炒栀子9g，牡丹皮6g，益母草15g。2剂。

3月15日二诊：服诊方后，经量明显减少，小腹疼痛减轻。舌质红，苔黄，脉沉。守一诊方2剂。

4月10日三诊：服诊方后，腹痛渐止，经行7天即净。本次月经4月8日来潮。现腰痛，小腹痛，经量一般，二便尚可。舌质红，苔薄，脉沉弦。上法已收显效，继以一诊方为治。4剂。

半年后随访，患者经治疗后，月经经量正常，经前腰腹亦不痛。

按：生化汤乃明末清初妇科大家傅青主治疗产后病的主方。妇女经期、产后，血室开放，邪气易乘虚侵入，与离经之血互结胞中。唐容川云："血瘀能化之，则所以生之。"蒋老取生化汤祛瘀生新之意治疗崩漏，此患者月经先期而潮，经行近半月方止，经来量多伴小腹疼痛、口干喜饮、烦躁易怒，为血热夹瘀，"痛则不通"，用益母生化汤加清热药治之，瘀祛热除，崩漏自止。

【案5】徐某，女，38岁。2010年6月3日初诊。

6月3日下午在医院做人流术回家后，阴道出血不止，至下午6时卫生巾20分钟左右即满换新，如厕阴道血流如注。晚上7时急去蒋老家中求治。刻下：面色苍白，口唇色淡，走路头蒙脚轻，下血鲜红，量如注，心慌，眩晕，语声低微。舌淡，苔薄白，脉芤。诊断：血崩。治法：益气固脱。选独参汤加减：红参60克，仙鹤草120克，三七粉10克。1剂。上两味急煎，煎成冲入三七粉频频服之。

6月4日二诊：1剂服完，至早上8点，血已止半，起床时眩晕腿软无力而跌倒碰伤额头及右颊，心慌气短，语声不继。方药：红参30克，黄芪30克，白术30克，茯神30克，炒酸枣仁30克，炙远志20克，仙鹤草90克，龙眼肉20克，麦冬20克，五味子20克，炙甘草6克。2剂。

6月7日三诊：血已不多，头痛发热，体温37.7℃，心慌气短懒言。二诊方加生龙牡各30克，白芍20克，连翘12克，金银花12克。2剂。

6月9日四诊：热退，头痛减轻80%，心慌减轻80%，血仍有点滴，腰困痛。三诊方去连翘、金银花，加枸杞子20克、川续断20克。7剂。

6月16日五诊：药进7剂，血止，元气渐复，食欲增加，唯觉劳累后神疲乏力。黄芪30克，党参20克，熟地黄15克，白术15克，茯苓9克，炙甘草6克，当归12克，白芍12克，阿胶9克。

7月12日随访，药服10剂痊愈。

按：血崩不止，暴下如注，神气不续，气随之而脱，此至危之证。蒋老说："留得一分气，便留得一分血，便留得一分生机。"暴崩之际，急当止血防脱，治血先治气，独参汤"救护其气，使气不脱，则血不奔矣"，以红参大补元气、摄血固脱，仙鹤草收敛止血，血势渐缓，脾肾双补以固本善后。独参汤方专力宏，配合摄血药，救人于垂危。

诊余医论

/ 中医科研思路问题的探讨 /

新中国成立以来，中医科研工作虽取得了可喜的成绩，但也存在一些问题，总结经验实属必要。现就其思路问题，提出浅见与同道共同探讨。

1. 辨病论治与辨证论治

众所周知，中医治病是强调辨证论治的，但这并不意味着不重视辨病论治。证是病的证，是疾病在发展过程中的不同阶段，因人的体质不同、地域差异、时间关系、治疗影响等而呈现千变万化的种种证候。因此要强调辨证论治，否则只见森林，不见树木，不能具体地掌握病证，方药就不会贴切、高效；而每一个病都有其自身的发生、发展转归规律，掌握这种规律，就可提纲挈领、高瞻远瞩了，所以中医也强调辨病论治，否则只见树木，不见森林，就不能总体把握疾病，治疗往往陷入被动。

早在东汉时，张仲景就重视辨病论治了，如《伤寒论·辨太阳病脉证并治》《金匮要略·辨肺痿肺痈咳嗽上气病脉证治》等，就明确昭示后人，临床时既要辨证论治，又要辨病论治。后世方书，同样主张辨病论治，如清代喻昌《医门法律》分痰饮门、咳嗽门等，实即痰饮病、咳嗽病，各分别列方35首、42首，亦即痰饮病有35证、咳嗽病有42证。痰饮门中苓桂术甘汤证与肾气丸证，虽同属痰饮病，但一为脾阳虚，痰饮上泛，治之以温化中焦为主；一为肾阳虚，痰饮上泛，治之以温化下焦为先。咳嗽门中小青龙汤证与真武汤证，虽同为咳嗽病，但前者为外寒引动内饮导致咳嗽，治之以发汗除饮；后者为肾阳虚衰，水饮上干引起咳嗽，故以温阳化水主之。痰饮病、咳嗽病都各自有其发生及演变规律可循，是不能混为一谈的。可见古圣先贤一脉相承，都是先辨病后辨证、辨病与辨证并重的。西医过去强调辨病施治，现在许多有识之士也同时重视辨证论治了。

在实际工作中，还存在偏执辨病论治或辨证论治者，没有很好地把两者有机地结合起来。此外，还有一种简单化的倾向，如有人在临床上将一个病（不论其复杂与否）一律简单地列几个证去研究（对少数简单的病当然也可这样做），更有将西医的某个病草率地分成所谓几个型去诊疗的，证型间也不讲转化，其结果是可想而知的。中医与西医是不同的两个医学理论体系，西医的某一个病往往涉及中医的多个病证，如西医的肾炎就关乎中医的阳水、风水、正水、石水、阴水、虚劳等病证，怎么能简单地分几个型去诊疗？中医的黄疸病就涉及西医的溶血性黄疸、肝细胞性黄疸、胆红素代谢缺陷性疾病、阻塞性黄疸四大类数十种疾病，哪能用少数几个证候去概括？笔者认为：不管你以中医的病或证，抑或用西医的病去研究，总要在辨证列证时包含临床实际全部证候80%以上的常见证，其余少见或罕见证要注明不包括在内，以便于别人去验证，如果一时在人力、物力、时间上不允许，也可只取其中部分证候去进行研究。在这里，笔者并不主张像有些前人那样，一个病

（证）分列数十甚至上百个证，笔者只是强调从临床实际出发，抓住病的本质，抓准常见多发证候，并注明除外那些少见证者（如果你将某病的全部证候都研究了，那也就不用注明）。目前的弊端是，证候分列过简的同一疾病，证候极不统一，不易形成共识，无法大面积再验证及推广。因此，从临床实际出发分列证候显得十分重要。

2. 单味药物与复方组合

从医学史的角度审视，中药治病由单味药方走向复方，是医药活动发展的必然。从1973年长沙马王堆汉墓出土的帛书之一《五十二病方》（成书于公元前3世纪末）看，涉及内、外、妇、儿、五官等科103种病283方中，多则一病27方，少则一病一方，单方（法）者172个，占60.8%，复方者111个，占39.2%。之后的《黄帝内经》（成书于先秦至两汉时期）12方中，单味药方4个，占33.3%，复方8个，占66.7%。再之后的《伤寒论》（成书于东汉）112方中（除去佚方），单味药方3个，占2.7%，复方109个，占97.3%。上述事实说明，随着医疗实践知识的不断积累和医疗的需要，临证用单味药的情况越来越少，用复方治病的越来越多。同时也证明身为"万物之灵"的人类有机体的病理生理变化是十分错综复杂的，复方可以较好地适应其千变万化，而单方就显得有些逊色了。

到了20世纪70年代，为了"攻克"老年慢性支气管炎，单方曾风靡一时，后来因为疗效问题，不得不配伍成复方以提高疗效。但像慢性支气管炎这样复杂的疾病，配成复方后，适应证虽然有所增强，疗效却也未必令人满意，后来的事实已证明了这点。今天反思这些历史的经验，还是有其现实意义的。有不少研究者愿意做单味药的研究，不愿意研究复方，更不愿意开展辨病、证论治的复方研究，这样，研究起来虽然省事，但其结果与临床实际总有一段较大的距离。所以，有些成果一出来就被置之高阁，不易为临床医务工作者接受，推广应用就很困难，科技成果不能迅速地转化为生产力，这无疑是一个很大的损失与浪费。在我们的科研现实中，存在这种现象自有其客观原因：单味药药理明确，易于分析研究，药味多的复方有限率高，限于目前的科技水平，研究起来困难确实很大。面对这个矛盾怎么办？是轻车熟路用单方，还是迎难而上开辟研究复方的新路子？笔者认为：还是要注重疗效，在不影响疗效的前提下，精简方药，量少效宏的经方式复方，还是大有作为的。国内外不乏成功的例证，尤其处于科技突飞猛进的今天，药味多的复方研究技术难关的解决也只是一个时间问题。总之，对一些简单的病或证，如单味药疗效好，可用单味药治疗，对大多数复杂的病单方疗效不好时，不仅提倡用复方治疗，还提倡辨病、证论治，用多个复方治疗。强调疗效是根本，一切以疗效为归宿。

3. 主观指标与客观指标

通常医学上所谓的主观指标，指患者的自我不适感觉而言，如头痛、口干等症状；客观指标指不以患者感觉为转移，而是一系列用理化等现代科技手段所能测试到的指标，如某病的心电图、X线、生化变化等。主观指标往往不够精确，个体差异性较大；客观指标因有质和量的要求，因此比较精确，个体差异性也相对小些。所以研究工作中往往强调客观指标的多，这是可以理解的，但这并不是说主观指标不重要。相反，深入细致地询问病情的起始、经过、现状，对药物的反应，何种情况下加重，何种情况下减轻……常常能反映病情的真谛；而且，主观指标的获得较客观指标容易得多而且及时，相比于客观指标费时费力且需要大量的资金购买仪器设备，这些都是客观指标所无法比拟的；况且主、客观指标基本上是一致的，一般而言，客观指标显效，主观指标也显效，客观指标无效，主观指标也无效。同时，我们可以针对主观指标的某些不足，在科研设计时，对各项主观指标规定其具体的质和量，以弥补其不足。主观指标有诸多优点及可取之处，对主观指标岂可轻视！在这里我没有半点贬低或轻视客观指标的意思，笔者是主、客观指标统一论者，主、客观指标都是重要的，不可偏视！从另一角度看，如果我们单靠客观指标或主观指标下结论，不全面地分析主、客观指标及病情，往往会犯医疗错误。

在这里还要提到两点：一是我们要强调对主观指标与客观指标内在联系的研究，积累丰富的资料，以期达到更高级的"从外以知内"的水平；二是要根据各病证的生理特点，精心去选择最能反映某病本质的客观指标，不要动辄数十乃至上百项客观指标齐上阵，既不经济，又无必要。

4. 一般观察与对照观察

从人类有医疗活动起，就有了医疗观察，我们的祖先在这方面积累了丰富的经验。公元前3世纪淳于意就有医案程式。《黄帝内经》时代，用"天人相应观"，从人与自然的统一、人与社会的统一来了解人的生理病理现象，又如"从外以知内"则用系统论、信息论、控制论的观点来观察人体的症、脉、舌以掌握病因病机。到《伤寒杂病论》时期，这种观察更深入，如《金匮要略·痰饮咳嗽病脉证并治》的第35～40条记载了服小青龙汤以后的各种变化，等于一份生动的痰饮病历。明代韩懋所著的《韩氏医通》中有家庭医案、悬壶医案，发展了淳于意的医案程式。江瓘的《名医类案》更是洋洋大观，集医案之大成。清代喻昌在《寓意草》中提出先议病后用药，由之确立的议病式，为我们今天的病历设计开辟了先河。

时代在前进，在今天新的形势下，就不能还停留在几千年来的一般观察，如何在继承前人经验的基础上改进观察方法，提高观察质量，成为今天人们科研时考虑的前提，对照观察、统计处理也就自然能受到大家的重视（不过其中的空白对照，在临床研究某些危笃疾病时不宜使用）。随之的病例选择、样本大小、随机分组等一系列的科学观察方法也被大家青睐。但在中医科研中，上述方法的应用，还远远不够普及、深入，有待大家进一步的努力。在这里还要提及一个有争议的问题，即单、双盲试验，笔者认为应辩证地对待，两者各有优、缺点，如何取长避短、有机结合，可根据具体的情况去选用。

5. 随意组合与随机组合

衡量科研设计的科学与否，其中重要的一条，是观察对象的随机组合。只有随机组合，才存在可比性，研究结果必然较客观而真实，更接近实际情况，是可信的。在实际工作中，我们还能遇到个别随意组合的现象，这种随意组合是违反科学设计原理的，其结果必然不客观、不真实，无法令人采信。这样总结出的材料，毫无实用价值，只能起到鱼目混珠的反作用。

6. 低级重复与高级重复

客观事物是螺旋式地向前发展的，我们对客观事物（包括疾病）的认识，也是螺旋式地不断向前发展，高级重复也就是前进发展式的重复是必然的。在我们中医科研中，往往存在低水平的重复，这给本来人力、物力资源不足的中医事业带来可惜的浪费，今后要尽量避免。

/ 傅青主对祖国医学的贡献 /

傅山，字青主，山西阳曲（今太原）人，是明末清初的一位具有崇高民族气节的思想家。傅山学识渊博，博通经史子集，工诗文书画，尤精医学医术。其代表著作有《傅青主女科》（以下简称《女科》）、《傅青主男科》《石室秘录》等，尤以《女科》一书脍炙人口，风靡海内外，成为中医妇科从业者必读的专著。今就他对中医学的贡献做一瞰述，以正于同道。

1. 对整体辨证学说的贡献

整体辨证学说，是中医学的主要精髓及核心内容之一。自《黄帝内经》以来，受到历代医家的重视，这一学说也贯穿整部《女科》始终。中医学认为：人与外环境是一整体，同样，人体本身的内环境（如脏腑经络、气血精神、四肢百骸等）也是一个息息相关的整体。这种相关不断地在动态变化着。《女科》在论述诸病证时，常常涉及六淫、七情、跌扑损伤、脏腑经络、气血精神等。如在开卷第一篇带下病中，认为带下病的原因是内外湿热、情志郁结、嗜酒癫狂、纵欲房室、跌扑闪挫等诸因伤及五脏和任、督、带脉而成。其病机：脾虚湿侵下陷、肝郁气结化火、肾亏水虚火旺。又据病因、病机的不同，分白、青、黄、黑、赤五种带下证，分别进行辨证论治，且理法方药一以贯之。其他如月经、种子、妊娠、生产、产后诸病证，莫不如此。充分运用中医学的整体辨证学说于《女科》中，并将其发挥得淋漓尽致，这不能不说是他对中医妇科学的卓越贡献。在男科、外科、杂病中也莫不如是，在此不予赘述。

2. 对阴阳五行学说的贡献

远在秦汉时代，阴阳五行学说就已渗透到中医学中来，并紧密地与之结合，成为中医学极其重要的组成部分之一。傅山辨证且全面、系统地运用五行学说于临床各科，进一步发展了五行学说。如《石室秘录·论五行》中说："五行火、木、土、金、水，配心、肝、脾、肺、肾，人尽知之也，然而，生中有克，克中有生，生不全生，克不全克，生畏克而不敢生，克畏生而不敢克，人未必尽知之也。"他恐后人不解，针对上述六种情形，各举实例（包括病机、治法、方药等），做了进一步的引申论述。

在阴阳方面，他认为："人身之阴阳，其最大者，无过气血……盖气血之至大者，在气之有余与血之不足。气有余，则阳旺而阴消；血有余，则阴旺而阳消。阳旺而阴消者，当补其血；阴旺而阳消者，当补其气。阳旺而阴消者，宜泄其气；阴旺而阳消者，宜泄其血。欲阴阳补泻之宜，视气血之有余、不足而已。"（《石室秘录·论阴阳》）他结合人体气血之有余、不足论阴阳旺消，五脏皆有阴阳气血，故五脏病都存在阴阳旺消、气血盈亏，当视其有余、不足而补、泻之。他发《黄帝内经》所未发，实弘扬《黄帝内经》之功臣。

3. 对脏腑治法学说的贡献

傅山将古人有关五脏六腑的生理病理学说纳入他发挥了的阴阳五行学说框架内，结合各科病证的具体实际，进行了深入浅出的阐释。如《傅青主女科·年未老经水断》："人以为血枯经闭也，谁知是心、肝、脾之气郁乎……盖以肾水之生，原不由于心、肝、脾，而肾水之化，实有关于心、肝、脾。使水位之下，无土气以承之，则水滥灭火，肾气不能化；火位之下，无水气以承之，则火炎烁金，肾气无所生；木位之下，无金气以承之，则木妄破土，肾气无以成。倘心、肝、脾有一经之郁，则其气不能入于肾中，肾之气即郁而不宣矣。况心、肝、脾俱郁，即肾气真足而无亏，尚有茹而难吐之势，矧肾气本虚，又何能盈满而化经水外泄耶？《经》曰：'亢则害'，此之谓也。"此经闭不因血枯，实因心、肝、脾郁而致肾郁，故治当散心、肝、脾之郁，补心、肝、脾之气，尤当大补肾水，四经同治，补以通之，散以开之，则经水自通。

又如在《傅青主男科·肾火扶肝上冲》云："凡人肾火之逆，扶肝气而上冲，以致作喘，甚有吐红粉痰者，此乃肾火炎上，以烧肺金，肺热不能克肝，而龙雷之火升腾矣。龙雷火，相火也。方用：地骨皮一两，沙参一两，丹皮三钱，麦冬五钱，白芍五钱，白芥子二钱，桔梗五分，甘草三分。水煎服。此方妙在地骨皮清骨中之火，沙参、丹皮以养阴，白芍平肝，麦冬清肺，甘草、桔梗引入肺经，则痰喘除而气喘定矣。"这是肝肾冲逆的痰喘证，不治肺而治肝、肾为主的治例。这样的例子在他的著作中比比皆是，不胜枚举。

从以上所引两则病证的辨证论治中不难看出，由于他重视脏腑学说，重视恰当地运用五行生克乘侮理论，对疾病的发生、演变及转归进行了深入、细致的分析，在临床上提出了很多新见解。尤其他重视肝、脾、肾在妇科疾病治疗中的重要地位，他认为肝为冲脉之本，脾为带脉之本，肾为任脉之本，强调肝、脾、肾与经、带、胎、产诸疾关系密切，从而创立了许多确有实效的治法，今天仍为大家所习用。现就他创立的肝、脾、肾治法，做一归纳。

治肝诸法：平肝清肝法、补益肝脾疏肝解郁法、理肝益肾法、益肾调肝法。

治脾诸法：补脾升阳法、健脾益气法、健脾和胃法、健脾调肝土木相安法、健脾摄血法、脾肾同治法、壮火援土益肾治脾法。

治肾诸法：温润填精补肾阳法、甘温益气补肾气法、甘咸滋阴养血补肾阴法、滋阴清热降火法、甘咸甘温引火归原法、补精化气法、补气生精补肾阳法、补血生精补肾法、滋阴固肾摄精法、水火相济阴阳并顾法、滋肾养肝法、水中补火肾中温胃法、肾脾肝心兼顾法。

从上面粗略归纳的治肝、脾、肾诸法中，不难看出，他新创的诸多治法及方剂与他对脏腑学说的创新是分不开的。

4. 对气血扶正学说的贡献

气血者，乃脏腑所衍生，是人体维持生命活动的重要物质，凡脏腑经络、四肢百骸，莫不赖气血以养，有气血则生，无气血则死。尤其是妇科百病，都与气血有密切的关系。培补气血，正是扶正祛邪的一大法门。所以傅山在临床中特别重视气血扶正学说。《石室秘录·论气血》中说："气无形也，血有形也。人知治血必须理气，使无形生有形，殊不知治气必须理血，使有形生无形。但无形生有形，每在于仓皇危急之日；而有形生无形，要在于平常安适之时……此气血之两相须而两相得也。"他根据上述观点，常用无形生有形法救治危急重症，也常用有形生无形法缓调善后，在《傅青主女科》诸方中更显得突出。该书中参、芪并用或单用，以及归、地并用或单用方占绝大多数，可见他十分重视补益气血、扶正以祛邪。有人用计数分析的方法对《傅青主女科》中的用药做过探讨：在168首93味药中，出现频率最多的补血药是当归113次，占67.26%，其次是补气药人参87次，占51.79%。如将处方中出现42次以上者称为"首用药物"，则恰好构成补气名方代表——四君子汤：人参（87次）、白术（72次）、甘草（72次）、茯苓（42次），以及补血名方代表——四物汤：当归（113次）、川芎（69次）、白芍（45次）、熟地黄（42次），也即气血双补的名方代表——八珍汤。又统计治法187处中，补法137处，占73.26%，其中补气法44处，占32.12%，补血法30处，占21.89%，气血合计74处，占54.01%。笔者也统计了《傅青主女科》170条方中，补气药（人参、黄芪、白术、苍术、茯苓、甘草）与补血药（当归、白芍、赤芍、熟地黄、生地黄、川芎）在妇科诸病证中分布应用的概况。总的规律是：在170条方中，用补气血药者155条方，占91.18%，用补气药方者次之，累计316方，补血药方再次之，为287方。各药在155方中出现的频率是：当归117方，占75.48%；人参88方，占56.77%；二术73方（白术70方、苍术3方），占47.1%；甘草72方，占46.45%；川芎68方，占43.87%；二地58方（熟地黄44方、生地黄14方），占37.42%；二芍44方（白芍43方、赤芍1方），占28.39%；茯苓43方，占27.74%；黄芪40方，占25.81%。具体到补气血药在《傅青主女科》诸病证的分布是有规律可循的：在调经中分别为26、34方次（分别占总补气316方次的8.23%及总补血287方次的11.85%），补血药多于补气药；血崩分别为15、15（分别占4.75%、5.23%），补血药稍多于补气药；带下分别为8、5（分别占2.53%、1.74%），补气药多于补血药；种子分别为23、10（分别占7.28%、3.48%），补气药多于补血药；妊娠分别为35、21（分别占11.08%、7.32%），补气药多于补血药；生产分别为26、36（分别占8.23%、12.54%），补血药多于补气药；产后分别为183、166（分别占57.9%、57.84%），补气、补血药并重。如果按每药在补气血方中出现频率的多少列出第1～3名的话，则调经依次为白芍、二地（熟地黄9方、生地黄1方）、白术；血崩依次为二地（熟地黄5方、生地黄2方）、白术、当归；带下依次为二术（白术2方、苍术1方）、白芍、甘草、人参、当归、生地黄；种子依次为白术、人参、当归、茯苓；妊娠依次为人参、白术、甘草、二地

（生、熟地黄各4方）；生产依次为当归、人参、川芎；产后依次为当归、川芎、人参、甘草（各51方）。《傅青主女科》七大类疾病中，均用过人参、白术、茯苓、甘草、白芍、当归。上述统计结果表明：傅山非常重视气血扶正学说，重视气血补养法在妇科诸病证中的应用，他虽喜用补气血药，但并不滥用，这些都是他的独到之处。

5.小结

傅青主的医学造诣博大精深，对祖国医学做出了卓越的贡献，主要有坚持整体恒动观，强调辨证论治、"四因制宜"；认为人身之阴阳，最大者莫过气血，从阴阳旺消中视气血之盈亏而补泻之；把五行生克乘侮学说，卓有成效地运用到临床实际中来；将藏象学说纳入五行学说框架内，密切结合临床实际，对众多病证的病理生理观做了深入浅出的阐释，尤其针对妇科的特点，重视肝、脾、肾的调理，创造了许多确有实效的治法方药。此外，他对药物炮制及方剂配伍等学说也有建树。

╱古老学术　勃勃生机╱

——不必手术的脑病疗法

中医药学有几千年的历史，它为中华民族的繁衍昌盛做出了极大的贡献，在21世纪的今天，仍屹立在世界医学之林，生机勃勃、青春焕发。余从医46年以来，运用祖国医学的理、法、方、药，诊疗各种疑难杂病者30多万人次，取得了满意的疗效，就是有力的明证。脑占位性病变（包括脑寄生虫病、脑肿瘤、脑脓肿等），多数是当今医学的棘手难题。在20世纪70年代，余用中医药治疗囊虫病30例，其中脑囊虫病8例，获痊愈、显效各2例，有效3例，无效1例，相关论文发表在1975年第8期《新医学》上，此疗法被权威性著作《实用内科学（第七版）》收录。20世纪70年代以来，余用中医药治疗脑肿瘤16例（其中脑垂体瘤、脑胶质瘤各5例，脑膜瘤2例，余为胚胎组织细胞瘤、蛛网膜囊肿、桥脑肿瘤等），除2例服药时间太短无法评价疗效外，余14例中：痊愈2例，显效3例，有效9例。如太原李某，1986年患脑胶质瘤，头痛、恶心、呕吐、抽搐、偏瘫，曾多方医治无效，因部位特殊又无法手术，余给予活血理气、平肝补肾中药325剂治疗14个月，病情控制，复查颅脑CT，病灶周围水肿消失，遗留疤痕，随访7年，恢复全日工作两年余。又如运城市陈某的爱人，1982年患脑垂体瘤，1989年12月经西安某医院手术治疗后于1990年8月复发，又于同年9月行第2次手术，并于1991年1~2月进行放疗40多次，不料5月又复发，视力急骤下降，仅眼前指数，头晕、恶心，走路蹒跚，抬不起脚，闭经，经余用对证中药149剂、丸药2料治疗，症状全部消失，脸色红润，精神甚佳，能操持全部家务，随访至今，一切良好。余又治疗2例脑脓肿获愈。如临猗县郭某，1992年底患脑脓肿，住石家庄某医院17天，经用大剂量青霉素、地塞米松、甘露醇等治疗无明显效果，转诊我处服中药60剂，临床症状消失，复查颅脑CT，脑脓肿基本吸收、消散。从上述脑占位性病变的诊疗实践中，余深深体会到：中医药学是一个伟大的超级宝库，蕴藏着许许多多的奇珍异宝，有待于我们去努力发掘，以造福于全人类。

/ 辨证治疗慢性支气管炎的经验 /

慢性支气管炎是一种常见多发病。笔者从事呼吸病的临床研究多年，今就慢性支气管炎的辨治体会做一简要介绍，供同道们参考。

1. 病因病机

（1）病因

1）风、寒、暑、湿、燥、火六淫外邪，从口、鼻、皮毛侵袭肺系，多次反复感邪或失治，导致肺系抗病能力减弱，支气管腔黏膜损伤而发病。

2）如哮喘、肺痨、尘肺等多种呼吸系统疾患反复发作，损伤了肺系的组织及防御体系致病。

3）劳逸失度，饮食失节，嗜食醇酒厚味、辛辣生冷等，损伤脾胃，生痰化饮，影响肺的肃降与宣发功能而致病。

4）房帏不节，耗精伤肾，关门不利，聚水为患。

5）各种烟雾刺激（如吸烟、实验室及工厂的化学气体烟雾、"三废"等有害气体）影响肺的生理功能而致病。

6）先天禀赋（尤其是肺系）的缺陷，亦可导致罹患慢性支气管炎。

（2）病机

1）肺司呼浊吸清，主诸气，司皮毛，有宣发与肃降两大功能，如果各种生物（如病毒、细菌等）、化学（如各种化学气体等）、物理（如烟雾、放射线、超声波等）、疾病与禀赋等病因影响了肺的宣肃功能，势必产生咳嗽，所谓"肺如钟，撞则鸣"（《医学心悟》）。

2）脾主运化，胃主纳谷，如脾胃因诸多病因的影响，导致运纳失常，而水湿为之潴留，得阳煎熬则为痰，得阴凝聚便成饮，上干于肺，则变生咳嗽、咳痰，即前人所说的"脾为生痰之源，肺为贮痰之器"是也。

3）肾主纳气，肺主出气，一纳一出，呼吸乃成。如果肾因各种原因造成虚损，则不能化气生津、藏精养元，门枢开合失灵，水湿痰涎由此而生，此"肾虚水泛为痰"是也。

4）本病为本虚标实疾患。本虚者，肺脾皆虚也。据300例病例调查结果显示：有虚象的占84%，其中肾虚占79.3%，肺虚占71%，脾虚占58.7%。标实者，为气滞、血瘀、痰饮、外邪等。在疾病演变过程中，本虚标实又互为因果，错综复杂。其病的发生、发展、传变、转归，有由上及中及下者，有由下及中及上者，有由中及上或由上及中者，究竟如何掌握主动权"治未病"？中医素来有"邪之所凑，其气必虚""正气存内，邪不可干""最虚之地，即是容邪之处""肺之变动为咳""脾病则痰饮多""肾病则气喘促"等规律性的认识，若能掌握这些基本规律，诊治就能够高屋建瓴、提纲挈领了。

本病的发展过程正如《中国中西医结合临床全书》中所述："慢性支气管炎是肺、脾、肾虚的过程；是一个肺气肿逐渐加重的过程；是一个从呼吸系统累及全身的过程；是一个微循环逐渐紊乱的过程；是一个肾上腺皮质及髓质、甲状腺、性腺功能逐渐低下的过程；是一个体液免疫力逐渐增高、细胞免疫力逐渐低下、自身免疫逐渐形成的过程。"

2. 辨证论治

（1）急性发作期

外邪袭肺证

①主症舌脉：多因感冒或受寒诱发，致咳、痰、喘等症状在原有的基础上加重，痰黏稠或黄稠，或者发热恶寒、喷嚏、咽痛等。舌质红或正常，苔黄或白燥，脉浮滑数。

②治法方药：宜清热宣肺、止咳化痰。选清热宣肺汤（经验方）：连翘、黄芩、前胡、旋覆花、瓜蒌、紫菀、贯众、款冬花、麻黄。加减法：咳重喘轻去麻黄加杏仁，痰多加贝母，喘著加地龙，热甚加金银花，咽喉痛加青果，便秘瓜蒌改瓜蒌仁，食少加鸡内金。外寒内饮者选小青龙汤加减；老人外感者予参苏饮化裁；素有脾胃病者以补中益气汤损益。

（2）慢性迁延期

1）**肺虚寒咳证**

①主症舌脉：咳嗽为主，痰量中等，痰白稀薄或黏稠，身、肢、背怕冷，口不渴，口淡，饮食喜热恶凉，咳嗽、咳痰遇寒加重，易自汗怕风，容易感冒。舌质淡，苔白，脉沉弦或沉细。

②治法方药：治宜补肺益气、温通血络、止咳化痰。选温肺止咳汤（经验方）：炙黄芪、山药、干姜、白芍、白芥子、款冬花、紫菀、桃仁、红花。加减法：热加黄芩，痰不利加葶苈子，背恶寒甚者加附子，气短明显加党参，纳呆加焦三仙，

咽痛加桔梗、甘草。

2）肺肾阴虚干咳证

①主症舌脉：以干咳为主，无痰或痰很少，粘连成丝难咳出，口、鼻、咽干，五心烦热，便秘，尿赤，头目眩晕，腰膝酸软。舌质偏红，少苔、少津，脉细数。

②治法方药：治宜滋补肺肾、养阴通络、润燥止咳。用养阴止咳汤（经验方）：生地黄、麦冬、马兜铃、沙参、枇杷叶、瓜蒌、乌梅、桃仁、红花。加减法：咽喉干痛加玄参，便秘加天冬，口干渴加知母、天花粉，五心烦热加牡丹皮或地骨皮，食少加鸡内金、山楂，心烦加栀子，痰不利加浙贝母，咯血加白茅根、白及。

3）脾虚痰湿证

①主症舌脉：以咳痰量多为主，食纳差，脘痞闷，精神困倦，四肢无力，大便溏泻。舌胖质淡，苔白厚腻，脉濡或滑。

②治法方药：治宜健脾燥湿、运通血络、祛除痰湿。取健脾祛痰汤（经验方）：白术、苍术、茯苓、党参、白芥子、炒莱菔子、法半夏、川芎、红花。加减：纳呆加焦三仙，痰多加葶苈子，咳甚加款冬花、紫菀，喘重加麻黄、射干，大便不爽加枳实或厚朴，腹胀加大腹皮，口苦加黄连，恶心加砂仁。

4）肾虚喘促证

①主症舌脉：以气喘为主。偏虚则吸气困难，吸少呼多，动则为甚；偏实则呼气困难，呼少吸多。均有咳嗽阵作，夜甚于昼，其声嘎涩，咳而遗尿，痰涎味咸，腰背酸痛，两膝无力，夜间多尿，或点沥不断。舌质淡或胖嫩有齿痕、尖边有瘀斑，舌苔白滑润，脉沉细而弱或沉细而数。

②治法方药：治宜补肾纳气，降气通络，化痰定喘。选补虚定喘汤（经验方）：熟地黄、补骨脂、五味子、山药、黄芪、葶苈子、丝瓜络、代赭石、麻黄、地龙、露蜂房。加减：肾阳虚甚者加肉桂、附子，喘甚者加服参蛤散或黑锡丹，喘而心慌者麻黄改细辛，咳重加款冬花、紫菀，痰多加贝母、海蛤壳，纳差加焦三仙，便秘加肉苁蓉，痰黄稠加金荞麦、黄芩，肾阴虚者熟地黄改生地黄、补骨脂改胡桃肉、麻黄改桑白皮，肾阴虚甚加猪肺、西洋参。

（3）临床缓解期

1）肺脾肾虚证

①主症舌脉：咳、痰、喘三者较轻，单见或并见，或面色㿠白，声低懒言，或面色萎黄、腹胀食少，或面色灰黯、腰酸膝软。舌质或胖，苔薄白，脉沉细无力。

②治法方药：治宜补肺脾肾、活血通络，对症治疗。宜扶正培本丸（经验方）：熟地黄、山药、紫河车、五味子、补骨脂、黄芪、党参、茯苓、麦冬、白芍、丹参、法半夏、陈皮、款冬花、紫苏子。炼蜜为丸。

以上诸方除扶正培本丸外，均水煎两次，取汁约200毫升，早、晚空腹各服100毫升。

3. 验案举例

【案1】赵某，男，60岁。1974年2月9日初诊。

咳嗽反复发作7年，长年咳嗽4年。每年患重度支气管炎10多次，经常感冒，程度颇重，近日感冒加重。现症：咳嗽（++），痰量57ml/天，黄白色，气喘（++），喉中如有水鸡声，精神、体力欠佳，口干且苦，纳食不佳，二便正常，睡眠一般。舌质红，苔薄白，脉弦细。查体：两肺呼吸音粗糙。血常规检验示：白细胞12.6×10^9/L，中性粒细胞0.80。胸透示：两肺门纹理增重。诊为单纯型慢性支气管炎急性发作期。中医辨证为外邪袭肺证。治以宣肺清热、止咳化痰。选清热宣肺汤。药用：炙款冬花30克，炙紫菀15克，瓜蒌15克，连翘12克，黄芩12克，前胡9克，旋覆花（布包）9克，贯众9克，麻黄6克。水煎服。

2月11日二诊：服上方2剂，咳减轻，咳痰量少，气喘缓解。

1976年7月24日随访：慢性支气管炎每年患两次（重度），感冒2~3次（中度），精神、睡眠、纳食、体力均一般，自觉病情减轻过半。

【案2】李某，女，34岁。1972年11月14日初诊。

咳喘30多年，先咳后喘，冬、春季发作严重。1971年12月胸透示中度肺气肿，经中药辨证论治后，临床症状减轻，中度肺气肿转为轻度，近又因感冒引致病作。刻下：吸气困难（+），咳嗽（+），痰白稀，量多，约100ml/天，二便正常。舌苔薄白，脉沉细。查体：两肺可闻及少量哮鸣音。胸透：轻度肺气肿。查血常规示：血红蛋白130 g/L，红细胞4.6×10^{12}/L，白细胞7.2×10^9/L，中性粒细胞0.79。心电图正常。诊为喘息型慢性支气管炎迁延期。中医辨证为肾虚喘促证。治宜补肾纳气、降气通络、化痰定喘。用补虚定喘汤：黄芪30克，炙款冬花20克，炙紫菀20克，熟地黄18克，山药15克，补骨脂12克，五味子12克，葶苈子（布包）12g，丝瓜络9克，代赭石9克，炙麻黄9克，炒地龙9克，露蜂房6克。水煎服。

11月20日二诊：上方服6剂，症状控制。听诊：双肺正常。效不更方，照上方再进。

12月5日三诊：上方服14剂病情稳定，将煎剂改制成蜜丸，1料。

1973年9月14日胸透示：肺气肿征象消失。

1976年6月23日及1977年4月2日两次胸透复查，均无肺气肿征象。

/ 辨证论治哮喘 /

笔者对哮喘运用辨证论治的方法进行治疗，取得了较好的疗效，现将追访到的25例哮喘病例小结如下。

1. 观察方法

（1）凡有哮喘典型发作病史及现正发作，肺部有哮鸣音，服氨茶碱等能缓解者，均列为观察对象（包括支气管哮喘及喘息型支气管炎）。

（2）辨证（分证）论治

1）**发作期治疗**

寒饮证方：地龙、紫苏子、南星、麻黄、白果、葶苈子、鹅管石、代赭石。

痰热证方：麻黄、杏仁、生石膏、葶苈子、白果、马兜铃、桃仁、生大黄、竹沥、半夏、全蝎、石韦。

2）缓解期治疗

肺肾阴虚证方：沙参、麦冬、石斛、枸杞子、熟地黄、炒酸枣仁、五味子、车前子。

肾阳虚证方：熟地黄、山药、五味子、胡桃肉、淫羊藿、补骨脂、茯苓。

（3）疗效标准

症状基本控制（近期治愈）：疗程结束后哮喘完全停止，肺部哮鸣音消失，症状控制时间超过往年同一季节的最长间歇期。

症状减轻（好转）：疗程中或结束后，哮喘发作程度与频率有明显减轻，肺部哮鸣音减少或暂时消失。

无效：疗程中或结束后，症状及体征均无明显改善者。

2. 观察结果

（1）气喘、咳嗽、咳痰治疗前后变化

气喘治疗前25例，治疗后症状减轻11例，症状消失14例；咳嗽治疗前25例，治疗后症状减轻12例，症状消失13例；咳痰治疗前25例，治疗后症状减轻14例，症状消失11例。

（2）精神、食欲、睡眠、体力治疗前后变化

精神欠佳或差者治前25例，治疗后症状减轻15例，症状消失10例；食欲治疗前差者2例，欠佳者14例，一般者7例，食欲好者2例，治疗后症状减轻12例，症状消失13例；睡眠治疗前差者6例，欠佳者16例，一般者2例，睡眠好者1例，治疗后症状减轻8例，症状消失17例；体力欠佳或差者治前24例，体力一般者1例，治疗后症状减轻20例，症状消失5例。

（3）几项体征检查治疗前后变化

患者有哮鸣音治疗前无者10例，（++）者3例，（+++）者12例，治疗后症状消失23例，（+）者1例，未查1例；白细胞治疗前正常者11例，（10~20）×10⁹/L者9例，未查5例，治疗后正常20例，（10~20）×10⁹/L者4例，未查1例；细胞分类治疗前正常者7例，偏高者13例，未查5例，治疗后正常者18例，偏高者2例，未查5例；胸片治疗前正常者5例，纹理重者6例，气肿者5例，纹理重兼气肿者4例，其他3例，未查2例，治疗后正常者7例，纹理重者5例，气肿者3例，纹理重兼气肿者2例，其他0例，未查8例。

（4）疗效

治疗总例数25例，近期治愈17例，好转8例。疗效与二疗程关系：近期治愈5例，好转6例。疗效与三疗程关系：近期治愈12例，好转2例。疗效与并发症关系：近期治愈6例，好转4例。疗效与合并症关系：近期治愈1例。疗效与寒饮证关系：近期治愈10例，好转5例。疗效与痰热证关系：近期治愈4例，好转2例。疗效与肝肾阴虚证关系：近期治愈2例，好转1例。疗效与肾阳虚证关系：近期治愈1例。

3.体会

（1）用上法对哮喘病患者一般状况（如精神、食欲等）的改善，主要症状（喘、咳、痰）的消除，体征（哮鸣音、血常规、胸透）的改变，都有一定的作用。如睡眠治前因哮喘影响致欠佳、差者22例，治后变为好及一般者24例；精神、食欲、体力等类同。又如气喘治前，中及重度者25例，治后消除者14例，轻度者10例，中度者仅1例。哮鸣音治前中及重度者15例，治后仅1例有轻度哮鸣音。血常规及胸透治疗前后也有部分改善。

（2）哮喘病的治疗，中医认为发作时以治肺为主，缓解期以治肾为主，但治肺要分寒饮、痰热，治肾当分阴虚、阳虚。根据我们的实践，初步证明这些观点基本上是符合实际的。

4. 验案举例

【案1】董某，女，12岁。自3~4岁患哮喘病后，每因感冒、"上火"诱发，长期不愈。曾去某医院多次求治均不效，最近又发病3天，终日气喘，夜间尤甚，不得卧，喉中如有水鸡声，伴咳嗽（++），咳白痰（++），身恶寒，纳呆，体力不支。检查：患者面色苍白，呼吸急促，口唇发绀，胸廓有鸡胸畸形，两肺呼吸音粗糙，散布干鸣、哮鸣，心率快。舌质红，苔薄白，脉浮数无力。查血常规：白细胞总数7×10^9/L，中性粒细胞80%，淋巴细胞19%，嗜酸性粒细胞1%。诊为喘息型支气管炎。辨证：属寒饮证哮喘。服用寒饮证方的第一煎，当夜气喘即好转，可以休息，连服两剂，喘息平，咳嗽止，一般状况改善，患儿已能上学。

【案2】陈某，男，65岁。患发作性哮喘6年。每年夏、秋发病，3~5日发作一次，每次发作7天才能平息。发作季节中，必须依靠氨茶碱、麻黄素、肾上腺素、激素等维持一般呼吸状态，患者精神非常紧张。本次于发作季节前来求治。查体：患者一般状况欠佳，面色萎黄，呼吸稍急促，胸廓前后径略宽，叩诊呈过度回响，呼吸音粗糙，可闻少量哮鸣音，胸透：两肺气肿。化验血常规正常。西医诊断：支气管哮喘（缓解期），肺气肿。辨证：属肾阳虚证哮喘。用肾阳虚证方加减治疗4个月，目前患者已停用全部西药，发作间歇期显著延长，近1个月来无发作。

/ 中医药治疗支气管哮喘 /

我们在研究慢性支气管炎的同时，也对危害劳动人民的顽固病之一的支气管哮喘进行了临床观察，并取得了较好的疗效，现报道如下以供同道参考。

1. 方法

凡有哮喘典型发作症状，现正发作，听诊有哮鸣音，服氨茶碱等一类药物暂能缓解者，均列为观察对象。临床上并参考过敏病史、嗜酸性粒细胞偏高等方面资料确诊者。

（1）分发作期、缓解期

并根据哮喘的程度分轻、中、重三度。

（2）疗效标准

症状基本控制：疗程结束后，哮喘停止，哮鸣音消失，症状控制时间超过往年同一季度之最长间歇期。

症状减轻：疗程中或结束后，哮喘发作频率和程度有明显的减轻，肺部哮鸣音减少或暂时消失。

无效：疗程中或结束后的症状、体征均无明显改善。

（3）治疗方法：采取中医药辨证分型论治的方法

1）**外邪引发证**（简称"Ⅰ证"）。症见：寒热身痛，哮喘骤发，痰鸣辘辘，痰白或黄，咳嗽喉痒。舌质红，苔薄白，脉浮滑或浮紧。方用：麻黄、旋覆花、连翘、黄芩、瓜蒌、前胡、款冬花、紫菀、贯众。哮甚加洋金花，痰不利加葶苈子，咳剧加杏仁，热显加金银花。

2）**痰热急哮证**（简称"Ⅱ证"）。症见：哮喘急作，声高息涌，呼吸急促，痰黄且稠，口干口苦，烦渴引饮，便干，尿黄，面赤汗出。舌质红赤，苔黄厚腻，脉滑数、洪数。方用：生大黄、生石膏、葶苈子、石韦、地龙、杏仁、麻黄、山药。哮重加洋金花，痰多不利加蛤粉，咳显加枇杷叶，火热症状盛者除加重大黄、生石膏外，更加金银花、连翘。

3）**寒饮急哮证**（简称"Ⅲ证"）。症见：哮喘急作，痰鸣如拉锯，痰白清稀，或如泡沫，口淡不渴，便溏尿清，面色晦滞。舌质淡红，苔白腻，脉沉弦、沉滑。方用：麻黄、南星、紫苏子、白果、鹅管石、代赭石、地龙、葶苈子、山药。哮重加洋金花，痰盛不利加皂荚，咳重加百部，寒重加干姜、附子、细辛，便干者加巴豆霜。

4）**肾脾虚喘证**（简称"Ⅳ证"）。症见：哮喘缓作或缓解，气短息促，声低言微，吸少呼多，腰酸背困，精神萎靡，便溏少食，夜尿频多。舌质淡胖，苔薄润，脉沉弱无力。方用：熟地黄、山药、五味子、黄芪、补骨脂、代赭石、露蜂房、麻黄、丝瓜络、地龙、葶苈子、款冬花。

上述方药，一日1剂（缓解期隔日1剂），6剂为一疗程。凡服药一疗程以上者，列入统计。

2. 观察结果

（1）哮喘、咳嗽、咯痰治疗前后的变化

哮喘治疗前轻症6例、中症11例、重症33例，治疗后轻症15例、中症4例、重症1例、症状消失30例；咳嗽治疗前轻症20例、中症8例、重症21例、无症状1例，治疗后轻症13例、中症2例、重症1例、症状消失34例；咳痰治疗前轻症27例、中症11例、重症9例、无症状3例，治疗后轻症11例、中症5例、重症1例、症状消失33例。

（2）肺部啰音治疗前后的变化

哮鸣音治疗前轻症7例、中症8例、重症16例、无症状19例，治疗后轻症5例、中症2例、重症0例、症状消失43例；干鸣音治疗前轻症3例、中症8例、重症2例、无症状37例，治疗后轻症1例、中症1例、重症1例、症状消失47例；湿鸣音治疗前轻症1例、中症2例、重症0例、无症状47例，治疗后轻症1例、中症0例、重症0例、症状消失49例。

3. 验案举例

【案1】黄某，男，10个月。被娩出后受凉感冒，引起喘咳至今10个月，用多种抗菌素类治疗无效。现症：气喘严重，轻度咳嗽，有痰，发热，大便或干。舌质红，苔薄白，指纹紫，脉浮。查体：急性病容，呼吸困难，烦躁不安，肺部哮鸣音严重，干鸣音及湿鸣音明显。白细胞及嗜酸性粒细胞、红细胞计数均偏高。胸透右肺门下纹理稍显增重。西医诊断：哮喘发作期，重度。辨证：Ⅰ证。予Ⅰ证方小儿量2剂，喘、咳、痰均变为不明显，再用半量2剂，症平，病愈。

【案2】魏某，女，23岁。患哮喘半年。用一般解痉消炎药无效。现症：气喘不能平卧，咳嗽频作，影响睡眠，痰黄白不利，20~30毫升/天，口干口苦，嗳气，易汗出，鼻干，尿黄。舌质红些，苔淡黄白，脉沉细数。查体：呼吸急促困难，满肺可闻哮鸣音，且有肺气肿征。白细胞偏高。胸透：两肺轻度肺气肿。西医诊断：哮喘发作期，重度。辨证：Ⅱ证。投Ⅱ证方4剂，气喘减70%，咳与痰明显减少，哮鸣音不明显，再进16剂，症状及体征全部消失。

【案3】刘某，男，38岁。患哮喘10年。曾用中西药、埋线、割治等疗法无效，过去夏天重，现长年发病，气喘不得平卧，咳嗽尚轻，痰为白沫，不利，胸憋腹胀，口不干苦，不欲饮水，神倦纳差，便多尿清。舌质红，苔白，脉沉细。查体：呼吸困难，肺气肿征，哮鸣音显著。胸透两肺轻度气肿。西医诊断：哮喘发作期，中度。辨证：Ⅲ证。拟Ⅲ证方2剂，气喘减轻，咳痰消失，继服12剂，诸症消失。7个月后随访，仍未复发。

【案4】马某，女，39岁。患哮喘18年。1955年发病时先喘后咳，1956年大发作3次，均用激素得以缓解，曾用多种中、西药物及疗法，效果都不好，1959年至今15年，全靠激素维持，每天用醋酸可的松6片（25毫克/片），还要加服大量氨茶碱、麻黄素，严重时使用异丙基肾上腺素喉头喷雾。经某医院检查，患者对尘土过敏。1959年出现肺气肿，肺纹理增重，1972年5月心电图P波偏高。就诊前一月，经多位医生会诊，建议停用激素，但停后半月，哮喘大发作，但坐不得卧，整天气喘，吸少呼多，活动后加重，晚上、下午尤著，咳嗽尚轻，痰透明且稠，口干不苦，不思饮食，大便偏干，小便淡黄，夜尿3~4次/晚，且量多（大半痰盂），腰酸且痛，全身无力，精神萎靡，自感五心发热。面色黧黑、暗黄不泽。舌质红，有红点，苔白，脉细数无力。查体：痛苦病容，端坐呼吸，唇发绀，肺气肿征，哮鸣音明显。胸透：两肺轻度肺气肿。西医诊断：哮喘发作期，重度。辨证：Ⅳ证。急予大剂Ⅳ证方加减10剂，气喘即减轻，再服32剂，诸症平复，激素戒除，每天只服氨茶碱4片，上班工作。追访多半年，疗效巩固。

4. 讨论与体会

（1）支气管哮喘与喘息型慢性支气管炎的鉴别诊断，通过这组病例的实践，我们体会到：支气管哮喘常有过敏史或曾犯过敏性疾患，或有家族过敏史。哮喘突然发作或缓解，春、夏发作多；对支气管解痉药或激素效显。先喘后咳，咳嗽、咳痰较轻或无。发作时症状典型，两肺哮鸣音，间歇时如常人。嗜酸性粒细胞直接计数多数偏高（曾检查31例，偏高18例，占58%）。喘息型慢性支气管炎常有慢性咳嗽、咳痰史。早、晚喘显，咳痰后减轻，秋、冬加重，对支气管解痉药有效。先咳后喘，咳痰、喘时轻时重。无明显的发作及间歇，多于感冒或受凉后加重，嗜酸性粒细胞多数不高。

（2）本病系顽固宿疾，我们运用祖国医学辨证论治的法则分证论治，取得了98%的疗效，且症状基本控制者占46%。症状及体征治疗前后都有明显的变化，且基本上不受性别、年龄、病程、分期等的影响，疗程越长，疗效越好，一疗程的症状基本控制者占10%、症状减轻者占84%，二疗程的分别占

57%、43%，三疗程以上的分别占76%、24%。说明辨证论治是符合"不同质的矛盾，只有用不同质的方法，才能解决"的精神，它较一方一药为优。

（3）哮喘病的治疗，未发以扶正培本为主，已发以攻邪为当务之急。扶正治在下，当培补脾肾；攻邪治在上，应清肃肺胃；表里合邪者，表里双解之。本治疗方案是根据这些原则制订的。Ⅰ证方解表治里，Ⅱ、Ⅲ证方治在肺胃，Ⅳ证方治在脾肾。实际上扶正与攻邪不是截然分开的，往往扶正中有攻邪，如Ⅳ证方；攻邪中有扶正，如Ⅱ、Ⅲ证方。这是因为本病多数情况下虚实相兼、寒热交错的缘故。所以临床时应特别注意辨明标本，适事为故。

（4）本病急性发作期，常常痰阻气机，所以豁痰涤饮药的应用是十分必要的，如寒痰用南星（或半夏）、皂荚、莱菔子、白芥子，热痰用葶苈子、瓜蒌、蛤粉等较佳。然气机不降，则痰饮更为之阻塞，降气利气药的配伍，自属合宜，如紫苏子、代赭石、枳壳、瓜蒌皮等较良。这里又明了一个问题，痰与气在病因上是互为因果的，在治疗时又是密切关联的，即痰饮去则气机畅，气机畅则痰易去。

（5）哮喘发作治疗的又一关键，是根据中医"肺与大肠相表里"这一生理病理关联，如何利用药物（或疗法）来加速痰饮的排泄和气机的肃降，临床的体会是寒饮用巴豆霜0.3~0.6克，痰热用大黄3~9克通腑气，便可以达到这一要求，凡大便干秘或只要大便不稀者，就应当配合此法。

（6）对于哮喘发作严重者，要马上采取紧急措施，针灸天突、定喘等穴是行之有效的办法，吸入洋金花烟数口，可以在半分钟内缓解哮喘,临床一般采取在辨证分证方中加洋金花0.03~0.05克就可以起到同样的作用。对于持续哮喘,尤应辨别它的症结所在,是痰饮或是气逆,是火热(炎症)还是过敏,是瘀血抑或是虚不纳气。辨明后,采用单刀直入的方药或疗法,问题才会迎刃而解。

(7)哮喘缓解时,要抓紧时机,肾虚的要温肾纳气,脾虚的宜健脾益气,肺虚的当补肺益气,如果数虚兼见,当视其多寡而调理之。这类药物如熟地黄、山茱萸、枸杞子、补骨脂、蛤蚧、冬虫夏草、五味子、黄芪、党参、山药、白术、茯苓等效果都较好。

/ 间质性肺炎的诊疗经验 /

间质性肺炎是肺的间质组织发生炎症的一类疾病。炎症主要侵犯支气管壁、肺泡壁,特别是支气管周围的血管、小叶间和肺泡间隔的结缔组织,而且多呈坏死性病变。该病大多数由病毒引起,主要为呼吸道合胞病毒、流感病毒、副流感病毒、麻疹病毒等,其中以腮腺炎病毒和流感病毒所致者较常见,且病变严重。本病属于中医学"喘证""肺痿""咳嗽"等病的范畴,是疑难杂病之一,并不少见,用泼尼松治疗早期有效。笔者曾用中医药诊疗此病多例获良效。今将诊治体会论述如下,供同道们参考。

1. 病因病机

（1）病因

1）"正气存内，邪不可干。"先天禀赋不足，素体肾亏，子病及母，肺虚卫外不固，外邪从口、鼻、皮毛而入，发为此病。

2）"邪之所凑，其气必虚。"劳倦伤脾，饮食损胃，脾胃损伤，土不生金，肺金虚弱，易感"六淫"外邪，产生本病。

3）肺为娇脏，主诸气，司治节，固皮毛。凡风、寒、暑、湿、燥、火的侵袭，理化（如粉尘、有害烟雾等）有害因素的刺激，"七情"困扰脏腑致失衡，均可导致肺的正气虚弱，而患该病。

4）肺系（或肺系外）有宿病，如"慢阻肺"（慢性支气管炎、阻塞性肺气肿、慢性肺源性心脏病）、肺结核、矽肺、结缔组织疾病等疾患，或医源性药物导致肺气积弱，更易患此病。

5）意外灾害，如地震、交通事故，以及妇女崩漏、难产等，引起全身或肺系的急骤衰弱，也可诱发本病。

（2）病机

1）"肺肾两亏，肾不纳气"是本病的基本病机。肺肾为母子之脏，正常时，肺金生肾水，肺金有病则不能或少生肾水，更多见的是肾水有病，子盗母气（子病累母），何以知之？盖此病从始至终都存在"肺肾两亏，肾不纳气"的证候，临床表现为进行性呼吸困难，尤其以吸气性困难、动则为甚为显著的特征（当然还有其他的相应症状及舌脉）。

2）内因木生过多、心火过亢，外因毒菌毒素、吸烟过多、辛辣醇酒、石末燥烈（粉尘、石尘等）等，必然燥火伤肺，首病在肺，继病在阴津，终病及血络，穷必及肾，此病从上及下也。

3）内因房室不节伤肾之阴精，五志化火，一水难制五火，何况水亏乎！所以必然火腾于上，烈火铄金，此下病及上也。

4）上述第二、第三种病机是阴亏阳盛素体的病变机理，在本病中较多见。根据不同因素的相互作用结果（如病因、体质、治疗、调摄等），或病"肺燥金伤"，或病"气阴两虚"，或病"阴虚火旺"……不一而足。此外还有一种素体阳虚阴盛者，临床多表现为肺虚寒的病证（较少见），盖肺喜温恶寒、喜润恶燥，虽然两者都有干咳、痰少、气短喘促的症状，但一热一寒，证候殊异，应当仔细辨证才不致有误。

总之，本病是一个本虚标实的疾病。本虚者肾、肺、脾之阴阳气血虚；标实者，毒邪、痰饮、气滞、血瘀、痰瘀互结等。

2.辨证论治

（1）肺肾阴虚、肾不纳气证

1）**主症舌脉：** 呼吸困难，呼多吸少，吸气性困难，动则为甚，干咳痰少，咳吐痰不利，粘连成丝，或痰中带血丝，口干咽干，晚上明显，或有口苦，疲惫乏力，饮食减少，便干，尿黄，腰酸膝软，五心发热，或体温升高，心烦少寐。唇绀，杵状指。舌质偏红，舌腹静脉膨胀扭曲，少苔少津，脉沉弦细数。

2）**治法方药**：滋肾纳气、降气通络、定喘化痰。选滋肾纳气汤（经验方）加减：生地黄、山药、人参或西洋参、胡桃肉、丝瓜络或丹参、露蜂房、葶苈子、沉香或代赭石、五味子、地龙、炙麻黄或桑白皮、炙款冬花、炙紫菀。加减：肺痰热甚，选加浙贝母、黄芩、鱼腥草或金荞麦；痰中夹血，加白茅根或白及；便秘重，加瓜蒌仁、黑芝麻；发热，加连翘、金银花；纳差，加鸡内金、焦三仙。

（2）**肺肾阳虚、肾不纳气证（最多见）**

1）**主症舌脉**：呼吸困难，呼多吸少，吸气性困难，上楼则加重，干咳痰少，咳吐不利，痰白味咸，喘、咳、痰遇冷或变天加重，后背怕冷，四末不温，口略干不欲饮，疲倦无力，饮食减少，大便溏，夜尿多，下肢或有浮肿，腰困膝酸。唇甲发绀，杵状指。舌质淡，有瘀斑、瘀点或齿痕，舌腹静脉怒张扭曲，舌苔白腻，脉沉细弱数。

2）**治法方药**：温肾纳气、降气通络、定喘化痰。选温肾纳气汤（经验方）化裁：熟地黄、炒山药、补骨脂、五味子、炙黄芪、葶苈子、丝瓜络、露蜂房、代赭石、炙麻黄、炒地龙、制附子、肉桂。加减：喘重，加参蛤散或黑锡丹；喘而心慌，麻黄改细辛；咳重则加大款冬花、紫菀用量，或再加百部；痰多不利，重用葶苈子，或再加海蛤壳、川贝母；纳差，选加炒谷麦芽、神曲；便溏甚，加菟丝子，或再加赤石脂、禹余粮；夜尿多，加覆盆子、桑螵蛸；痰黄，加黄芩、金荞麦。

（3）**肺燥金伤、肾不纳气证**

1）**主症舌脉**：干咳无痰，痰中带血，或剧咳阵作，咳出极少量黏丝痰，咽干喉痒，或咽喉若烟呛，声音嘶哑，或口渴且苦，五心烦热，或有发热，胸憋气紧，气短喘促，吸气困难，动则加重，食纳不好，精神困倦，便干，尿黄。唇发绀，杵状指。舌质尖红，有瘀斑，少苔少津，脉沉弦细数。

2）**治法方药**：清热润肺、滋肾纳气、通络定喘。选清润纳气汤（经验方）增损：麦冬、人参、生石膏、胡麻仁、炙枇杷叶、炙甘草、五味子、胡桃肉、丝瓜络或丹参、露蜂房、生地黄、生山药、代赭石、炙麻黄、炒地龙、葶苈子。加减：喘重，选加紫苏子、白果、冬虫草；咳重，加炙款冬花、炙紫菀；痰不利，重用葶苈子，或加海蛤粉、浙贝母；发热，加连翘、金银花；口苦，加焦栀子、黄芩；便秘，加黑芝麻、桃仁；纳差，加鸡内金、焦三仙。

（4）阴虚火旺、肾不纳气证

1）**主症舌脉**：晚上口干，或有口苦，五心烦热，食少，精神疲惫，便干，尿黄，腰膝酸软，气短气促，吸气困难，干咳少痰，痰味咸，两颧泛红。唇发绀，杵状指。舌腹静脉怒张，舌质偏红，有瘀斑、瘀点，苔黄，脉沉滑数。

2）**治法方药**：滋阴泻火、补肾纳气、通络定喘。选滋泻纳气汤（经验方）出入：黄柏、知母、生地黄、玄参、生山药、炙黄芪、丝瓜络或露蜂房、葶苈子、炙麻黄、五味子、胡桃肉、代赭石、地龙。加减：喘重，加紫苏子、冬虫草；咳著，加炙款冬花、炙紫菀；痰不利，加海浮石、海蛤壳；发热，加连翘、金银花；五心烦热重，加牡丹皮或地骨皮；便秘，加火麻仁、桃仁；尿黄赤，加木通、车前草；食差，加鸡内金、焦三仙；不眠，加炒酸枣仁、柏子仁。

（5）气阴两虚、肾不纳气证

1）**主症舌脉**：气短喘促，吸气困难，自汗盗汗，干咳痰少，疲倦少力，纳少乏味，腰酸膝软，便干，尿黄。唇发绀，杵状指。舌质淡，尖有红点，且有瘀斑、瘀点，舌腹静脉怒张，苔薄白，脉大按之无力，且虚数。

2）**治法方药**：补气滋阴、纳气归肾、通络定喘。选补滋纳气汤（经验方）进退：炙黄芪、人参或西洋参、山茱萸、山药、五味子、胡桃肉、生熟地黄、代赭石、露蜂房、丝瓜络、炒地龙、炙麻黄、葶苈子。加减：喘重，加冬虫草、紫苏子；咳著，加炙款冬花、炙紫菀；痰不利，重用葶苈子或加瓜蒌、浙贝母；发热，加连翘、金银花；食差，加鸡内金、焦三仙；便秘，加瓜蒌仁、火麻仁；自汗、盗汗，加麻黄根、浮小麦。

（6）肺中寒冷、肾不纳气证（较少见）

1）**主症舌脉**：背恶寒如掌大，吸气难，动则加重，干咳，痰少不利，痰白咸凉，喘、咳、痰遇寒则甚，遇热则缓，口不干渴，或渴不欲饮，脘痞食少，便溏尿清，精神短少，肢凉乏力。唇发绀，杵状指，下肢浮肿。舌质淡红，有瘀斑、瘀点，舌腹静脉瘀胀，白腻水湿苔，脉沉细数无力。

2）**治法方药**：温肺益气、纳气定喘、通络化痰。选温益纳气汤（经验方）加减：干姜、炙甘草、茯苓、法半夏、细辛、炒地龙、人参、熟地黄、山药、五味子、补骨脂、丝瓜络、露蜂房、紫苏子、葶苈子。加减：寒重，加制附子，或再加桂枝；喘重，加黑锡丹；咳重，加炙款冬花、炙紫菀；痰不利，重用法半夏，或再加胆南星；食少，加焦三仙；便溏，加菟丝子，或加煨肉蔻、煨诃子；下肢肿甚，重用茯苓，或再加猪苓、泽泻、椒目。

3. 验案举例

关某，男，46岁。2006年2月18日初诊。

患间质性肺炎半年。初起轻咳，无痰，略气紧，但气紧日益加重，曾住某省级医院，做有关血常规（含血沉）、胸部X线片、胸部CT扫描、肺功能等检查，确诊为间质性肺炎，进行西医常规治疗4个多月，效果不好而出院，遂来我处求诊。患者从事锅炉工作20余年，吸烟30年，2盒/天，饮酒10年，200毫升/餐，3年前曾咯血。刻下：胸憋、气喘重（+++），吸气性困难，动则为甚，痰咳不利，色黑而黏稠成块，口干，纳差，大便溏，5~6次/天，夜尿3次/晚，或心慌，精神困倦，睡眠欠佳，腰酸膝软。舌质暗红，有瘀斑、瘀点，苔薄黄，右脉寸沉、关弦细、尺弱，左脉寸沉、关弦、尺无力。查体：痛苦病容，唇及指甲发绀，杵状指，两肺底及腋下区可闻爆裂性啰音（即吸气末可听到表浅、粗糙、高调而密集的啰音，乃本病特殊的体征之一）（++）。诊断：肺劳性喘证（肺肾阳虚、肾不纳气）。治宜温肾纳气、降气通络、定喘化痰。选温肾纳气汤（经验方）加减：熟地黄20克，炒山药15克，补骨脂12克，五味子12克，丝瓜络15克，葶苈子（布包）30克，露蜂房15克，代赭石15克，炙黄芪25克，细辛（先煎）9克，炒地龙20克，炙款冬花40克，炙紫菀40克，川贝母10克，炒酸枣仁20克，炮鸡内金20克，炒黄芩9克，大枣5枚。水煎两次，得药液200毫升，早、晚各温服100毫升。

2月22日二诊：服上方4剂，口干、咳减少50%，痰减少

70%，痰转利，仍为黑色，吸气难减轻30%，大便仍每天五六次，脉左寸沉、右寸沉细，左关沉细弦、右关弦，两尺弦。照上方：炒山药改为40克，补骨脂、五味子改为15克，代赭石改为10克，炙款冬花、炙紫菀改为30克，炒酸枣仁改为40克，炒黄芩改为12克，再加菟丝子、赤石脂各30克。7剂。

此后，按上方或加皂荚，重用葶苈子利痰；或加金荞麦、鱼腥草清肺，或加禹余粮、煨肉豆蔻、煨诃子固肾涩肠；或加丹参活血化瘀；或加枸杞子补肾精。至2006年4月15日，11诊共服中药56剂，诸症消失，脉舌平，查体无阳性体征，肺部片复查均正常，至2008年3月1日多次随访称：2006年5月，病已痊愈上班工作，曾多次复查肺部CT，均正常。

/ 肺癌的辨治经验与体会 /

肺癌又称原"发性支气管癌"，是一种严重威胁人类健康与生命的疾病。目前，肺癌在全世界发病率与死亡率均呈上升趋势。同样，在我国许多大城市及某些工矿区，近30年来肺癌的发病率也在上升，个别大城市肺癌死亡率已居各种恶性肿瘤的首位。根据本病的临床表现，在祖国医学文献中属"肺积""息贲""咯血"等病证的范畴。笔者运用中药辨证治疗该病多例，今将经验与体会简介如下。

1. 病因病机

（1）病因

1）长期大量吸烟（包括被动吸烟），损伤了呼吸道的防御体系而发生本病。肺为娇脏，岂堪烟毒熏灼？吸烟人群比不吸烟人群肺癌发病率高10~12倍。烟草中含有多种化学物质，如烟碱（尼古丁）与煤焦油等，均为强致癌物质。

2）"三废"（工矿业的废气、废水、废渣）、农药之类的生活垃圾污染环境及大气、水源、粮食、蔬菜等，有害物质通过呼吸道、皮肤、食物链（饮食）进入人体，损害脏腑组织，肺位至高，首当其冲。

3）先天禀赋缺陷（尤其是肺的缺陷）和遗传因素，再加平素患呼吸系统多种疾病，导致正气虚弱，阴阳失调，尤其肺脏正气不足。"最虚之地，即是容邪之处"，在烟雾及各种致癌毒物的作用下，致正常细胞畸变、突变，形成癌症。

（2）病机

1）肺主诸气，职司宣发、肃降、呼浊吸清，辅心脏运行血液，主皮毛而卫外为固，敷布水津为水之上源。癌毒伤肺，肺的正常功能遭到破坏，则影响其主气、司呼吸功能及津液的通调敷布、血液的循环往复、皮毛的开阖卫外等，导致一系列的生理功能异常。

2）癌瘤耗损肺气津血，灼伤肺之阴精则病变进一步发展，演变为肺之正气日渐削弱，癌之邪气日趋嚣张，而致全身脏腑生理功能紊乱，变证蜂起。

3）肺及诸脏腑的生理功能紊乱，必然导致气滞、气虚、血滞、血瘀、痰凝、痰结水聚、水结……多种因素互为因果，盘根错节，但总不外乎本虚标实两端：本虚者，为阴阳、气血、津液亏虚；标实者，乃气滞血瘀、痰水凝结、痰瘀胶固等。

2. 辨证论治

（1）阴虚痰热证

1）**主症舌脉**：气逆呛咳，痰少黏稠，吞吐不利，或痰带血丝，甚或咯血，或潮热盗汗，五心发热，心烦少眠，口干咽燥，小便黄赤，大便秘结。舌质红少苔或光剥无苔，舌下静脉怒张，脉弦细数或涩。

2）**治法方药**：治宜养阴清热、解毒散结。方选沙参麦冬汤合百合固金汤化裁：北沙参、百合、二地、二冬、玄参、浙贝母、马兜铃、瓜蒌皮、桃仁、地骨皮、干蟾皮、半边莲、半枝莲、龙葵、白花蛇舌草。加减：高热，加金银花、连翘、生石膏、知母；咳重，加炙枇杷叶、炙款冬花；痰不利，加葶苈子，重用全瓜蒌；咯血重，加白及、藕节、侧柏叶炭、生地黄炭；便秘甚，加大黄、芒硝；失眠，加夜交藤、合欢花；纳呆，加鸡内金、焦三仙；自汗、短气，选加人参、冬虫夏草、五味子、炙黄芪。

（4）脾虚痰湿证

1）**主症舌脉**：咳嗽痰多，清稀易咳，气短懒言，胸闷纳少，神疲乏力，大便溏薄，面色㿠白，或下肢浮肿。舌质淡、舌体胖，舌苔白厚腻，舌下静脉怒张弯曲，脉濡缓涩或濡滑。

2）**治法方药**：治宜益气健脾、解毒消肿。方选四君子汤合二陈汤加味：党参、白术、茯苓、生半夏（先煎）、生南星（先煎）、陈皮、炙甘草、猫爪草、山慈菇、紫菀、生薏苡仁、炒白扁豆、川芎、红花、猪苓、汉防己、槲寄生、七叶一枝花。加减：腹胀，加大腹皮、厚朴；食少，加槟榔、焦谷麦芽、神曲；气短，加人参、补骨脂；脘腹凉，加干姜、制附子；吐酸，加乌贼骨；便溏泻加炒山药、菟丝子。

（5）气阴两虚证

1）**主症舌脉**：胸背隐痛，咳声低怯，神疲乏力，五心烦热，自汗盗汗。舌质红，舌下静脉瘀胀弯曲，苔少，脉沉细数或涩。

2）**治法方药**：治宜益气养阴、清肺解毒。方选四君子汤合清燥救肺汤增损：西洋参、白术、茯苓、麦冬、天花粉、沙参、生地黄、玉竹、石斛、灵芝、芦根、丹参、鱼腥草、夏枯草、半枝莲、砂仁、炙甘草。加减：干咳少痰，选加桔梗、川贝母、黄芩、百部、百合；声音嘶哑，选加木蝴蝶、川芎、玄参、蝉蜕；胸痛不止，选加制乳没、九香虫、瓜蒌皮、橘络。

（4）气滞血瘀证

1）**主症舌脉**：胸部作痛，痛如针刺，部位固定，或胸闷气急，咳嗽不畅，口干便秘，痰血暗红，唇甲发绀。舌质紫黯，有瘀点、瘀斑，舌下静脉怒张弯曲，舌苔薄黄，脉弦细涩或弦涩。

2）**治法方药**：治宜行气活血、化痰软坚。方选桃红四物汤合失笑散出入：生地黄、当归、川芎、赤芍、桃仁、红花、生蒲黄、炒五灵脂、三七粉、浙贝母、陈皮、枳壳、夏枯草、全瓜蒌、海藻、全蝎、蜈蚣、半枝莲、鱼腥草、葶苈子。加减：胸痛甚，加川楝子、延胡索；咯血多，加牡丹皮炭、生地炭；咳痰不利，加桔梗、葶苈子、冬瓜子；咳重，加川贝母、桃仁、杏仁；便秘，选加桃仁、火麻仁、郁李仁；纳呆，加焦三仙、鸡内金；气短，加人参、补骨脂；口苦，加焦栀子、炒黄芩。

（5）阴阳两亏证

1）主症舌脉：咳嗽气急，动则喘促，吸气困难，胸闷且痛，面色㿠白，腰膝酸软，神疲乏力，畏寒肢冷。舌质黯紫，边有齿痕，有瘀斑、瘀点，舌下静脉怒张扭曲，舌苔薄白，脉沉细涩，尺脉弱。

2）治法方药：治宜温肾滋阴、消肿散结。方用二仙汤合补虚定喘汤（经验方）进退：仙茅、淫羊藿、巴戟天、当归、炙黄芪、山药、熟地黄、五味子、补骨脂、代赭石、露蜂房、三棱、莪术、葶苈子、丝瓜络、炒地龙、细辛（先煎）。加减：痰不利，加葶苈子、全瓜蒌、皂荚；咳甚，选加炙款冬花、炙紫菀、百部；痰黄黏稠，加黄芩、金荞麦、鱼腥草；发热，加金银花、连翘；咯血多，加白茅根、藕节炭、白及；纳呆，加鸡内金、焦三仙；便秘，加肉苁蓉、生何首乌、玄参；腰困痛者，加川续断、杜仲、枸杞子。

3.验案举例

程某，男，76岁。1998年12月7日初诊。

患肺癌两年。1971年以来，有慢性支气管炎病史，经中医药治疗，基本痊愈。原有数十年吸烟史，患慢性支气管炎后已戒烟。两年前体检时发现患肺癌（左肺），经痰细胞、胸片、CT、核磁共振等多种检查确诊。病属晚期，无法手术，采用放疗，初治有效，后则效差，且引起放射性肺炎，干咳不止，出现胸水。因病重且年老体弱，转中医诊治。症见：干咳痰少，咳吐不利，痰色灰白或带血，咳则左胸痛，痛引左肩背，不能侧卧，胸憋气紧，精神疲惫，面黄消瘦，体重锐减，四肢乏力，头晕心悸，睡眠不实，伴有盗汗，纳食欠馨，嗳气方舒，口干、苦，思饮，大便稀薄，每日两三行，夜尿频数，腰酸膝软。舌质黯红，有瘀点、瘀斑，舌下静脉怒张弯曲，苔黄白厚腻，脉右弦大、左弦细涩、两尺弱。查体：左胸叩诊浊音，左肺可闻湿啰音。胸部B超检查示：左侧胸水深约8.4cm。X线胸片及肺CT片示：左肺占位性病变3.4cm×3.2cm。诊断为肺癌（息贲）晚期，辨证属邪盛正衰、气虚血瘀证。治宜扶正祛邪、活血化瘀、软坚散结。选肺积消方（经验方）化裁：炙款冬花、炙紫菀各60克，炙黄芪、枸杞子、三棱、莪术、白花蛇舌草、丹参、焦三仙各30克，沙参、麦冬、葶苈子（布包）、鸡内金各20克，生地黄、瓜蒌皮、川贝母各15克，丝瓜络10克，大枣4枚。7剂，每日1剂，水煎两次，取药液200毫升，早、中、晚分3次温服。

12月14日二诊：服上方7剂，诸症均减轻，仅咯血1次，量减少，照一诊方加玄参15克，生地黄改生地黄炭。

12月21日三诊：服上方7剂，诸症又进一步改善，二诊方加焦三仙、白茅根各20克，再进。

12月28日四诊：服上方7剂，睡时喉中有痰鸣，早晨咳灰白色痰，大便基本正常，日一行。偶有咳时，左胸胀痛。予二诊方加炙麻黄9克，射干10克，白茅根、焦三仙各20克，炒杜仲30克。

1999年1月18日五诊：服四诊方9剂，纳食增加，咳嗽已少，晚上喉中有痰鸣，但咳不出痰，二便正常。1月11日查血、尿、便常规均正常。1月8日、9日、17日各咯血1次，咳出小血块，左胸憋痛，左肩及背困，睡眠欠佳，盗汗已少，双下肢酸软减轻。根据病情变化，上方加减：炙黄芪、麦冬、三棱、莪术、白茅根各30克，炙款冬花、炙紫菀各25克，沙参、白花蛇舌草、鸡内金、焦三仙、夜交藤、合欢花各20克，生地黄、枸杞子、葶苈子、瓜蒌皮、川贝母、丹参、玄参各15克，丝瓜络、炙麻黄、炒地龙各9g，大枣4枚。

3月31日六诊：五诊方服7剂，3月13日查血沉36mm/h；3月26日胸部X线片示：胸水减少。尚感气紧，曾感冒1次，余症均缓解。照五诊方增加下列药物剂量，分别为炙款冬花、白花蛇舌草、炙紫菀各30克，葶苈子60克，大枣10枚。

4月21日七诊：4月20日B超复查示胸水下降至6.6cm。上方服20剂，未再咯血，精神、纳食、二便均正常，略气紧，睡眠仍欠佳。照六诊方加炒酸枣仁30克、煨甘遂1克，大枣改为6枚。

4月30日八诊：服七诊方10剂，胸痛显著减轻，咳痰增多，大便每日两次，第一次稀，气紧减轻，睡眠好转，仍有盗汗。照七诊方炙款冬花、炙紫菀改为各40克，加麻黄根9克。

5月20日九诊：服上方10剂，5月19日B超复查示胸水又下降至5.8mm。咳嗽有痰，但咳出费力，未咯血，尚觉胸背痛及气紧，仍有盗汗。照八诊方煨甘遂改为1.5克，加半枝莲、半边莲各30克，露蜂房10克，浮小麦60克。

6月1日十诊：服上方12剂，服第6剂时，咳嗽明显减少，痰也很少，咳时胸背略痛，大便每日1~2次，偶有盗汗，噫气。照九诊方露蜂房改为12克，煨甘遂改为1.7克，三棱、莪术各改为45克，川贝母改为20克，加旋覆花（布包）60克。

6月15日十一诊：服上方12剂，胸背痛止，可侧身睡卧，照九诊方加山慈菇12克，炙黄芪改为12克，嘱继服12剂。

该患者从初诊至十一诊，共计服药113剂，临床症状全部消失，复查血沉14mm/h、白细胞计数4.1×10^9/L；肝功能、肾功能、血脂、血糖、大小便常规均正常。7月11日胸部X线与3月26日比较，左肺占位性病变消失；B超复查左侧胸水水位1.3cm。为巩固疗效继续间断服药：1999年后半年服102剂，2000年服182剂，2001年服105剂，2002年服159剂，2003年服49剂，2004年服63剂，2005年服56剂，先后共服药829剂。

4. 体会

（1）肺癌防治中，要特别强调"三早"：早期预防、早期诊断、早期治疗，中医"治未病"的思想要贯彻始终。

（2）本病在辨证论治时，要注意处理好3个关系：整体与局部的关系，扶正与祛邪的关系、辨证与辨病的关系。

（3）此病虽分5证论治，但晚期证多重叠，应根据临床实际情况，适事为故，切忌胶柱鼓瑟，贻误治疗。

（4）案例方中以黄芪、山药、五味子、补骨脂补肾纳气以扶正；三棱、莪术、白花蛇舌草、瓜蒌皮等抗癌散结；金荞麦、黄芩清肺热毒；川贝母、炙款冬花、炙紫菀润肺止咳化痰；葶苈子、煨甘遂泻痰水；丝瓜络、露蜂房、丹参活血化瘀；炙麻黄、炒地龙、代赭石宣肺降气平喘；白茅根、生地炭凉血止血；鸡内金、焦三仙健脾助消化。治法标本兼顾，病证结合。特别是患者胸水持续顽固，采用葶苈子配大枣加少量煨甘遂治疗，效果良好，且没有抽胸水致蛋白质丢失与易反弹的不良反应。本例成功的关键在于患者能够积极配合，坚持治疗以巩固疗效。

／中医药治疗高血压病／

笔者在临床中治疗高血压病40例，取得了一定的疗效，现报道如下。

1. 中医辨证分型及方药

（1）肝火上炎型（简称"Ⅰ型"）：症见头晕头胀，头痛显著，口干口苦，便干，尿黄。舌质偏红，苔黄白腻，脉弦数。Ⅰ型处方：夏枯草、黄芩、决明子、菊花、车前子、益母草、川芎。

（2）阴虚阳亢型（简称"Ⅱ型"）：症见头晕耳鸣，晚上咽干鼻燥，视物模糊，腰酸且痛，或肢体麻木瘛疭。舌质微红，薄白少苔或光红无苔，脉弦细，或虚弦，或弦细数，甚则弦硬。Ⅱ型处方：玄参、牡丹皮、怀牛膝、黄柏、钩藤（另包，后下）、地龙、木香、泽泻、桑寄生、山楂。加减：阳亢盛时，选加代赭石、生龙骨、生牡蛎、石决明等重镇药。

（3）阳气虚型（简称"Ⅲ型"）：症见头晕眼黑，头痛耳鸣，下午晚上重，心慌气短，背困腰酸，肢体怕冷，便溏腿肿。舌质淡红，苔白，脉沉细，或沉缓，或沉弦，或沉紧。Ⅲ型处方：党参、杜仲（炒黑）、肉苁蓉、制附子、桑寄生、五味子、白芍。加减：妇女更年期血压高，加淫羊藿、仙茅；水肿、心悸者，加茯苓、白术、生姜；气虚明显，加黄芪；痰浊，加吴茱萸、制南星。

（4）**血瘀阻络型**（简称"Ⅳ型"）：症见头目眩晕，头痛有定处，肢体麻木不利，或中风后不遂，心前区闷痛或刺痛。舌质暗红，脉弦涩。Ⅳ型处方：丹参、茺蔚子、水蛭、延胡索、川芎、黄芪、槐花、泽泻。加减：便结，加郁李仁。

2.疗效分析

（1）疗效标准

按原卫生部1973年3月防治肺心病、冠心病、高血压病座谈会所拟定者。

（2）疗效分析

1）**降压疗效**：显著疗效20例，改善16例，基本无效4例。降压有效率90%。

2）**症状疗效**：显著疗效9例，改善28例，基本无效3例。症状有效率92.5%。

3）降压疗效与年龄、病程、分期、分型等无明显关系，与疗程成正比，即疗程长效果好，疗程短则效果差些。一疗程有效率为71.4%，显效率为28%，二疗程与三疗程以上的有效率虽均为100%，但二疗程的显效率为53%，三疗程以上的显效率为69%。

3. 验案举例

【案1】丛某，女，50岁，工人。

1964年诊断为高血压病，常有头晕耳鸣，头胀痛，心慌心烦，失眠梦多，四心发热，手足心多汗。舌质微红，苔薄白淡黄，脉弦细数。血压：170/120mmHg。中医辨证分型：Ⅰ型。西医诊断：二级高血压。投Ⅰ型方6剂，血压下降为128/90mmHg，症状减轻。判定为降压"显著疗效"。

【案2】马某，男，58岁，干部。

1962年发现高血压，血压常在170～200/100～140mmHg之间，就诊时血压为195/110mmHg，头痛且晕，口苦咽干，大便干燥，后颈发僵，手抖不能书写，心前区痛。舌质红，苔黄白，脉沉弦细。胸透：主动脉弓增宽，左室显示扩大，呈主动脉型心脏。中医辨证分型：Ⅱ型。西医诊断：三级高血压。予Ⅱ型方10剂，诸症减轻，血压下降至146/84mmHg，获降压"显著疗效"。

【案3】李某，男，51岁，工人。

患高血压病9年，心绞痛两年。症见：头晕耳鸣，心悸阵作，心悸则坐卧不安，心前区痛，气短心烦，食后脘胀。舌有齿痕，苔薄白，脉沉弦。血压150/94mmHg。胸透：左心室扩大。心电图：频发室性期前收缩，且形成三联律。胆固醇高。中医辨证分型：Ⅲ型。西医诊断：一级高血压，冠心病。用Ⅲ方8剂，症状改善，血压下降至正常范围，获降压"显著疗效"。

【案4】向某，男，56岁，干部。

患高血压病8年。于就诊前14个月曾出现中风，半身不遂。现症：头脑不清，视物模糊，右半身不遂，语言不利，纳差便干。舌质红，有裂纹，脉沉弦细。血压：180/110mmHg。中医辨证分型：Ⅳ型。西医诊断：三级高血压。选Ⅳ型方，经4个疗程的治疗，血压下降为168/90mmHg，手能穿衣并上举摸头，腿能走路2.5～3千米，说话通顺，头脑清些，精神好转，获"改善疗效"。

4. 体会

（1）高血压病多属于祖国医学"肝阳""眩晕""中风"等证候的范畴。其病机以肾、肝、心三脏为主，多由于内外诸因素影响人体，导致阴阳气血动态平衡的失调而发病。因此，诊疗此病，应抓住平调阴阳气血这一关键，才会收到事半功倍的效果。

（2）本文所选用的药物，虽绝大部分经近代实验证明有降压作用，但我们根据中医辨证施治的原则，在设计观察方案时，既考虑了它在实验方面的降压作用，更注重它的"四性""五味"功能，不拘泥于一方一药，因此，取得了一定的疗效，这说明了辨证论治的重要性。

（3）近几年来，国内对该病的辨证分型意见不一，有以脏腑分型者，有以阴阳分型者，有以虚实分型者，也有以脏腑、八纲、病因、病机、病名相结合分型者。根据我们的实践经验，采取临床实际见证分型的方法，将本病分为四证。Ⅰ型多数为年轻体壮一级高血压，Ⅱ型多系中年脑力劳动者二级高血压，Ⅲ型以体弱老人与经产妇女多见，Ⅲ与Ⅳ型又多见于三级高血压，后者往往出现在中风前后。这四个证，各有主证、脉、舌可资鉴别，且各型又可以互相转化。至于治疗规律，可用八个字概括，"清""滋""温""补""降""潜""活""通"。大抵肝火上炎者宜清宜降，阴虚阳亢者宜滋宜潜，阳气虚者宜温宜补，血瘀阻络者宜活宜通。注意清降勿败胃，滋潜不腻脾，温补毋燥肝，活通莫碍心。

（4）阳气虚型变证较多，或阳虚水寒凌心，或气虚心失所养，或阳微痰浊扰巅，或阳损影响冲任。所以，治疗上要各有所侧重。水寒凌心的温阳利水，心失所养的益气宁心，痰浊扰巅的通阳降浊，冲任失调的温养奇经。总之，在温阳的前提下，视其兼证而治之。

（5）对于血瘀阻络型，固然要活血通络，有时碰到一些顽固性的高血压病患者，诸药无效，我们每于主方中加适量的活血药而收到立竿见影的效果，这可能是"病久入络"，非活血通络不可的缘故。

/ 低血压病的辨证论治 /

凡血压低于该年龄的正常值10%者（见吴襄著《生理学大纲》）称为"低血压病"。低血压病的中医治疗，过去大多用补中益气汤，但少数患者则相反。故低血压病也应当辨证论治。

1. 论治病例有关情况

樊某，女，14岁，治疗前血压85/60mmHg，治疗后血压

90/70mmHg，治法采用补中益气，服药剂数为10剂。

唐某，男，45岁，治疗前血压100/60mmHg，治疗后血压120/80mmHg，治法采用补中益气，服药剂数为14剂。

邹某，男，41岁，治疗前血压90/50mmHg，治疗后血压110/80mmHg，治法采用补中益气，服药剂数为30剂。

冒某，女，33岁，治疗前血压80/60mmHg，治疗后血压100/70mmHg，治法采用养阴潜阳益气，服药剂数为8剂。

孟某，男，48岁，治疗前血压100/70mmHg，治疗后血压110/80mmHg，治法采用养阴潜阳益气，服药剂数为58剂。

2. 验案举例

【案1】孟某，男，48岁。

低血压病12年。由十二指肠球部溃疡出血引起，因头晕摔倒过2次，血压：90~100/60~70mmHg，曾服补中益气丸20盒、六味地黄丸9盒无效。现症：头晕，耳鸣，纳食尚可，大便干，心慌，近期因过于劳累致每晚头脑突然发作性轰鸣样1~2次，发则全身难受。舌质红，苔少，脉弱。辨证为阴虚阳亢兼气虚证，予养阴潜阳益气法治之。方药：当归、枸杞子、女贞子、玄参、百合、沙参、鸡子黄（冲）、菊花、生石决明、磁石、怀牛膝、山药、鸡内金、黄芪。先后服58剂，诸症基本消失。血压上升至110/80mmHg。

【案2】唐某，男，45岁。

低血压病数月。血压：90~100/60mmHg。现症：头晕，疲乏，眼皮抬之不起，气短，纳食不好，失眠。舌质红，苔薄白少，脉沉细缓。辨证为中气下陷证，予补中益气法治之。方药：补中益气汤加柏子仁、枸杞子。4剂。测量血压：120/90mmHg。后加菊花，再进10剂，测量血压：120/80mmHg，诸症消失。

/ 风湿性心脏病的辨证论治 /

风湿性心脏病一般主张手术治疗，但对二尖瓣狭窄的瓣膜分离术，原则上以隔膜型狭窄的病例最为适用，对于漏斗型病变难以收效。我们用中医药辨证论治的方法，对缓解临床症状、恢复劳动力有一定的作用。兹就治疗的18例做一小结。

1. 辨证论治

（1）心虚脉结证：心悸头晕，面白神疲，脉细或结代者。治宜炙甘草汤（偏阳虚者），或加减复脉汤（偏阴虚者）。

（2）气血不足证：心悸不安，面色不华，头晕，气短，失眠，神疲乏力，便溏，月经色淡、量少，或经行如崩如漏，或肢冷形寒。舌质淡红，苔白，脉细弱。宜归脾汤，兼心阳不振者用养心汤。

（3）痰阻胸痹证：心悸头眩，胸憋闷作痛，或胸闷咳嗽，恶心食少。舌苔白滑，脉滑。治宜瓜蒌薤白汤合金铃子散，加炙甘草、阿胶、木香、五味子、黄芪、枳实、酸枣仁，或合二陈汤加肉桂、柏子仁、远志。

（4）瘀血内阻证：心悸心痛，痛如针刺，唇甲发绀，或心烦失眠。舌有瘀斑、瘀点，脉涩。治宜血府逐瘀汤加减。

（5）痰水咳喘证：心慌，气短，动则加重，咳嗽咳痰，气喘，发作则不能平卧，呼吸困难，面目虚浮，腿肿，小便不利，大便稀溏。舌质红，苔白，脉沉弦。治宜真武汤加桃仁、红花、款冬花、紫菀、丹参，或外邪袭肺证方加减（金银花、黄芩、紫苏、葶苈子、浙贝母、杏仁、法半夏、白芍、甘草、紫花地丁、全瓜蒌、炒酸枣仁）。

2. 治疗效果

（1）总疗效：显效4例，好转13例，无效1例（症状及体征明显改善，恢复劳动力，判定为"显效"；症状及体征好转1/3，恢复部分劳动力，判定为"好转"；症状、体征、劳动能力无改变，判定为"无效"）。有效率94.44%。

（2）疗效与分证关系：显效4例中，心虚脉结证3例，气血不足证1例。好转13例中，心虚脉结证、痰阻胸痹证、痰水咳喘证各2例，气血不足证6例，瘀血内阻证1例。无效1例为心虚脉结证。

3. 验案举例

【案1】侯某，女，60岁。1972年9月8日初诊。

心慌、气短5年。近1月来加重，西医诊断为风湿性心脏病，高血压性心脏病？心衰。现症：心慌、气短颇重，咳嗽（+++），痰白稀150ml/天，气短（++），活动时加重，口干、苦，饮食不好，二便平，浮肿。舌质红，苔白，脉弦。查体：心脏扩大，心尖部有收缩期隆隆样Ⅲ级杂音，腿肿按之起凹（+）。辨证为痰水咳喘证，予真武汤加桃仁、红花、丹参、款冬花、紫菀，2剂症减，再进2剂，咳痰、气短均减40%，腿肿消失，饮食可，口干、苦好转。

【案2】张某，女，33岁。1967年12月16日初诊。

心慌、气短2~3年。某医院诊断为风湿性心脏病。现症：心慌气短，心烦失眠，饮食不好，口干不苦，二便尚调，心前区绞痛。辨证为瘀血阻络证，予血府逐瘀汤加减（赤芍、桃仁、红花、丹参、生地黄、夜交藤、枳壳、香附、莲子心）。2剂症减，再进4剂，诸症皆减，能睡5小时。

【案3】高某，女，46岁。1972年7月7日初诊。

心慌、气短6~7年，咳嗽12年。某医院诊为风湿性心脏病，心衰。1972年曾因风心病而出现心衰。现症：心慌、气短重，吸气困难，咳嗽无痰，睡眠不好，口干不欲饮，饮食不好且恶心，大便正常，小便黄，腰酸背困，腿肿按之凹陷。查体：心脏扩大，心尖部可闻舒张期Ⅱ级隆隆样杂音，有期前收缩，左肺水泡音（++），右肺干鸣音（+）。舌质暗红，有瘀滞象，苔粉灰白腻，脉沉细。白细胞4.4×10^9/L，中性粒细胞正常。胸透：双侧肺门阴影增大及纹理增重，左房扩大，且压迫食管。印象：二尖瓣型心脏病，心衰。辨证为痰阻胸痹证，予瓜蒌薤白汤合二陈汤加肉桂、柏子仁、远志，2剂，气短由原来每天发作7~8次减为3次。再服4剂，咳嗽减少，恶心已除，干鸣音（+）。

【案4】韩某，女，34岁。1973年2月16日初诊。

患风湿性心脏病6~7年，近2~3年加重。现症：心慌、气短，吸气困难，失眠，口苦、咽干，腰困，肢凉，饮食一般，二便正常，月经提前。舌质淡红，苔薄白，脉沉细。查体：

心脏扩大，二尖瓣还有隆隆样收缩期Ⅱ级杂音，肺A瓣区第二音分离。白细胞$12.9 \times 10^9/L$，中性粒细胞74%。胸透：两肺瘀血，肺A主干隆起，左房扩大，左室显丰满。印象：二尖瓣型心脏病。心电图：窦性心律，顺时针转位，心电轴右偏，QVR呈qr型，r>q，vi，VR呈r型，r=0.5mm，VS呈rs型，R=S。辨证为气血不足证，予养心汤4剂，睡眠好转，气短减轻。再服16剂，原干轻活即心慌、心悸，现干重活才有之，吸气困难好转，其他尚好。

【案5】傅某，女，32岁。1971年3月19日初诊。

心慌、心悸2~3年。某医院诊断为风湿性心脏病。现症：心慌心悸，气短乏力，身体发抖，饮食可，大便偏干，腰困腿肿。舌质红，舌中心少苔，苔白，脉沉数。查体：心脏扩大，肺部无异常，心尖区可闻两期Ⅱ级杂音，触之无震颤，心律齐。血常规正常。胸透：左心房扩大。钡餐透视：左心房轻度压迫食管。印象：二尖瓣型心脏病。辨证为心虚脉结证，予炙甘草汤加减40剂，诸症平复。

/ 中医治疗慢性肺心病 /

慢性肺源性心脏病（以下简称"肺心病"），是一种严重危害人民健康的常见病、多发病，目前尚缺乏较好的疗法。自1972年3月至1976年3月，我们在呼吸道疾病门诊中，用中医药治疗此病35例，有效率为97%，疗效尚称满意，今总结如下。

1. 诊断疗效标准及中医辨证分证论治

（1）诊断及疗效标准

肺心病的诊断及疗效标准，按1973年全国肺心病专业会议拟定者，并参考1975年华北地区防治肺心病经验交流会议所定的五条。

（2）中医辨证分证论治

1）肾虚气逆证

主症：喘促气短，动则为甚，呼多吸少，咳而遗尿，痰涎味咸，腰酸膝软，夜尿频数。舌质淡红或偏红，有齿痕或裂纹，脉沉弦细数、尺弱。

治法：补肾纳气。

方药：补虚定喘汤（熟地黄、山药、补骨脂、五味子、黄芪、代赭石、丝瓜络、葶苈子、麻黄、地龙、露蜂房）。痰热，加金银花；咳重，加款冬花；痰不利，重用葶苈子，再加紫菀；浮肿，加茯苓；心慌且对麻黄不适者，改用细辛。

2）阳虚水泛证

主症：全身浮肿，下肢为甚，按之不起，甚则腹水，心悸气短，喘不得卧，咳吐白沫，小便不利，背凉肢冷，精神萎靡，面色灰黯虚浮。舌质紫而暗红，或明显青紫，苔白腻、灰白腻或水湿白苔，脉沉弦，沉滑或浮虚数或促结不匀。

治法：温阳利水。

方药：真武汤（茯苓、白术、白芍、制附子、生姜），肿甚加五加皮、冬瓜皮，发绀著者加丹参，明显精神萎靡者加生脉散（人参、麦冬、五味子）。若水走肠间，饮邪内结，腹满、口干舌燥者，用己椒苈黄丸（防己、葶苈子、大黄）

加减。

3）心虚脉瘀证

主症：心慌气短，动则加剧，咳频痰白，汗出易感冒，精神疲乏，纳差腿肿。舌质淡红，舌体胖，或暗红色瘀斑、瘀点，苔薄白，脉沉细弱或结代，或沉细而涩。

治法：益气复脉。

方药：炙甘草汤加减（炙甘草、党参、黄芪、当归、五味子、麦冬、丹参、丝瓜络）。喘重、小便不利加石韦或地龙；咳重加款冬花、紫菀，痰热加金银花、连翘，胸憋、痰不利加葶苈子、瓜蒌，失眠加炒酸枣仁。

4）气阴两虚证

主症：心慌气短，咳嗽痰少，排痰困难，精神较差，头晕眼胀，口干，纳呆，便干，尿黄，四心发热，面㿠白，颧红。舌质暗红或红绛、少苔、少津，脉弦大数或细数，按之无力。

治法：气阴双补。

方药：生脉散合四物汤加减（沙参、麦冬、五味子、黄芪、熟地黄、当归、白芍）。血瘀加丹参、丝瓜络，心悸加枣仁、生龙牡，便干加火麻仁，纳欠加鸡内金，浮肿、痰不利加葶苈子。偏阴虚肺燥用养阴止咳方（沙参、麦冬、生地黄、桃仁、马兜铃、瓜蒌、枇杷叶、红花、乌梅）。

5）脾虚痰喘证

主症：痰多喘鸣，纳差便溏，脘闷腹胀，浮肿尿少，心悸气短，四肢无力。舌质红，苔白腻或厚腻，脉沉滑或弦滑。

治法：健脾除痰。

方药：健脾祛痰方（炒白术、苍术、党参、茯苓、红花、川芎、法半夏、白芥子、炒莱菔子）。咳痰不利、浮肿加葶苈子、皂荚，小便不利加茯苓、薏苡仁，咳重加款冬花、紫菀，痰黄加金银花、黄芩。

6）肺虚邪热证

主症：偏痰热则咳嗽频繁，咳吐黄痰，黏稠不利，或有发热，胸憋气短，口干且苦，便干，尿黄。舌质红，苔黄白，脉浮滑数。偏外邪则咳嗽气促，喉中如有水鸡声，发热或不发热，痰清白多泡，口不干渴。舌质淡，苔薄白，脉弦紧。

治法：清热宣肺。

方药：偏痰热者麻杏甘石汤加味（麻黄、杏仁、生石膏、甘草、百部、青果、连翘、金银花、瓜蒌、陈皮），偏外邪者射干麻黄汤（射干、麻黄、生姜、细辛、紫菀、款冬花、法半夏、五味子、大枣）加减，素有支气管扩张症者支扩方（金银花、煨诃子、五味子、血余炭、白及、鸡血藤、海蛤粉）加减。

7）心肺脾肾虚证

主症：咳嗽气短，汗出乏力，语言低沉，痰白，纳差，腰膝酸软，精神不振，形憔肤暗。舌质淡白，苔薄白，脉沉细无力。

治法：补心肺脾肾。

方药：扶正培本方（黄芪、党参、茯苓、补骨脂、熟地黄、山药、五味子、紫菀、紫河车、麦冬、白芍、丹参、紫苏子、陈皮、法半夏、款冬花、远志）。

2. 疗效

（1）总疗效

35例中，代偿期15例，轻度3例好转，中度11例中显效3例、好转8例，重度1例显效；失代偿期20例，轻度3例中2例显效、1例好转，中度12例中2例显效、9例好转、1例无效，重度5例中2例显效、3例好转。总有效34例，占全部病例的97.14%；显效10例，占有效病例的28.57%；无效1例，占全部病例的2.86%。

（2）疗效与中医分证的关系

中医分证6个证型共35例。肾虚气逆证23例，其中代偿期轻度好转2例，中度显效3例、好转4例，重度显效1例，失代偿期轻度显效2例、好转1例，中度显效1例、好转7例、无效1例，重度显效1例。阳虚水泛证2例，其中失代偿期中度好转1例，重度显效1例。心虚脉瘀证3例，其中代偿期中度好转1例，失代偿期重度好转2例。气阴两虚证3例，其中代偿期中度显效1例、好转1例，失代偿期重度好转1例。外邪痰热证3例，其中代偿期轻度好转1例，中度好转1例，失代偿期中度好转1例。心脾肺肾虚证1例，其中代偿期中度好转1例。

3. 验案举例

【案1】杨某，男，56岁，因咳喘十几年，加重1个月而住院。近10天来曾两次出现高度呼吸困难，给氧，静滴毛花苷C、氨茶碱、尼可刹米、依他尼酸、激素，并雾化吸入利痰消炎剂，气急持续不退，患者处于极度衰竭病危状态。现高度气急，以吸气难为主，心慌，咳痰不畅，吐少许白色黏痰，味咸，口干、苦，不欲饮，恶心呕吐，不能进食，尿少，精神萎靡，烦躁不安。舌质暗红，苔淡黑黄厚腻，两脉弦大，按之无力，右寸脉弱。查体：重度病容，端坐呼吸，胸呈桶状，两肺可闻散在干、湿哮鸣音，心律整，肝大肋下二指，血压：150/90mmHg。化验：白细胞11.5×10⁹/L，中性粒细胞77%，血氯600毫克，血钾14毫克，血钠330毫克，NPN35毫克。心电图：窦性心动过速，顺时针方向转位，肺型P波，心肌损伤。胸透：两肺肺气肿，两肺纹理增重，以右肺中下为甚。诊断：肺心病失代偿期，心衰Ⅱ级，呼吸功能不全Ⅲ级。中医辨证肾虚气逆证。予补虚定喘汤加石决明、红花、细辛、瓜蒌仁、款冬花、紫菀、金银花、川贝母、蝉蜕，去代赭石、露蜂房、丝瓜络。1剂，气急稍见减轻。复诊时去石决明、川贝母、细辛、蝉蜕，加海蛤粉，再进2剂，气急减轻，痰利，精神好转。照上方加火麻仁又服2剂，咳喘明显减轻，咳痰已畅，精神转佳，食欲增加，两肺仅闻及少许干鸣音，白细胞正常，脉舌好转，停止吸氧、输液、强心剂。守补虚定喘汤出入6剂，症状基本控制。再加人参27剂，获临床近期痊愈出院（复查心电图正常）。

【案2】何某，男，64岁。气紧6年。两年前确诊为肺心病心衰，经强心、利尿、消炎、解痉等对症治疗而症状控制，近半年因感冒又心悸、浮肿、气急加重。现症：晚上气短明显，以呼气困难为主，不能平卧，稍动亦气短不续，清晨咳嗽明显，吐白沫样痰240毫升/天，睡眠不好，视物模糊，精神萎靡欲睡，手脚发凉，午睡起出冷汗，口苦欲饮，食欲差，胃脘胀，小便不利且少，大便干燥，四肢重度浮肿。舌质紫暗红，苔薄白腻，脉沉细数、两寸脉弱。查体：重病容，呼吸急促，唇及指甲明显发绀，颈静脉怒张，桶状胸，两肺呼吸音粗糙，干鸣音，肺底水泡音少许，心界不大，律齐，心尖部有三级杂音，肝颈返流征阳性，肝大（肋下三指），压痛，质较硬，下肢三度浮肿。查白细胞 7.1×10^9/L，中性粒细胞76%。尿常规：尿蛋白（＋），有红白细胞及颗粒管型。胸透：右心增大，肺动脉突出，两肺门阴影增重，两肺透明度增加。心电图提示右心室肥厚。诊断：肺心病失代偿期，心衰Ⅲ级，呼吸功能不全Ⅱ级。中医辨证为阳虚水泛证。予大剂真武汤加丹参、冬瓜皮、五加皮。4剂，气紧稍减，小便增多。再加生脉散4剂，小便量由250毫升/天增至800毫升/天，纳食改善，大便通畅，精神好转，咳、痰、喘均减70%~80%，腹不胀，脉搏由110次下降为76次/分，舌质转红淡，苔黄，脉沉缓，尿中管型消失，下肢浮肿（++）。

4. 讨论

（1）慢性气管炎发展成为肺气肿、肺心病是一个漫长的连续的过程，要深刻认识肺心病的病因病理，必须联系慢性支气管炎，当然肺心病还有自身的某些特点。祖国医学认为肺心病病因不外乎内因脏气虚弱，外因六淫邪气（如理化、微生物等）侵袭，单因更多是相因为病。其病机始为肺、脾、肾虚影响人体的阴平阳秘、水液输化、精微变生，进则气病及血、肺病及心而气虚气滞、血瘀络损，终末"坏证"蜂起，或痰迷心窍、肝风内动（肺性脑病），或血不归经（上消化道出血），或阴竭阳脱（休克）。总之，肺、心、脾、肾虚是其基本矛盾，脏虚、血瘀、水泛、气竭是临床不同阶段的特点。且因阳气不足、卫外不固、病有夙根、寒暖失调、生活失节即发。基于上述的认识，结合临床实际，我们将此病分为心虚脉瘀、阳虚水泛、肾虚气逆、脾虚痰喘、肺虚邪热、气阴两虚、心肺脾肾虚七证，前五个证多见于本虚（心、肺、脾、肾阳虚）标实（血瘀、水泛、气逆、痰喘、邪热）的发作期，当然本虚与标实之间的孰多孰少，又是多种多样的，且因人而异，同时，邪实与正虚这一对矛盾之间有其因果辩证的关系。后两证多见于本虚标微的缓解期，这些证在一定的条件下，可以互相转化，治疗时要根据"标本缓急"的原则，随机权衡处理。

（2）肾为先天之本，藏元阴、元阳。肺心病由慢性胸肺疾患长期发展而来，故每"穷必及肾"，因此，本组病例肾虚不纳、气逆冲上为喘为咳者居多，补肾纳气，收效良好。盖肺为气之主，肾为气之根，肺主出气，肾主纳气的缘故。或谓咳喘痰多、水肿心悸，补肾纳气何以收效？殊不知肾虚则气失摄纳、水无所主，气逆水亦逆，气、水妄行，泛滥无制，凌心则惊惕，射肺必咳喘，溢肤现浮肿，今镇纳肾气，气降水亦降，气与水运行正常，咳、痰、喘、悸、肿何患之有？中医强调"治病必求于本"，于此可见一斑。

（3）在肺心病中，常可见到舌质紫暗或有瘀斑、瘀点，以及口唇发绀、肝大等瘀血证，若不究原委，悉予大量活血化瘀药，效果不一定理想。盖肺心病瘀血的产生，根本原因是心、肺、脾、肾虚所致，气为血之帅，气行则血行，今脏气虚损，血瘀随之，脏气虚弱，痰饮、水毒、邪热因之而生，既生之后，势必碍于气血的运行，这也是产生瘀血的继发原因。

也应该看到，瘀血一旦形成，在某些条件下，又可以作为致病因子。因此，对肺心病的瘀血问题，应当辨证论治，不能一律施予活血化瘀克伐之剂，使本来虚损之脏气更虚，而犯虚虚之戒。

（4）为了及早发现、及早诊断、及早治疗，并有利于中西医结合，特从中医的角度提出几条诊断标准，以供临床参考。

1）较长时间的"喘咳""喘胀"病史；

2）吸气困难，动则为甚（肾虚气逆），或经常呼吸急促，每分钟24次以上；

3）指甲、唇、舌紫暗，或舌有瘀斑、瘀点，舌下静脉扭曲；

4）脉细、弦、滑、数或涩、结、代；

5）"五憋"：胸、颈、胁、腹、手憋（2~3处憋即可，不必悉具），或踝以上水肿；

6）心悸，心窝下跳动明显。

以第1条为基数，加第2~6条中任何两条者，即考虑为肺心病。

5. 小结

本文总结临床观察35例，有效率为97.14%。初步探索出一个中医辨证论治的方案。对胸透、血常规、分证、血瘀、肾虚气逆等进行了讨论并提出一些见解，还从中医角度拟订了诊断肺心病参考条件6条。

/ 脑血管意外辨证论治的 9 个问题 /

脑血管意外包括出血性疾病——脑出血、蛛网膜下腔出血，缺血性疾病——脑血栓形成和脑栓塞皆属于祖国医学的"中风"范畴，居"风""劳""臌""膈"四大证之首，临床常见而诊治棘手，今就辨证论治的有关9个问题，探讨如下。

1. 诊断与鉴别诊断

中风应与痫、厥、痉证鉴别。中风以突然昏仆，不省人事，或口眼㖞斜、语言不利、半身不遂为主症，昏迷清醒后遗症状，当辨真中、类中及中脏腑、经络而论治。痫证昏迷时四肢抽搐，多吐涎沫，或发出异常叫声，醒后如常人，分发作与发作后论治。厥证昏迷时多见面色苍白、四肢厥冷，无口眼㖞斜及手足偏废，亦无四肢抽搐等症，当辨寒、热、气、血、痰、食、尸、蛔厥而随证治之。痉证以项背强急，四肢抽搐，甚则角弓反张，大多数有发热为主症，病前多有外感风寒湿邪、热甚伤津、温热传营及内伤气血等病史，应辨明外感、内伤而论治。

急性脑血管疾患西医分为脑出血、蛛网膜下腔出血、脑血栓、脑栓塞，其发病率分别为28%、15%、50%、7%。脑出血一般有高血压病史，好发年龄为50岁以上，用力或情绪激动是其主要诱发因素，一般起病较急，常见头痛、呕吐，昏迷常深而持久，少见脑膜刺激征，脑脊液化验为血性且脑脊液压力增高，其发病后会出现偏瘫后遗症。蛛网膜下腔出血好发年龄为40岁以上，用力或情绪激动是其主要诱发因素，一般起病较急，常见呕吐、剧烈头痛，严重者昏迷，有明显脑膜刺激征，脑脊液化验为血性且脑脊液压力增高。脑血栓一般有动脉硬化，好发年龄为50岁以上，一般起病较慢，无脑膜刺激征，其发病后会出现偏瘫后遗症，脑脊液化验和脑脊液压力正常。脑栓塞一般有心脏病史，好发病年龄在20~40岁，心房颤动、心力衰竭是其诱发因素，一般起病急骤，无脑膜刺激征，其发病后会出现偏瘫后遗症，脑脊液化验和脑脊液压力正常。

2. 真中与类中

真中风中脏腑者各地少有（西北地区相对多些），不超过百分之一左右，男女老少皆可得之，中经络者各地较多见（如面神经麻痹）。类中风各地常见，以老年男性为多（两者发病与地域、性别、年龄的关系）。两者均有猝然昏仆、半身不遂等临床表现，但真中风有六经之形症，如恶风、发热、无汗或有汗等，类中风多无此等症状（有各自的临床特点）。

真中风乃风邪乘虚入膝，治疗上要以扶正祛邪为原则。治真中风的常用方：小续命汤（《千金要方》），用于中风口眼㖞斜，筋脉拘急，半身不遂，舌强不能言语，寒热无汗或有汗，或神情闷乱者，有散风泄热、扶正祛邪之功，临床曾有报道。三化汤（《素问病机气宜保命集》）治中风外无六经之形症，内有便尿之阻隔者，有通利三焦之功用。大秦艽汤（《医学发明》），治中风手足不能运动，舌强不能言语，风邪散见，不拘一经者，有养血祛风化痰之功。三生饮（《太平惠民和剂局方》），治中风昏聩，不省人事，痰涎壅盛，语言謇涩，或口眼㖞斜，或半身不遂者，有助阳祛寒、逐风痰通经络之功等，可随证选用。

类中风乃阴阳失衡，加之某些诱因而暴发。治疗以滋、潜、镇、摄、清降、豁痰为急务。常用方：羚羊角汤（《医醇剩义》），用于风火致肝阳上升，头痛如劈，痛连目珠，眩晕，手指震颤，甚则四肢抽搐等症，此方有壮水柔肝、息风定痉之功。天麻钩藤饮（《杂病证治新义》），治肝阳上亢所致头痛、眩晕、耳鸣、眼花、震颤、失眠等症，实验表明此方有降压作用，功用为平肝息风、清热活血、补益肝肾。镇肝息风汤（《医学衷中参西录》），用于肝肾阴亏、肝阳偏亢、肝风内动之头目眩晕，目胀耳鸣，脑中热痛，心中烦热，面色如醉，或肢体渐觉运动不利，或口眼㖞斜，甚则眩晕颠仆，不知人事，短时始醒，或醒后不能复原，脉弦长有力者，此方有镇肝息风、滋阴潜阳之功。地黄饮子（《宣明论方》），用于舌强不能言，足废不能用，口干不欲饮，足冷面赤，也用于脑动脉硬化，中风后遗症，证属肾阴、肾阳两虚者，有补肾益精、宁心开窍之功。导痰汤（《济生方》），主治一切痰厥，头目眩晕，或痰饮留积不散，胸膈痞塞，胁肋胀满，头痛吐逆，喘急痰嗽，坐卧不安，不思饮食等症，可燥湿豁痰、行气开郁。资寿解语汤，此方用于治疗中风脾缓、舌强不语、半身不遂。

3. 本证与标证

不论真中还是类中，都有本证和标证的问题。真中的本证是气血营卫偏虚，标证是虚邪贼风与气、火、痰、湿；类中之本证是阴阳气血亏损，尤以阴虚阳亢多见，标证乃气升、血升。治疗时都要一一辨清本证为何，标证为何，分清标本缓急，按"急则治其标，缓则治其本""标本俱急，标本同治""标急于本，当先治标""本急于标，当先图本"等原则辨证处理。其常用药物有肉桂、龙眼肉、石菖蒲、远志补心气，山茱萸、天麻、菊花补肝气，白术、木香、扁豆补脾气，人参、黄芪补肺气，补骨脂、鹿茸补肾气，当归、丹参、柏子仁补心血，何首乌、阿胶补肝血，龙眼肉、黄精补脾血，西洋参、鱼鳔胶补肺血，熟地黄、玄参、肉苁蓉补肾血，桂枝配白芍、生姜配大枣调营卫，肉桂、制附子、巴戟天、鹿茸等补阳，百合、麦冬滋心阴，白芍滋肝阴，玉竹、沙参滋脾阴，天花粉滋肺阴，生地黄、玄参、龟甲滋肾阴。祛风药物有桂枝（心）；蝉蜕、白蒺藜、全蝎（肝）；苍耳子（脾）；辛夷（肺）；独活、桑寄生、细辛（肾）。散风药物有桂枝（心）；荆芥、薄荷（肝）；防风（脾）；紫苏（肺）；细辛（肾）。平肝息风药物有白芍、钩藤、天麻、胡麻仁、黑芝麻、白菊花、山茱萸、龟甲、蝉蜕、全蝎、蜈蚣、羚羊角、牛黄、地龙、僵蚕等。平肝潜阳药物有石决明、代赭石、珍珠母、白芍、龙骨、牡蛎、磁石、罗布麻、刺蒺藜等。开窍药物有麝香、冰片、樟脑、苏合香、安息香、蟾酥、石菖蒲、远志等。降气药物有代赭石（肝）；降香、枳实（脾）；杏仁、紫苏子、瓜蒌、葶苈子、旋覆花（肺）；川牛膝、沉香（肾）。
降火药物有黄连、栀子（心）；龙胆草、夏枯草、苦丁茶
（肝）；大黄（脾）；黄芩、桑白皮（肺）；知母、黄柏、牡
丹皮（肾）。降痰药物有射干、白矾（肝），皂荚、贝母、天
花粉、瓜蒌、杏仁、旋覆花、生白果、诃子、礞石（肺）；巴
豆霜炭（胃、大肠、肺）；海蛤壳、海浮石、牛膝、五味子、
当归、熟地黄（肾）。利水渗湿药有茯苓、猪苓、泽泻、薏苡
仁、车前子等。温化寒痰药物有胆南星、法半夏、白附子、白
芥子、皂荚、白前、旋覆花等。清化热痰药有桔梗、贝母、瓜
蒌、竹茹、海浮石、礞石、天竺黄、海藻、枇杷叶、海蛤壳、
前胡等。

4. 经络与脏腑

中风要辨中脏、中腑、中经、中络，以了解病情浅深轻
重，而明治疗方向及预后吉凶。中脏者突然昏仆，神昏不语，
半身不遂，口涎涎出；中腑以突然仆倒，不省人事，半身不
遂，口眼㖞斜，言语謇涩为主；中经是以半身不遂，口舌㖞
斜，偏身麻木，言语不利为主，无昏仆，中络是以肌肤麻木、
口舌㖞斜为主，麻木多偏于一侧手足。中脏治宜开窍、固脱，
或镇肝潜阳、豁痰降火，或填阴补阳、温镇摄纳；中腑治宜平
肝息风、通腑和阳，或息风涤痰，或益气活血，中经络者或益
气活血、祛风通络，或滋阴潜阳平肝。中脏腑病位深、病情
重，中经络病位浅、病情轻，中脏腑中尤其中脏者预后差，相
比之下中经络者预后较好。

另外，有人统计135例脑血管意外的舌诊数据得出结论：

舌象的变化，对中风的轻重进退、治疗和预后都有重要参考价值。如舌质淡红、苔薄白，表示病情轻而预后良好；舌紫黯或有瘀点或瘀斑、苔黄腻，伴有舌体颤动，表示肝风内动之险候；舌质由红变瘀，表示瘀血内结；舌苔由白变黄，表示病情加重，兼有热象；舌苔变黄厚腻，表示痰热阻肺；若舌由淡红转红、由红转瘀为病进；由瘀转红，由红转淡红为病退；若舌苔由厚转薄、由黄转白，表示病情好转；若舌苔由白转黄、由薄转厚，表示病情进展。

5. 闭证与脱证

中脏当辨闭证与脱证。闭证为邪实内闭，昏仆后牙关紧闭（即口噤），两拳握固，痰盛，二便闭，脉弦滑，治当开窍，急用通关散（《丹溪心法附余》），吹少许入鼻中，有嚏可治，无嚏难治。脱证为阳气外脱，昏仆后口开（心绝），手撒（脾绝），眼合（肝绝），遗尿（肾绝），呼吸微弱（或声如鼾鸣），汗出如油（肺绝），两尺脉微弱，治当固脱。如果闭证用固，无异实"实"，脱证用开，便是虚"虚"，虚虚实实，死可立待。在实际临床中，往往闭、脱并见，或先闭后脱，抢救得当，也可由脱转闭，闭、脱之间当分，又不能截然而分，它们之间既有联系，又可相互转化。

6. 阴闭与阳闭

对中脏闭证还要辨阴闭与阳闭。阴闭者，面白唇紫，痰涎壅盛，四肢不温，舌苔白腻，脉沉滑，当用辛温开窍，急针太冲、水沟、丰隆等，速灌苏合香丸一丸，姜汁化开或细辛煎汤化开，暂藉开窍，并服导痰汤加天麻、全蝎以息风豁痰。如口噤不开者，用破根散（南星1.5克，冰片少许，研末）以指点末擦牙根；或用白矾15克、盐花0.3克，研细，擦牙根，更以此面15克以绵裹紧，置牙尽头，待病稳定后，用豨莶至阳汤（《千家妙方》：九制豨莶草、黄芪、南星、白附子、制川附片、川芎、红花、细辛、防风、牛膝、僵蚕、苏木）内服。

阳闭者，身热面赤，气粗鼻鼾，痰声如拽锯，便秘溲黄，舌绛干，舌苔黄腻，脉弦滑数，应予辛凉开窍，立针水沟、太冲、丰隆及十二井穴出血，即服至宝丹0.9克，或服安宫牛黄丸一丸，用竹沥化开服，或用石菖蒲、远志煎汤化开服。暂藉开窍（因脑麝芳香走窜，能助激动，为害甚烈，故可暂用不可久服）。如痰盛者煎涤痰汤（《济生方》），化上丸散服，继服羚羊角汤加减。口噤者，用乌梅肉擦牙，待病情稳定后，改用豨莶至阴汤（《千家妙方》：制豨莶草、干地黄、盐知母、当归、枸杞子、炒赤芍、龟甲、牛膝、菊花、郁金、丹参、黄柏）内服。

阴闭与阳闭同平素体质有关。凡阴虚阳亢者多阳闭，阳虚阴盛者多阴闭，阴、阳闭之间，在一定条件下可转化。

7. 亡阴与亡阳

对中脏的脱证，必须进一步分辨亡阴与亡阳。亡阳者，大汗淋漓，汗出如珠，畏冷蜷卧，肢厥过节，精神萎靡，面色苍白，呼吸微弱，渴喜热饮，脉微欲绝，或浮数而空。急当回阳救逆，速灸关元、气海、神阙百壮，候身温方止，同时进大剂参附汤（《正体类要》）；若肾阴衰竭，而致孤阳亡越者，用地黄饮子。

亡阴者，身体干瘪，皮肤皱褶，或眼眶深陷，汗出身热，手足温，口渴喜冷饮，呼吸气粗，唇舌干红，脉虚数或细数。急宜滋阴固脱，即进生脉散（《内外伤辨惑论》）加浮小麦、糯稻根、阿胶、鸡子黄、龟甲、鳖甲，以及生、煅龙牡等。

不论亡阳还是亡阴，痰塞喉间，致咳嗽无力，药不能下者，可用真猴枣0.6~1.5克，研末煎石菖蒲根汤先服，暂平逆满之势，以利汤药之灌服。人体的阴阳是互根的，因为危笃的中风患者，常常阳亡亦随之而阴亡，阴亡亦随之而阳亡，不过有先后罢了。阳回后改用豨莶至阳汤，阴回后改用豨莶至阴汤。两者脱险，均可改用下方：石菖蒲、远志（开窍醒神），南星、制半夏（燥湿化痰），茯苓、泽泻（渗湿利水），桃仁、红花、豨莶草（活血化瘀），生石决明（潜镇肝阳），牛膝（引气火下行），甘草（和药）。加减：脑出血严重，可加三七、煅花蕊石；抽搐，加全蝎、蜈蚣；肝阳偏亢，血压偏高，加水牛角、夏枯草、珍珠母；痰涎壅盛，加鲜竹沥、天竺黄、胆南星；缺血性中风，血压不高，痰涎多，无热象者，用生南星；瘀血重者，加水蛭、红花、鸡血藤；大便干者，加生大黄、玄明粉；体虚便秘者，加火麻仁、郁李仁；后遗症处理，必至气火已平，痰涎已化，血压稳定后，方可用本方去石决明、泽泻，加黄芪、当归、鸡血藤、红花、木瓜等治之，阴虚培本药如生熟地黄、枸杞子、阿胶、龟甲、鳖甲，补气药如党参、黄芪、白术等，要随证选用。

8. 血溢与血瘀

《素问·调经论篇》中说："血之与气，并走于上，则为大厥。厥则暴死，气复反则生，不反则死。"《素问·生气通天论》中也说："阳气者，大怒则形气绝，而血菀于上，使人薄厥。"说明人体在阴阳亏损，失去平秘的情况下，加之大怒，致阴虚阳亢，血气并走于上，夹痰夹火，形成煎迫之势，脑血管怎耐如此冲逆，必然导致血溢。所以对于出血性脑血管意外，要尽量避免加剧出血的诸多因素，如减少搬动，就地抢救，头高脚低位，适当降低过高的血压，以免加剧病情，但"治病必求于本"，脑之所以出血，是由于气升、火升、痰升，要减少出血，必须降气、降火、降痰。然痰火气之逆升，多由阴虚阳亢，所以要着重滋阴潜阳，才是根本之治。西医也认为："止血药物一般用于因凝血功能障碍而引起的出血。例如，凝血酶原缺乏可应用维生素K，纤维蛋白溶解活性增高所致的出血，可应用对羧基苄胺。"

对于缺血性的脑血管意外，不仅不禁用活血药，而且要大量使用活血药，还要配合益气药，盖"气帅血行"故也。如遇出血性脑血管意外，急性期不要使用活血药，但到了恢复期，活血药的使用是不可缺少的，据本人经验，稍候病情稳定（发病48~72小时后），即可加用既有祛瘀又有止血作用的中药，如参三七粉（1.5~3克，2次/日）等，或止血、活血药同用。发病两周后，即可单用益气活血法，活血药用得越早（要恰到好处），后遗症越少，且恢复得越快。盖"瘀血之不去，则新血不生"。凡离经之血皆为瘀血，瘀血不吸收，压迫脑组织，不但受损的局部神经恢复没有指望，还有可能再出血，所以活血化瘀药的应用，就显得特别重要了，不过要"谨守病机"，注意选药、炮制、用量、配伍等问题。

益气活血法对脑血管意外有肯定的疗效，代表方剂为补阳还五汤（《医林改错》），方中黄芪可用至120克，甚至可以更多。脉大无力者可放胆用之。如遇脉弦细者，还要加用平肝潜阳药，如石决明、菊花、地龙（加重）等。或用偏瘫1号（黄芪、丹参、川芎、红花、桑寄生、葛根、海藻、当归）。

9. 针药与护理

中风尤其中脏腑乃大证、险证，因此救急治疗时常针药并用。如昏仆后，闭证急针水沟等，并服开窍药，一俟窍开，即辨阴阳寒热而施治；脱证急灸关元等，并服固脱药，即辨阴阳虚实而论治。病情稳定后，亦应针药配合，积极治疗后遗症。恢复期除了针药配合外，其他疗法都要辨证选用，才能收到预期的效果。护理对本病来说，始终至关重要，只有保证良好的护理，才有希望康复。

/ 囊虫病的中医药临床治疗 /

囊虫病尤其是脑囊虫病，是一个比较难治的病，过去有关治疗本病的方药报道较少。继1968年10月我们用中医药治疗囊虫病5例出现了可喜的苗头之后，又观察了一部分病例，兹报道如下。

1. 病例选择

皮下结节活检见囊尾蚴头节者，诊为皮肤囊虫病。有皮肤囊虫病，新近发作癫痫而无家族史，除外脑型血吸虫病及脑型肺吸虫病者，诊为脑囊虫病。凡符合上述两项标准的患者，皆为本研究的观察对象。

2. 治疗

（1）治疗方法

1）**方药组成及制法**。汤药方：生明矾9克，雷丸12克，干漆（炒尽烟）9克，水蛭6克，白芥子9克，大腹皮9克，羌活6克，怀牛膝6克，五灵脂9克，大黄1.5克。水煎，早、晚空腹分服。丸药方：生明矾120克，雷丸60克，瓦楞子60克，甘草30克，槟榔片30克，炮甲珠3.3克。共研细末，水泛为丸，如绿豆大，每次服9~12克，每天早、晚各服一次，开水送下。

2）**汤丸服法**。治疗开始，第一疗程汤、丸并进；第二疗程则汤、丸间服；第三疗程时，每两天服丸药1~2次，每周服汤药方1~2剂，汤丸间服，如此维持3~4疗程，直至痊愈为止。一个月为一疗程。每疗程结束，休息7天后再进入下一疗程。

（2）**注意事项**

开始治疗前及过程中，必须检查大便、血常规及血小板计数、出凝血时间。

治前如询问病史中有绦虫感染史，平时或查大便中发现绦虫节片及卵者，应先驱绦虫。

如血小板低于（50~100）×10^9/L时，水蛭、干漆应减量或暂停使用，加服养血归脾丸，每天早、晚各服1~2丸。

治疗中勿食生冷瓜果、油腻发物，忌人参。

本疗法凡妊娠及有血小板减少性紫癜者禁用。

3. 验案举例

【案1】李某，男，43岁，厨师。1967年10月全身发现圆形结节，某医院病理检查，报告为猪囊虫病，1968年12月就诊，就诊前曾3次出现癫痫样抽搐，没有血吸虫病、肺吸虫病及家族癫痫史。全身有囊虫结节49个，触之光滑，稍能移动，头晕眼花，脑中自感如虫窜，右臂痛，手发麻，不能工作。舌质红，苔白，脉弦缓。诊为皮肤囊虫病、脑囊虫病。间断服药多半年，计服上述汤药方70剂、丸药方20料，终获痊愈。上班至今，追访3年余未发。

【案2】孟某，男，31岁，厨师。1969年发现身起疙瘩，经某医院做病理切片检查，报告为猪囊虫病。1971年3月，因连续两天出现癫痫样抽风，遂来就诊，症见头剧痛、消化不好伴反酸，精神压力很大，不能工作。舌质红，苔白厚，脉弦细。无家族性癫痫史及血吸虫病、肺吸虫病感染史。查体：全身可摸到皮下结节381个，与皮肤无粘连，可移动，无压痛。脑电图中度不正常（散在Q波）。诊为皮肤囊虫病、脑囊虫病。因大便中发现绦虫节片，先服驱绦虫中药，下虫长丈余，再予汤药方56剂，丸药16料，至下半年7月复查时，囊虫包块只剩80个，且均由枣核大缩小到黄豆大小，再未抽风，诸症平，能骑自行车往返30千米来就诊。

4. 讨论体会

临床表现以神经、精神方面的症状最多，其次为消化系统。可以理解为，"脑为囊虫病最好犯部位，其发病率极高……一般在80%以上"。本研究脑囊虫有一半之多，故抽风、头痛、头晕、精神不正常等较多。肠中有绦虫者，常寄生在小肠上部，因而引起某些消化道紊乱症状及贫血现象。

脑囊虫病以寄生部位不同，而出现各种不同的神经、精神症状。一般分为皮质型、脑室型、脑底型、弥漫型。本研究因脑囊虫占50%以上，所以癫痫及颅压增高的症状较多。同时我们观察到头晕痛、臂指麻抽痛、精神失常、复视等与囊虫性癫痫之间有一定的关系，这点有助于判断脑囊虫侵犯的部位及预防癫痫的发作。

本病是可治的，而且贵在坚持。服本方后有40%的患者出现轻度的不良反应，如恶心、胃中不适等消化道症状，不需停药，假使恶心等明显时，生明矾可改用胶囊法，即可耐受。但有些患者服用后，出现血小板下降，可用养血归脾丸纠正。

治疗本病，我们一开始按照西医的观点，认为囊虫病的致病因素是虫，故选用了大量杀虫药治疗，结果无效，后来又按照中医观点，认为是痰血的流注，使用消痰软坚、活血通络的药物，仍无效果，通过分析，我们考虑：要杀死囊虫，必须设法摧毁囊虫周围包着的结缔组织包膜，于是拟定了现在使用的有效方剂。槟榔、大腹皮、雷丸有较强的杀虫作用；水蛭、干漆、五灵脂、炮甲珠有活血通络作用；生明矾、瓦楞子、白芥子有化痰软坚作用，具有溶解囊虫结节包膜之功能；羌活、牛膝引药至病所；大黄清郁毒；甘草护肠胃。以上药物相辅相成，共同发挥作用。

/ 中医治疗糖尿病的探讨 /

糖尿病是个常见病。我国在许多传染病、寄生虫病、营养病等患病率明显下降的情况下，糖尿病也就显得突出了。据某地调查，其发病率约占1%。在这种情况下，探讨本病的有关治疗问题，就很有现实意义。

1. 证候及治验

糖尿病的临床证候十分复杂。笔者根据临床观察，初步将其分为7个证候，并附案例以证之。

（1）气阴两虚：《素问·阴阳应象大论》中说："气归精……精化为气……壮火之气衰，少火之气壮。壮火食气……少火生气。"糖尿病本为阴虚燥热，必然阴精伤而病及气。故病程中常见烦渴、多尿的阴虚耗伤，治节无权的病机，又伴体倦纳差，动则汗出的气虚病情。治疗上既要益气，又要滋阴。用此法治疗3例，病情控制1例，有效2例。

【医案1】张某，男，47岁。渴而多尿且消瘦1月。每日饭后必须饮水500~1500毫升，尿频，日2500毫升，纳食减多半，体重下降5千克，四肢无力。舌质红，苔薄白，脉沉细。查尿糖（＋），空腹血糖12.2mmol/L。西医诊断：Ⅱ型中度糖尿病。辨证为上消，气阴两虚。予黄芪汤合增液汤加减：黄芪15克，党参9克，山药15克，甘草6克，玄参9克，麦冬15克，天冬

9克，知母15克，天花粉9克，熟地黄9克，枸杞子12克。服上方9剂，诸症见减，唯盗汗多，腿有麻木、抽筋感，上方去天冬、知母、甘草，增黄芪、麦冬、天花粉至30克，党参至15克，熟地黄改生地黄15克，再加苍术、五味子、五倍子各9克，茯苓15克，生牡蛎30克。连服39剂，症状全部消失，复查尿糖阴性，血糖5.83mmol/L。

（2）湿热阻气：糖尿病是由于种种原因，导致湿热阻于气分，致气机不利，清浊混淆。治宜化浊利湿、清热解毒。用此法治疗6例，病情控制1例，显效3例，有效2例。

【医案2】和某，女，59岁。口渴、食多、尿频3月余。经胰岛素治疗，效果不好。现症：口渴能饮，消谷易饥，尿频且浊，大便干秘，咳黄黏痰，腰困腿痛，左颐肿块，白带量多。舌苔淡黄白厚腻，脉弦滑。查空腹血糖29mmol/L，尿糖（+++）。西医诊断：Ⅱ型重度糖尿病。辨证为中消，湿热阻气。予甘露消毒丹加减：白蔻仁9克，藿香9克，茵陈9克，滑石15克，木通6克，石菖蒲4.5克，黄芪9克，浙贝母9克，知母9克。服8剂，症状明显减轻，血糖下降为9.1mmol/L，尿糖阴性。效方再进16剂，症状又进一步改善，血糖7.4mmol/L，尿糖阴性。后改为天花粉150克、猪胰2具，捣为丸，每丸重9克，日服2次，每次1~2丸，调理而安。

（3）阳虚不固：素体阳虚，又罹消渴，或患消渴日久，阴虚及阳，出现肾阳虚衰、肾气不固。治宜温肾化气、缩尿止渴。用此法治疗5例，病情控制1例，有效3例，明显改善症状1例。

【医案3】龚某，女，32岁。"三多一少"20天。口渴引饮，小便多、色清，夜尿每晚3~4次，食较多，大便先干后溏，体重减轻。舌质暗红，苔薄白，脉沉细。有糖尿病家族史。查尿糖（＋），血糖8.3mmol/L。西医诊断：Ⅱ型中度糖尿病。辨证为下消，阳虚不固。予金匮肾气丸加味作汤剂进：熟地黄12克，山茱萸9克，山药30克，牡丹皮9克，茯苓9克，泽泻6克，肉桂9克，附子9克，覆盆子12克，天花粉15克。服上方2剂，口渴减轻，小便每晚1次，大便正常。再服4剂，口渴显减，每天饮水量由3000毫升减为1500毫升，日食量由750克下降为400克。上方加金樱子15克、女贞子15克，又服12剂，症状基本控制，复查血糖、尿糖均正常。

（4）阴虚失敛：此为糖尿病常见证候，见症以肾阴虚为主，治宜滋阴收敛。

【医案4】王某，男，56岁。患糖尿病3年，空腹血糖波动在8.6~13.9mmol/L，尿糖波动在（＋＋）或（＋＋＋）之间。现症：每2~2.5小时必须小便1次，口略干，多食，神倦，腿膝酸软，腰背困痛。舌质偏红，有裂纹，薄白少苔。脉弦细。西医诊断：Ⅱ型中度糖尿病。辨证为下消、阴虚失敛。予六味地黄汤合五子衍宗丸加减：熟地黄12克，山药30克，泽泻6克，女贞子15克，墨旱莲15克，枸杞子15克，覆盆子15克，五倍子9克，金樱子12克，莲须15克，地骨皮15克，天花粉12克。服6剂，症状见轻。再进16剂，症状明显改善，空腹尿糖阴性。上方去覆盆子、泽泻、莲须、五倍子，加黄芪、猪胰、黑豆、血余炭。制成丸药缓进，以资巩固。

（5）肝郁阴虚：情志抑郁，肝气郁结，容易化火伤阴；肝肾同源，肝病每累及肾，肝病则水不生木而肝更郁。如此恶性循环，病趋日重。治宜疏肝滋阴。

【医案5】李某，男，43岁。患糖尿病半年。病起于心情不舒。曾用苯乙双胍、格列本脲等治疗，效果不显。现症见头晕耳鸣，五心烦热，失眠乏力，全身针扎样痛，以四肢及头皮为著，口干不欲饮，纳食不多，尿黄浊量多，大便溏、秘交替，腰困膝酸，阳痿。舌质尖部红，黄白腻苔，脉弦细尺弱。空腹血糖18.3mmol/L，尿糖（++++），酮体（±）。西医诊断：Ⅱ型重度糖尿病。辨证为下消，肝郁阴虚。先予丹栀逍遥散加减：当归10克，白芍10克，柴胡9克，茯苓9克，山药12克，香附9克，牡丹皮9克，栀子9克，杭菊10克，枸杞子10克，合欢花15克，茵陈9克，地骨皮30克，泽泻6克。服6剂，并加多方劝导，头晕、耳鸣、心烦、全身针扎样痛等肝气、肝阳症状减轻，改用肝肾同调法：生地黄10克，玄参30克，山药12克，牡丹皮10克，地骨皮30克，天花粉3克，决明子20克，当归9克，白芍12克，杭菊15克，郁金9克，醋香附10克，夜交藤3克。后加减出入为方，共服37剂，临床症状减轻50%，复查尿糖（+），血糖7.1mmol/L。现正在治疗中。

（6）燥热阴虚：情欲太过，容易导致阳亢有余，真阴不足，阴虚易生燥热，燥热加重阴虚，两者互为因果。治宜滋阴生津、清热承气。

【医案6】赵某，女，37岁。患者平素性情急躁，口渴、多饮、多尿两年。口渴且苦，日饮水两暖水瓶，食多，每日进食750克尚饥，大便干燥难解，尿频量多，胸痛腰痛，精神不好，体重减轻8千克。舌质红而瘦薄，苔白腻，脉弦细数有力。查尿糖（+++），空腹血糖15.4mmol/L。西医诊断：Ⅱ型

重度糖尿病。辨证为中下消，燥热阴虚。予六味地黄汤合白虎
承气汤加减：生地黄15克，山药15克，女贞子15克，牡丹皮10
克，泽泻6克，茯苓6克，生石膏60克，知母12克，粳米9克，
天花粉30克，大黄（后下）12克。服上方4剂，诸症减轻40%，
小其制，改生石膏35克、大黄9克、生地黄12克、知母10克。
连服20剂，症状控制，复查尿糖极微。

（7）阴亏三消：素体阴亏燥热，加之中土燥则生肺金少，
肺金燥则生肾水少，肾水燥则五脏六腑失却滋养之源，上、
中、下相因，三消乃成。宜上、中、下同治，取润肺、清胃、
滋肾法。

【医案7】张某，男，55岁。多食半年，渴饮、尿多月
半，现症：多食（1千克/日）而瘦（体重显减），渴饮（2000~
3000毫升/天），便干，尿黄，尿量多（200~4000毫升/24小时），
疲乏无力，头晕健忘，失眠梦多，腰困且酸，咳嗽气短，痰白
且黏，四心发热，咽部红赤。舌苔黄腻，脉弦。尿糖（++），
空腹血糖13.3mmol/L。西医诊断：Ⅱ型中度糖尿病。辨证为
上中下消、阴亏三消。予甘露饮合白虎汤加减：生熟地黄各
12~15克，天麦冬各12~15克，黄芩9克，天花粉30克，北沙参
15~30克，生石膏30~150克，知母9~15克，白芍12克，怀牛膝
12克，石斛30克，地骨皮30克，黄芪30克。或加玄参、山豆根
清咽，或加龙齿安神，或加陈皮理气，或加丹参活血，后期更
加五味子、桑寄生、女贞子补肝肾。如此增损为方，历时4个
月，服药91剂，症状基本控制，复查空腹血糖6.1mmol/L。

2. 讨论与体会

祖国医学虽无糖尿病之名，但从其临床表现来看，属于中医的"消渴"范畴。实际上中医对糖尿病病因病理的认识，早在两千多年前的《黄帝内经》就有所阐发。如《素问·阴阳别论》中说："二阳结谓之消。"《灵枢·师传》中说："胃中热，则消谷，令人悬心善饥。"《灵枢·五变》中说："五脏皆柔弱者，善病消瘅。"《素问·通评虚实论》中更谓："凡治消……肥贵人则高粱之疾也。"说明本病发病因素，是与先天因素、体质肥胖、过食肥甘等有关，它所称的"消渴""消瘅""肺消""消中""鬲消"等病，包括了今天所说的糖尿病的大部分内容。汉代张仲景的《金匮要略》有专篇讨论消渴病，记述了它的主症为"渴欲饮水不止"（多饮）、"消谷"（多食）、"小便一斗"（多尿），并提出了相应的治法，直至今天，仍有实用价值。此后的医学著作对本病临床特征有进一步的描述，如唐代《外台秘要》中说："消渴者……每发即小便至甜。"对这种病并发痈疽也有记载，如隋代《诸病源候论》中说："其病多发痈疽。"后世医家对本病的诊治，代有发展。这就证明我们的祖先于此病的诊治积累了丰富的经验和理论，有待于很好地继承发扬。

对本病的治疗，汉代张仲景推崇辨证论治，治有温、清、利、涩诸法。至金元，聚讼纷纭，刘元素主"水少火多"论，提出"补肾阴水阴寒之虚，而泻心火阳热之实，除肠胃燥热之甚，济身中津液之衰"的治法；张从正倡"三消当从火断"说，多用牵牛、大黄等驱火气而下之为主，兼用黄芩、黄连类而清调之为治；李东垣谓系"阳明燥热"，故议白虎、承气行清、下治法；丹溪认为乃阴血不足，当"养肺、降火、生血为主"。迨至明清，各有其说，戴思恭说："三消得之气之实、血之虚，久久不治，气极虚"，当益气血为治；李中梓说："杂病渴多虚热，实热者少""治渴初宜养肺降心，久则滋肾养阴"；赵献可说消渴由于"水火偏胜"，当以"治肾为急""惟六味、八味及加减八味丸随证而服"；张景岳说消渴当辨阴阳虚实，阴虚者滋阴，阳虚者补火，虚者当补肾，实者当清肺、胃。诸家论述，各有根据，但分之嫌偏，合之则全。笔者认为：本病就病因来说，以内伤为主，外感为少，兼者有之；就病位而言，以肺、脾（胃）、肾为主，然亦涉及心、肝；从病机看，初起虚中夹实，久则但虚无实或虚多实微，虚者阴津血气虚为主，阳虚也能见到，实者热燥、痰湿、瘀血。因此，在辨证时，就必须辨病因的七情六淫、饮食劳倦等，认病位在何脏何腑，识病性的寒热虚实，别病情"三多"以何为主，明标本缓急先后；论治上要紧紧抓住以滋阴补肾、清热生津为基本原则。

滋阴补肾、清热生津是本病的治疗大法，为临床实践所证实。本文所举7例中，就有5例用过此法，足见此法为古今医家所公认，但是否一律用之，那也并非如此。如案1滋阴同益气为伍，案4滋阴与敛阴同用，案5滋阴和疏肝结合，案6滋阴还须承气。说明临床上滋阴法还要配合其他的治法。又如案2因湿热阻气而用清化湿热获愈，案3阳虚不固，予补阳固肾取效，更有用活血化瘀治愈者。可见对于本病的复杂情况，还需要法外之法。

通常认为本病乃阴虚燥热为患，治疗上当禁用芳香化湿、苦温燥湿、辛热助阳之品。《素问·腹中论》中说："热中、消中，不可服高粱芳石药。"且常用的芳香化湿药佩兰，据药理研究，它"能引起牛、羊慢性中毒，侵害肾、肝，而生糖尿病"。但是，笔者在临床实际中，遇到表现为湿热阻气证候的部分糖尿病，选用具有化浊利湿、清热解毒的甘露消毒丹治疗，屡收良效。《素问·奇病论》谈到"脾瘅"的成因及治疗时说："……此人必数食甘美而多肥也。肥者令人内热，甘者令人中满，故其气上溢，转为消渴，治之以兰，除陈气也。"《素问直解》注云："兰，香草也，治之以兰，可以除陈气也。除陈者，推陈致新之意。"足证治糖尿病用芳香化湿的药物不为无据。至于甘露消毒丹，其创于《温热经纬》，近代虽没有用此方治糖尿病的报道，但古代方书治消渴方中有类似者，如宋代《苏沈良方》的清凉饮，明代《证治准绳》的生津甘露膏等。近贤施今墨用辛温燥湿的苍术配滋阴的玄参有良好的降血糖作用。上述说明一般的禁忌是言其常，不被禁律所囿者是权其变，知常达变，方可为医。凡糖尿病患者，素体阴虚多湿，或时当长夏湿令，或居处潮湿，或因渴而饮水过多，或投滋腻太过，都可导致湿热证候。就是原来阴虚燥热，也可由于上述种种原因，转见脾胃湿热。病程中燥与湿也可在一定的条件下转化，因此要强调辨证论治。

/ 中医药治疗消化性溃疡 /

中医药治疗消化性溃疡病疗效可靠，现就本人1962年来积累的30例资料做一综合整理。

1. 分证论治

（1）虚寒证。脘痛隐隐，喜热喜按，逢着凉饮冷或过劳而加重，面色黄而不泽，便溏尿清。舌质淡红，苔薄白，脉沉细、弦迟。治宜补脾理气，香砂六君汤；补中益气，补中益气汤；温中健脾，理中汤；调荣建中，小建中汤；温胃治血，温胃活血方（荜茇、高良姜、乌药、山柰、檀香、煅瓦楞、乌贼骨、白及、五灵脂、蒲黄、丹参、白芍、大黄）；补脾摄血，黄土汤加减。

（2）气郁证。脘痛连胁，嗳气吞酸，逢情绪不快则加重。舌质红，苔薄白，脉弦。治宜调和肝胃，四逆散合金铃子散，或合失笑散；调和肝脾，逍遥散加减；平肝补脾，痛泻要方加减。

（3）阴虚证。脘痛灼热，口干咽干，胃酸偏低，腰酸膝软，四心发热。舌红，苔少，脉弦而细数。治宜清养胃阴，叶氏养胃汤；滋肾补阴，六味地黄丸化裁。

（4）痰饮证。脘痛呕恶，痰涎颇多，脘中有振水音，或咳嗽吐痰，或痰热扰心失眠。治宜清胆和胃，温胆汤加减；

峻逐痰水，逐痰水方（甘遂、大戟、芫花、吴茱萸、法半夏、生姜）。

（5）血瘀证。脘痛如针刺，痛处不移，便黑尿畅。舌质有瘀斑、瘀点，苔白，脉弦涩。治宜活血化瘀，复元活血汤加减。

（6）实热证。胃痛拒按，胀痛颇重，便干且数日不行，口干口苦，心下烦闷。舌质红，苔黄燥厚，脉弦滑数。治宜清泻实热，当归龙荟丸加减。

（7）寒热夹杂证。胃痛日久，寒热夹杂，虚实交错，呕吐蛔虫，痛甚肢厥。治宜寒热并用、补泻同施。轻者连附饮，重者乌梅丸。

2. 验案举例

【案1】何某，男，41岁，1967年11月1日初诊。

胃痛10年。症见：胃痛喜热喜按，逢冷即发作，食后腹胀，大小便失调。舌质淡红，苔薄白，脉缓略弦。辨证为虚寒证（西医诊断为十二指肠球部溃疡，慢性胃炎）。治宜补脾建中。选香砂六君子合小建中汤，服4剂胃痛程度即减轻，大便正常。服18剂，诸症平复。随访6年未再患。

【案2】赵某，男，51岁，1968年11月27日初诊。

胃痛15年。经造影诊为十二指肠球部溃疡，曾行植线疗法，效果不佳。现症：胃痛如刺，痛有定处，连胁，噫气，大便稀。舌质红，苔黄白厚，脉虚弦。辨证为肝气郁证兼脾湿血瘀。选四逆散合失笑散、平胃散治之。服2剂胃痛即减轻，再服8剂，症平。至今未发。

【案3】张某，男，32岁，1967年12月1日初诊。

胃痛7年。胃痛，口干，得食则缓，恶心呕吐，便干，腰困疲劳。舌质红紫，苔薄白少，脉弦。经造影可见大量空腹滞留液，幽门痉挛，通过不畅，十二指肠球部变形，激惹有龛影，诊为十二指肠球部溃疡，伴有幽门半梗阻及慢性胃炎。辨证为阴虚证，治用一贯煎加蜈蚣等治之。服30剂诸症平复。服166剂后造影复查，除十二指肠球部有变形外，其激惹龛影等病理征象全部消失。

【案4】郝某，男，18岁，1967年8月28日初诊。

胃痛3年。7月21日上消化道造影诊为胃及十二指肠球部溃疡。症见：胃不痛，唯食后不下，腹中水响，恶心呕吐，口干、苦，吐酸烧心，纳食不好，大便平，尿黄。舌质红，苔薄白，脉弦缓。辨证为痰饮证，先予二陈汤合吴茱萸汤、旋覆代赭汤，呕吐止，但仍恶心，腹中水响，予逐痰水方，共泻痰水样大便8次，腹中振水音消失，恶心呕吐未见，吐酸烧心可，再予温胆汤加吴茱萸调理。先后共服药26剂，临床症状及体征基本消失，造影复查，胃溃疡龛影消失，较严重的胃幽门管梗阻亦消失。

【案5】贾某，男，32岁，1967年10月25日初诊。

胃痛18年。1949年患胃溃疡，1955年患食管炎。现症：胃痛，烧心吐酸，反胃噫气，吞咽食物则胸部正中沿食管部位痛，纳食一般，口不干而苦，便干，尿黄。舌质尖红些，舌尖两边多瘀紫，有裂纹，苔白而干，右脉弦缓、左脉沉弦缓。辨证为血瘀证。予桃仁、丹参、赤芍、当归、郁李仁、郁金、瓜蒌、薤白、青皮、陈皮、木香、枳实、香附、乌药、大黄等加减。服12剂症状及体征改善1/3以上。

【案6】苏某，男，57岁，1962年10月1日初诊。

胃痛17年。经上消化道造影确诊为十二指肠球部溃疡。现症：胃痛阵作，胀痛连胁，饭后加重，痛而拒按，呕吐酸苦水，不思饮食，食后胀闷尤甚，口干口苦，尿黄尿频，尿后茎中作痛，尿不尽感（前服温补壮阳之品甚多），大便4~5天一次，干燥难解，粪色青黑，头晕耳鸣，失眠梦多，左偏头痛，面热，鼻中气热，眼眵多，牙痛。舌质红，有裂纹，粗白滑苔，两脉浮大弦滑，左关尤显。辨证为实热证。予当归龙荟丸，下之以治标，后用六味地黄丸缓调以治本，历时3月余，诸症消失。

【案7】张某，男，48岁，1972年5月22日初诊。

胃痛16年。经上消化道造影确诊十二指肠球部溃疡，多方诊治无效。现症：胃痛严重，痛致汗出，饭前一小时、饭后两小时跳痛，痛连后背，得按、得食可，喜热饮食，烧心，纳食不多，口干不欲饮，脘中有水响，大便日一行，尿黄。有低血压史。舌质前部红些，有齿痕，苔白，脉弦数。面色黧黑。辨证为寒热夹杂证，予乌梅丸改成汤剂2剂，胃痛减1/3以上，7剂胃痛止，余症亦相应减轻或消失。随访3月，病未发。

/ 三生饮加减治疗顽固性面神经麻痹 /

我们治疗的周围性面神经麻痹5例，都是患病时间较长，用过其他多种疗法，如针灸及中、西药物等无效的顽固病例，经用加减"三生饮"治疗后，4例痊愈，1例好转。

1. 治疗方法

（1）方药：生南星6~9克，生半夏6~9克，生附子6~9克，白附子9~12克，蜈蚣3~5条，防风9克，白芷9克，细辛6~9克。

（2）加减法：体虚加党参9克，气滞加木香6克，血瘀加川芎9克，甚者加红花9克、当归尾9克、赤芍9克，痰盛加白芥子9克。

（3）煎服法：水煎服，每日服一剂。水煎服，第一剂首煎时，武火煮沸后，用文火再煎30~40分钟，得煎液服1/3，看喉、舌麻否，如麻，3小时后改服1/4，若不麻，两小时后改服1/2，以微麻为度，严防中毒！本疗法头10日日服一剂，以后隔日一剂，10剂为一疗程，顽固者可连治3~6个疗程（伴面肌萎缩者，需时更长），每疗程中间休息3日。

（4）其他：个别极顽固病例，局部再加敷外用药：白芷30克，白附子30克，蟾酥0.3~0.9克，细辛15克，川芎30克，桃仁30克，红花30克，冰片12克，大风子15克。共研细末，酒调分次敷患部，㖞左敷右，㖞右敷左。敷前用生姜片擦当敷部（敷药切勿入口），每日敷一次，每次20~30分钟。

2. 验案举例

【案1】高某，男，40岁，干部。

口眼㖞斜19天。病起于汗出当风。经针灸、服中药19天，无效。现口眼向左㖞斜，进流质食物，顺口角外流，右眼裂较正常小1/2，右面肌自感无力，右额无皱纹，令其闭目、皱眉，右侧不能，口吹哨不响，上唇尖㖞至左鼻孔处。中医辨证为风邪痹阻经络证，予上述汤剂8剂，即明显好转，再进22剂，痊愈。两年后追访，未再患。

【案2】王某，男，46岁，木工。

两月前汗出受风后，致口、眼向右㖞斜，经用针灸治疗好转，唯左侧颜面麻木不适，左眼抽动，逢阴雨左脸发皱，左臂发困，左风池穴处跳痛。曾服牵正散加全蝎、蜈蚣等20剂，外敷武力拔寒散，上述病情仅略有好转，中医辨证为贼风痹闭经络证，予三生饮原方，8剂而痊愈。

3. 体会

周围性面神经麻痹，患病时间不长时，一般针灸就可以治愈；如果病程长、年龄大、病情复杂（如伴有面肌萎缩等），用过其他疗法者，针灸的效果就较差，如何攻克这部分病例，这是值得探讨的问题。本文用三生饮加减所治5例，均系用过针灸等疗法无效者（其中1例病已数年，伴面肌萎缩），这为治疗该病又找到了一个有效的方法。

中医对口眼㖞斜的治疗，内服常用方为牵正散，它对于新近患者是有效的，但对病程长者往往效果差强人意。而三生饮原治"中风卒倒，口眼歪斜，半身不遂，寒闭不省人事，痰气上壅"（《张氏医通》），今借治此病，取得了良好的效果。

三生饮加减对顽固性面神经麻痹（周围性）有效，对新患者也可用，面神经痉挛可试用。本疗法不适用于素有心脏病、肝病患者，阴虚体质或有燥火者也不宜用。体弱者于原方中加党参9~12克，甚者加黄芪12~15克。生南星、生半夏、生附子的用量一般按原文6~9克，如服药一段时间病情无好转时，若年青体壮者，可考虑增量，各用9~12克。只要严格掌握煎服法，一般不会发生中毒，如万一出现中毒，可用1∶2000的高锰酸钾洗胃，内服解毒中药［生姜90克，防风60克，甘草45克，醋（冲）30克，水煎服］，静脉注射阿托品0.5~1.0毫克，必要时输氧，最好到就近的医院处置。

三生饮中的"三生"，皆是剧毒药，用之不当，可以造成医疗事故，用之得法，疗效往往出人意料，关键的问题在于严格地掌握煎服法，古人云："有故无殒""药不瞑眩，厥疾弗瘳"，此之谓也。

/ 中药治疗维生素 D 缺乏病 /

维生素D缺乏病，多见于小儿及妊娠妇女或哺乳妇女，是常见病之一，笔者所治病例，曾经用过一般疗法无效，后改用中医药而获得了满意的效果，今介绍如下，以供读者参考。

1. 病例介绍

【案1】用补肾健脾法治疗鸡胸

张某，女，5岁。1岁左右发现鸡胸，曾赴多个医院诊治，大量注射过胶性钙、口服钙剂无效。就诊时，患儿营养状况低于一般，精神不好，纳食欠佳，大便1~2次/天，鸡胸高突约3厘米，两旁肋骨累累如串珠状。舌质红，苔薄白，脉弱。中医辨证为先天不足、后天失调，拟补肾健脾法。方药：熟地黄、龟甲、鳖甲、白蒺藜、炙黄芪、党参、山药、茯苓、鸡内金、焦三仙、炙甘草。水煎服。3个多月中，间断服药30余剂，诸症悉除，鸡胸全消。三年后随访，该儿早已上学，活蹦乱跳，精神很好，胸部平展如常人。

【案2】用平肝健脾法共治疗手足搐搦症

郝某，女，3岁。在10个月大时，曾因缺钙抽风3个月，当时服钙片100粒、注射胶性钙10支无效，后服中药抽风方止。这次抽风已5个月，隔数天抽风1次，或1天抽数次不等，搐搦以下肢为主，不发热，脾气不好，睡眠较差，易出汗，纳食欠佳，口干，大便稀，日两次，尿黄有味。舌质红，苔薄白，脉细数。中医辨证为肝旺生风、脾失健运证，拟平肝息风、健脾消食法。方药：钩藤、全蝎、薄荷、生龙牡、山药、茯苓、焦三仙、甘草。服2剂抽风减少。再进4剂，月余未抽风，纳食好转。再加朱灯心、蝉蜕、麦冬、五味子8剂，诸症基本消失。随访年半，未再发。

【案3】用针灸抢救蝉鸣性喉痉挛

覃某，男，3个月。病已十几天，始为轻度吃乳后吐乳，近周来进行性加重，某医院诊为维生素D缺乏症（蝉鸣性喉痉挛），大量注射胶性钙及口服钙片并对症治疗，仍无寸效，推辞不治。现在乳入即吐，腹中饥，啼哭不止，喉有蝉鸣（吸气时哮吼声），消瘦。中医辨证为肝胃气逆、脾虚失运证，候吃奶前针合谷（双）、足三里（双）、太冲（双）。针后即予乳，吐出甚少。先后共针5次，获愈。该儿现已4岁，身体健壮活泼。

2. 体会

鸡胸：祖国医学称为"龟胸"，古人认为"此症由肺热胀满，攻于胸膈，即成龟胸"。历代医家多认为因风痰停饮聚积心胸之间，再因外感风热而成。笔者所遇5例，均为先后天不足、脾肾两亏所致，而行补肾健脾治疗，2例获得了满意的疗效，这证明鸡胸由于先天禀赋不足，后天调养失宜，脾肾亏损，构骨柔弱所致的论点是比较符合实际的。

手足搐搦症：属于中医的肝风一类疾患，俗称"鸡爪风"。关于此病的中医药治疗，有用止痉散者（全蝎、蜈蚣等分为末，每服0.9~1.5克），有用针灸治疗者（常用穴为行间、阴陵泉、曲泽、后溪、足三里、合谷等），虽治法不一，但总的原则不外乎平肝健脾之大法，本文运用此法治疗，收到同样的效果，说明此病的产生多缘于脾虚而肝风内动。活动性者宜平肝健脾，潜伏性者宜健脾平肝，根据病情，治疗应有所侧重。

蝉鸣性喉痉挛：似中医的厥气上逆，由于胃气之逆又为脾气之虚，故入手治疗即采取健脾降胃平肝为法，针后即收到立竿见影的效果。

/ 放射性眼炎的中医疗法 /

目为脏腑精华上注而成，得精、气、血以养而后能视。今若被射线伤害，就会引起炎症的病理过程。根据射线乃火热阳邪的病因，作用于人体的眼睛后所发生的反应，都是一系列的热证、实证性症状。因此，本病的治疗原则是：热者寒之，瘀者通之。但值得注意的是"目得血而后能视"，此病虽为热邪壅滞，若过用寒凉冰伏攻邪，则血凝不行而目更痛，以血得温则行，得寒则凝的缘故；又有瘀则痛、通则不痛，但不能过用峻烈攻克，免伤真气而致目盲。同时病初虽为炎热之邪，宜清宜泻，但体虚、病久者，又可转化为虚证。因此，要根据病情、体质的实际进行辨证论治。总之，本病的治疗法则是：急性期有实热性证候者，宜清热解毒、散瘀止痛，慢性期虚证宜滋阴补阳、调气和血。

凡病生于内者内治之，病生于外者外治之，病生内外者内外两治之，皆取乎近道效速。傅仁宇说："病有内外，治各不同，内疾已成，外症若无，不必点之，点之无益，惟以服药内治为主；若外有红丝赤脉，如系初发，不过微邪，邪退之后，又为余邪，点固可消……若内病既成，外症又见，必须内外并治、故宜点服并行"（《审视瑶函·点服之药各有不同问答论》）。这一原则，对此病也是适用的。临床上根据上述诸原则，我们提出如下的治疗方药。

1. 药物疗法

（1）急性期

眼睛红、肿、痛、热，羞明流泪，宜外治为主；若辣热肿者，宜硼冰药液滴眼；痛重者用连甘药水滴眼。其他如连乳液、人乳散可选用。或单用鲜乳汁点眼亦佳。一般内服驱风散热饮子，或消风养血汤；若赤肿痛甚，大便秘结，烦躁口渴者，服凉膈散；若兼见口苦、苔黄腻，小便黄赤，胁痛耳聋，肝胆湿热盛者，宜龙胆泻肝汤。

（2）慢性期

有时微痛，有时不痛，只觉沙涩，两目昏花，视物不明者，宜内服滋阴地黄丸为治。

（3）具体方药

1）**硼冰药液**：硼砂15克，冰片0.3克，没药3克，芒硝9克。

制法：将硼砂、没药按量置碗中，加水450毫升，放入锅内隔水炖1~2小时后加入冰片，再炖10分钟取出，先以棉垫过滤2~3次，置消毒容器内，再以滤纸过滤1~2次，共制成400毫升溶液。用法：滴眼，每次2~4滴，日3~4次。亦可于滴眼后，用消毒棉蘸药液热敷眼部。

2）**连甘药水**：川黄连15克，龙胆草10克，甘草3克。

制法：将上药煎3~4小时，照上法过滤，共制成400毫升。用法同硼冰药液。

3）**乳连点眼方**：鲜人乳50毫升，川黄连素研细。

制法：将两药放饭锅内蒸1~1.5小时，过滤后，候用。用法同上硼冰药液。

4）**人乳散**：人乳5毫升，冰片0.03克研细。

制法：将两药调匀即可。用法：每次2~3滴，每天3次，或每隔5~10分钟点一次，连续3~4小时滴眼亦可。

5）**驱风散热饮子**（《审视瑶函》）：连翘、牛蒡子（炒研）、羌活、薄荷、大黄（酒浸）、赤芍、防风、当归尾、甘草（少许）、栀子、川芎各等分。白水二杯，煎至一杯，去滓。食后热服。

6）凉膈散（《太平惠民和剂局方》）：连翘12克，大黄（酒浸）、芒硝、甘草各6克，栀子（炒黑）、黄芩（酒炒）、薄荷各3克，竹叶30片。水煎服。

7）龙胆泻肝汤（《医宗金鉴》）：龙胆草（酒炒）、炒黄芩、栀子（酒炒）、泽泻、木通、车前子、当归（酒洗）、生地黄（酒炒）、柴胡、生甘草。水煎服。

8）消风养血汤加减：荆芥6克，蔓荆子9克，菊花9克，川白芷1.5克，防风6克，桃仁6克，川芎1.5克，当归（酒洗）12克，决明子12克，石决明12克，甘草3克，白芍（酒炒）9克，黄芩9克。水煎服。

9）滋阴地黄丸加味（《审视瑶函》）：熟地黄15克，生地黄12克，柴胡9克，黄芩6克，当归6克，天门冬6克，地骨皮6克，五味子4.5克，黄连（酒炒）4.5克，人参6克，炙甘草3克，枳壳（炒）3克。蜜制丸。

2. 针灸疗法

十二经络多直接或间接与目联系。因此临床运用针灸疗法治疗目疾，多获良效，且针灸疗法简便经济，很受广大患者欢迎，所以这里也介绍有关针灸治疗本病的一些方法。本病初起急性者，一般取合谷、睛明、瞳子髎、阳白、丝竹空、攒竹等穴为主（不一定全用，可选用2~3穴）。四白、印堂、承泣、风池、太阳等做备用穴。手法：用泻法。不须多留针。疼痛日久，两目昏暗，视物模糊者，针睛明、肝俞、肾俞、足三里、三阴交、合谷、大椎等穴为主，手法：用补法，留针10~20分钟，肝俞、肾俞、足三里等穴处可加灸。

3. 一般处理

（1）戴有色眼镜，居暗室，静卧休息。

（2）用冷敷，消炎止痛。

（3）痛剧者，用丁卡因滴眼，或用肾上腺素滴眼，收缩血管，减少充血疼痛，两者可备用。若疼痛更严重，可用阿托品滴眼，解除虹膜肌痉挛，以缓解痛苦。

（4）配合抗生素眼药水，预防续发感染。

／中医药治疗失音的研究进展／

失音是一种常见病、多发病，近二十多年来，中医药治疗失音的研究有较大的进展，今综述如下。

1. 病因病机研究

（1）感受外邪：六淫之邪，或袭肌表，或从口鼻入侵，邪郁于肺，肺失宣畅，会厌开合不利，音不能出，以致卒然嘶哑，所谓"金实不鸣"也。感受风热燥邪，固可化火，感受风寒之邪，也可郁而化热，火热灼肺，清肃之令不行，燥火灼津，声道燥涩，发音不利而嘶哑。或因热邪熬津生痰，痰火交阻，壅遏肺气，可致失音。也有里有蕴热，复感风寒，形成寒包火邪，肺气壅闭，宣发肃降失职，发为失音者。

（2）诸因内伤：酒色过度伤肾，久嗽迁延伤肺，乱运神机伤心，劳倦厚味伤脾，不遂愤懑伤肝。盖"声音出于脏气，凡脏实则声弘，脏虚则声怯"（《景岳全书·声瘖》），今五脏伤损，气血津精匮乏，精不化气则血少气弱，无力鼓动声道，阴血津液亏虚则声道燥涩不利，如此会厌何能发音？必然引起失音，所谓"金破不鸣"也。还有素体较弱，久病体虚，皆可积损成劳，或阴虚肺燥，或虚火上炎，或元气不足，或气阴两虚，均可发生声音嘶哑。

（3）情志刺激：突受大惊大恐，或因忧思郁怒，导致气机一时郁闭，声音不出。

（4）外伤筋脉：因交通肇事，或工伤意外，致颅脑、颈、胸外伤，或赘生肿瘤手术治疗创伤，均可损伤筋脉，瘀热阻滞，声带运动失灵，发为本病。

（5）用声过度：用声过强、过多、过久，损伤声道，气津两耗，也可失音。

2.治法方药研究

（1）辨证论治：冷氏将本病分为10证论治，即风寒闭郁者，疏风散寒、宣肺开郁（三拗汤加桔梗，或香苏散）；风热上壅者，疏解风热、宣肺清音（桑菊饮加蝉蜕、牛蒡子）；寒包火证，疏解外寒、内清里热（麻杏甘石汤）；火邪壅盛者，清泄实火、兼顾其阴（麦门冬汤）；痰郁窒塞者，化痰郁、开窒塞（清咽宁嗽汤）；忧恚气逆者，疏肝解郁、降逆启闭（小降气汤）；肺燥津伤者，清燥救肺（清燥救肺汤）；心脾肺气虚者，补中益气（补中益气汤）；肾气虚者，补益肾气（八味地黄丸）；肺肾阴虚者，滋肺肾阴、清降虚火（百合固金汤）。前六证为实证，第七证为虚中夹实证，后三证为虚证。

何氏也将本病分为10证治疗：风邪外感，金沸草散加减；风邪入络，菊花茶调散加减，如风邪夹寒湿，附子汤加味；肺燥失音，桑杏汤或清燥救肺汤加减；气滞血瘀，四物汤加味；痰浊结聚，海藻玉壶汤加味，若痰热互阻喉窒，贝母瓜蒌散加味；水湿停滞，四君子汤加味；寒水上泛，真武汤加味；肺肾阴虚，养阴清肺汤加味；气阴两亏，补中益气汤加味；外伤失音，生化汤或复元活血汤加味。

周氏整理老中医张赞臣、朱宗云治疗本病的经验是：除外感风寒、风热恋肺治同冷氏外，还有痰热交阻用金灯山根汤（桂金灯、山豆根、牛蒡子、桔梗、甘草、牡丹皮、赤芍、黄芩、瓜蒌仁、僵蚕、冬瓜仁、胖大海）；水湿内停用三仁汤或参苓白术散加减；气滞血瘀用活血化瘀汤（丹参、赤芍、牡丹皮、鳖甲、鸡血藤、夏枯草、僵蚕、海浮石、胖大海、木蝴蝶）；肝气郁结，逍遥散加减；元气不足，补中益气汤加减；金创外伤，复元活血汤或八珍汤加减。杨氏将本病分虚实两大类，实证有五：外感风热，清热开音汤（薄荷、荆芥、甘草、桔梗、金银花、连翘、牛蒡子、蝉蜕、桑叶、板蓝根、木蝴蝶）；外感风寒，祛寒开音汤（荆芥、防风、桔梗、甘草、僵蚕、陈皮、香附）；燥邪犯肺，清燥开音汤（桑叶、沙参、麦冬、天花粉、甘草、马勃、瓜蒌皮、胖大海、桔梗、木蝴蝶、车前草、蜡梅花）；气滞痰凝，理气开音汤（紫苏梗、香附、陈皮、菖蒲、甘草、茯苓、郁金、桔梗、麦冬、白芍、法半夏、木蝴蝶）。虚证有二：阴虚，养阴开音汤（百合、生地黄、天冬、麦冬、沙参、莪茛、玉竹、甘草、女贞子、乌梅、人参叶、诃子）；气虚，益气开音汤（黄芪、党参、白术、五味子、麦冬、陈皮、法半夏、山药、玉竹、百合、枸杞子、诃子）。

李氏将失音分10证论治：风寒外感，宜疏风散寒、辛温解表；风热犯肺，宜祛风清热、宣肺开音；痰热交阻，宜化痰泄热、利咽开音；肺肾阴虚，宜滋阴润燥、清热开音；气阴两虚，宜益气养阴、和营开音；脾蕴湿热，宜清热利湿、健脾益气；痰热逗留，宜益气润燥、清热化痰；气滞血瘀，宜滋阴清热、活血化瘀；肝郁音暗，宜疏肝解郁；声带麻痹，宜活血化瘀、活营通络。

黄氏将本病分为三证论治：金实不鸣，予黄氏响声汤（桑白皮、杏仁、前胡），脾胃阳虚、外感风寒，去桑白皮，加麻黄、制附子、细辛；金破不鸣，予黄氏增音汤（玄参、蜂蜜、生地黄、桑白皮、沙参、麦冬、知母、阿胶、胖大海、贝母、蝉蜕）；金瘀不鸣，予会厌逐瘀汤。

赵氏分二证：暴暗，重用清热解毒（板蓝根、黄连、黄芩、连翘、玄参、桔梗、天冬、麦冬、生石膏）；久暗，用养阴益气、活血化瘀、利水渗湿（玄参、天冬、麦冬、石斛、桔梗、泽泻、赤芍、连翘、板蓝根）。

上海瑞金医院治疗本病100例：风热恋肺3例，治以疏风清热、宣肺开音（桑叶、菊花、金银花、牛蒡子、前胡、杏仁、僵蚕、泽泻、蝉蜕、木蝴蝶、胖大海）；湿热阻滞42例，治以清热利湿、内消退肿（玄参、黄芩、赤芍、牡丹皮、僵蚕、薏苡仁、茯苓、泽泻、车前草、蝉蜕、木蝴蝶）；血热瘀滞50例，治以清热凉血、活血祛瘀（生地黄、玄参、赤芍、牡丹皮、金银花、夏枯草、板蓝根、泽泻、蝉蜕、木蝴蝶）；气阴两虚5例，治以益气滋阴、清热开音（太子参、黄芪、山药、生地黄、玄参、石斛、赤芍、白芍、金银花、泽泻、蝉蜕、木蝴蝶）。结果：痊愈20例，显效28例，有效45例，无效7例，总有效率为93%，显效率为48%，以风热恋肺效果最好，血热瘀滞证次之，湿热阻滞证较差。

此外，邓氏分风热、肺燥、肺肾两虚证论治。张氏主张外感失音宜解表宣肺，用前胡、桔梗、生甘草、牛蒡子、杏仁、射干为基本方加减；久病体虚，多见于痨瘵、虚损之证，必须用清热、滋阴、养肺之法。

（2）专方治疗：刘氏治疗阳虚感寒失音者，用助阳解表、扶正攻邪法，选麻黄附子细辛汤加桔梗，屡试屡验。辨证关键在于："虽有咽痛、寒热，但脉象反沉紧，欲饮而不咽，咽痛而不红肿，暴哑声嘶者。"肖氏亦有类似的治验：用麻黄附子细辛汤合二陈汤加减良效。陈氏用《本草纲目》的乳沥饮治疗癔症失音有良效：人乳补肺滋肾、利咽开音，竹沥润肺豁痰、利窍开音，两药合用，相得益彰。李氏用其家传的宣肺开音汤（炙麻黄、炙甘草、桔梗、前胡、木蝴蝶、杏仁、陈皮）并随症加减，治疗外邪引起的实证失音效果满意。孙氏用自拟验方治疗本病各证有良效，方用荆芥、防风、薄荷、蝉蜕、桔梗、羌活、诃子、白芍、茯苓、白术、细辛、炙甘草，只煎5~10分钟，久煎效减。蔡氏用会厌逐瘀汤加减治疗本病31例，治愈24例，好转5例，无效2例。

（3）个案治疗：黄氏报道用补中益气汤治疗1例由劳倦内伤、中气虚馁所致的失音伴低热，15剂获愈。徐氏总结干祖望老中医治感冒咽痛失音，用三拗汤加马勃、射干等数剂而安。谢氏治疗3~5个月之久的失音两例，但病因脉证属实，故均以祛邪为法（桔梗、荆芥、薄荷、麻黄、僵蚕、蝉蜕、浙贝母、射干等），应手而愈，可见病久不一定都属虚证。汪氏治疗外因感邪"金实不鸣"（三拗汤合甘桔汤加荆芥、防风、蝉蜕、薄荷），内伤劳损"金破不鸣"（胖大海、蝉蜕等），效果良好。薛氏治疗风寒郁闭化热失音，用三拗汤合甘桔汤加射干、蝉蜕、连翘、露蜂房，4剂愈。另一例失音，用苦寒太过，失于宣透，而里热又起，用大黄附子细辛汤合升降散，加麻黄、露蜂房、枳壳、连翘、桔梗、甘草，9剂愈。王氏治1例失音9个月的患者，主要为肺肾阴虚、虚火上炎、新感寒湿，用滋肾、润肺、柔肝以治本，清热、祛湿、开肺、利咽以治标，药用何首乌、百合、天冬、麦冬、白芍、生地黄、山栀、大青叶、桔梗、杏仁、蝉蜕、牛蒡子、薄荷、葶苈子、鹅不食草等加减69剂愈。赵氏治疗因甲状腺手术，损伤喉返神经致失音者，先用知柏地黄汤加桔梗、玄参、山豆根、射干12剂，另用1∶1的胖大海、冰糖泡水代茶饮，咽痛消失，继用叶天士补三阴法（熟地黄、山药、茯苓、芡实、莲肉、五味子，每日1剂，还用胖大海、冰糖泡水代茶），并配合晨起练音半小时，15天后音已出，再投六味地黄丸巩固疗效获愈。文氏治疗1例由脑外伤引起的失音，先予扶阳开窍2剂，病无变化，改用温经通阳，补阳还五汤合四逆汤加桂枝2剂，语声即出，先后用右归饮、补中益气汤、半夏白术天麻汤等加减调理，历3个月而康。

（4）**针灸疗法**：黄氏用针刺治疗喉结核失音一例，取穴廉泉、孔最、照海，经针4次，稍能出声，针第6次语言流利，发音较大，经29诊获愈。

张氏对一例风寒失音，针风池、哑门、承浆、内关、合谷、足三里、太冲、天突、涌泉、通里等穴，用提插和捻转泻法。另一例为风寒化热咳嗽失音，取肺俞、尺泽、阴谷，用泻法。两例均留针15分钟，经数次针刺获愈。

王氏针刺少商出血数滴，内关加用电针仪，平补平泻，留针20分钟，治疗失音82例，经2~6次，除3例无效外，75例痊愈，4例好转。张氏针刺廉泉、天突、合谷、太溪为主穴，治疗癔症性失音，多能一次取效。何氏针刺内关，治疗癔症性失音38例，进针1~1.5寸，给予中强度刺激，全部病例，均一次治愈。

范氏用针刺天突穴，加暗示诱导发音，治疗癔症性失音144例，痊愈111例，好转20例，总有效率达90.9%。

毋氏用电针涌泉穴，治疗脑外伤后癔症性失音多例，收显效。

丁氏针刺因墙倒塌（无外伤）致失音者，针神门，提插捻转泻之，当即"啊啊"作声，随又针太冲，重泻法，即能对答如流。

陈氏用腕针治疗暴喑4例，效果满意。

（5）其他疗法

1）咽喉吹药。李氏对急性喉炎失音，用消肿止痛散（硼砂15克，赤石脂6克，雄黄、朱砂各3克，儿茶、血竭、冰片各1.5克）；慢性喉炎失音，用二砂散（硼砂、朱砂、玄明粉、冰片、珍珠粉、麝香、琥珀、薄荷脑等）。两方均研细粉瓶贮，用时鹅管取适量吹喉。

2）雾化吸入。李氏辨证施雾：风热用银黄注射液，痰热用鲜竹沥水，血瘀用丹参注射液，气阴不足用参麦注射液。治疗164例，有效率达91.5%。

3）暗贴治法。申氏用大黄、黄芩、黄柏、射干、芒硝、青黛、赤芍、红花等，共研细粉，蜜调成敷药状，贴剂1.5厘米见方，用橡皮膏固定于人迎穴，每天换药。治急性喉炎失音18例，7天内全部获效；慢性喉炎失音18例，14天内有效率达75%。

4）经络诊疗器法。马氏用此法治疗喉炎失音20例，取人迎、水突，疏密波，中等强度，每天1次，10分钟。结果：全部有效，其中17例治愈。

5）穴位注射。丁氏等用本法治疗功能性失音11例，7例获愈，4例显效。用注射器吸0.5%普鲁卡因溶液或生理盐水，以针灸手法在扶突、天突穴处，轻柔捻捣针头，并在每穴缓缓注入2毫升左右上述液体。

/ 乳痈汤治疗抗生素使用失效的乳腺炎 /

乳腺炎是一个常见病，严重影响母婴健康，造成患者的痛苦。对这种病的治疗，抗菌素是有一定效果的，但也有一部分病例效果不好，我们针对这部分病例，用自拟"乳痈汤"治疗数十例，取得了比较满意的疗效。

1. 一般情况

年龄最小23岁，最大38岁。都是头胎或第二胎生产后引起乳腺炎。病程短者10天，最长的75天。全部病例治前曾经用大量抗菌素（如青、链霉素等）治疗无效或效果不好，才来门诊就诊。

2. 治疗方药

乳痈汤（自拟）：露蜂房9～12克，瓜蒌15～30克，蒲公英15～30克，金银花15～30克，连翘9～12克，王不留行6～9克，当归尾6～9克，赤芍6～9克，大黄6～12克。水煎服，每天（或隔天）服一剂，早、晚各煎服一次。

加减法：风寒表证，加防风或白芷；寒热往来，加柴胡、黄芩；肿块坚硬，加昆布、海藻。必要时外敷独角莲膏（鲜独角莲适量，捣烂外敷患部）。

3. 疗效

共治16例，其中10例痊愈（临床症状及体征全部消失），4例显效（临床症状及体征减轻80%以上），2例好转（临床症状及体征改善1/3以上）。

4. 验案举例

【案1】李某，女，25岁。产后12天即患乳腺炎，经某医院用抗菌素及中药治疗，症状缓解后隔几天又加重，迄今半月，再用青霉素，出现过敏，遂来治疗。右乳腺红肿痛甚，但乳汁尚通畅，口干、苦，纳食不好，大便干，数天一行，尿黄。舌质红，尖有红点，白腻苔，脉细数。白细胞28.8×10^9/L，中性粒细胞91%。予乳痈汤加乳香、没药、紫花地丁，去王不留行、当归尾，并加外敷独角莲膏。服药5剂，临床症状及体征全部消失，获痊愈。

【案2】郭某，女，29岁。患乳腺炎1个月。产后7~8天患乳腺炎发热，经注射青、链霉素，服中药仅热退，但隔几天又发热，乳核肿痛，左乳红肿跳痛，乳汁不多，口干且苦，纳食差，大便干燥，小便黄赤，发热怕冷，全身起麻疹等。舌质红，脉浮数。查体：左乳红肿，肿块约12cm×12cm大小，质坚硬，投乳痈汤加柴胡、防风、昆布、海藻2剂，诸症减轻，再进6剂，症减60%，乳腺炎肿块缩小1/2，再进2剂，获痊愈。

5. 体会

乳腺炎多由积热不洁、气血郁滞、乳腺堵塞等原因引起，因此，治疗乳腺炎要抓住清热火解毒（消炎）、活血理气、疏通乳管等几个环节，才会取得良好的效果。自拟乳痈汤具备了这些特点，所以临床上获得了比较满意的疗效。

乳腺炎大多数病例有大便干燥秘结，每用大黄通腑，而收效更捷，因乳腺乃阳明经循行，又乳汁来源于水谷精微，若产后厚味太重，或素有积热，致乳腺发炎肿痛，用大黄通阳明之腑，通则不痛，自然能提高疗效。

对于个别肿坚者，需加昆布、海藻，必要时更加甘草，有说海藻、甘草相反，产后能用吗？我们经用病例，未发现任何不良反应，反而用后肿块加速消失。我们还将海藻、甘草同用，治疗其他多种疾患，也没有发现不良反应，而屡收良效。

据近大量中草药抑菌试验报告证明，乳痈汤中（包括加减）大部分药物，如蒲公英、金银花、连翘、瓜蒌、赤芍、柴胡、黄芩、大黄、防风、白芷等都具有广谱抗菌作用，尤其对化脓细菌，其抑菌效价更高，这与临床效果较好相一致，因此，在目前抗菌素治疗乳腺炎容易产生耐药及不良反应的情况下，本方是值得推荐的。

后　记

　　蒋天佑是我的外祖父，我如他所愿，三年前成为一名中医药大学的医学生。我的同学认定我一定会得了他的真传，成为一名出色的中医。其实，自我有记忆时，耳边就没断过外祖父那带着乡音的普通话吟诵的《医学三字经》。

　　小时候我并不知道外祖父声名显赫，只知道在医院无论他去哪儿，总是被一层层的患者围着。下班后甚至有患者追到家里来问诊，外祖父总是耐心接待。外祖母心疼他的身体，总是唠叨不停，他便宽慰我们："患者肯定是被疾病折磨得很痛苦才来的，我只不过少休息一会儿，就能让他们尽早解除痛苦。"

　　我曾看见一位老人找到外祖父，颤颤巍巍地从编织袋里掏出一袋小米、一袋红枣，来感谢外祖父对他儿子的救命之恩。看得出，这是他能拿得出的最好的东西了。

　　外祖父对患者的仁心源于他青少年时期的经历。听母亲讲，外祖父在广州中医药大学上学时，因家里穷，没有足够的生活费，从家中带去的咸菜就成为他一天三餐的菜，身上穿的衣服也是再三缝补。外祖父常说："我是从农村出来的，劳动人民的难处感同身受啊。"他的很多患者是从外地来的，他牺牲自己的休息时间以便患者及时就诊，给患者既节省了时间，也节省了费用。出门诊的时候，常常因患者太多而延误午饭。对于那些贫困的患者，外祖父常说："医生要设身处地为患者着想，花最少的钱，争取最好的疗效。"

或许正是这种被尊敬、被需要的感觉，让我也走上了医学之路。

还记得外祖父得知我拿到中医药大学录取通知书时，那从心底发出的笑至今让我记忆犹新。那天午后的阳光照在他花白的头发及略微弯曲的脊背上，他坐在沙发上，拿着放大镜仔细地看着通知书上的每一个字，好像那就是他的获奖证书。

外祖父离去已有一年多了，我一直不愿面对这个事实。因恰逢帮助母亲整理外祖父的遗著文稿、诊疗病案等资料，如今记忆的闸门打开了，我发现外祖父的精神、言语无一不渗透到了我生活中的每一个细节。我想，只有把外祖父的精神财富传承下去才是对他最好的纪念。

外孙女　郭蒋玥

2021年冬月

图书在版编目（CIP）数据

医林求旨 / 蒋玲，郭蒋玥，赵勤萍编著 . — 太原：
山西科学技术出版社，2023.8
ISBN 978-7-5377-6288-5

Ⅰ . ①医… Ⅱ . ①蒋… ②郭… ③赵… Ⅲ . ①中医临
床—经验—中国—现代 Ⅳ . ① R249.7

中国国家版本馆 CIP 数据核字（2023）第 124167 号

医林求旨
YILIN QIUZHI

出 版 人	阎文凯
编 著	蒋 玲　郭蒋玥　赵勤萍
策 划 编 辑	杨兴华
责 任 编 辑	翟 昕
助 理 编 辑	文世虹　赵 鑫
封 面 设 计	杨宇光

出 版 发 行　山西出版传媒集团·山西科学技术出版社
　　　　　　　地址：太原市建设南路 21 号　邮编　030012
编 辑 部 电 话　0351-4922078
发 行 部 电 话　0351-4922121
经 　 销　各地新华书店
印 　 刷　山西海德印务有限公司

开 本	880mm×1230mm　1/32
印 张	11.25
字 数	243 千字
版 次	2023 年 8 月第 1 版
印 次	2023 年 8 月山西第 1 次印刷
书 号	ISBN 978-7-5377-6288-5
定 价	58.00 元